U0038581

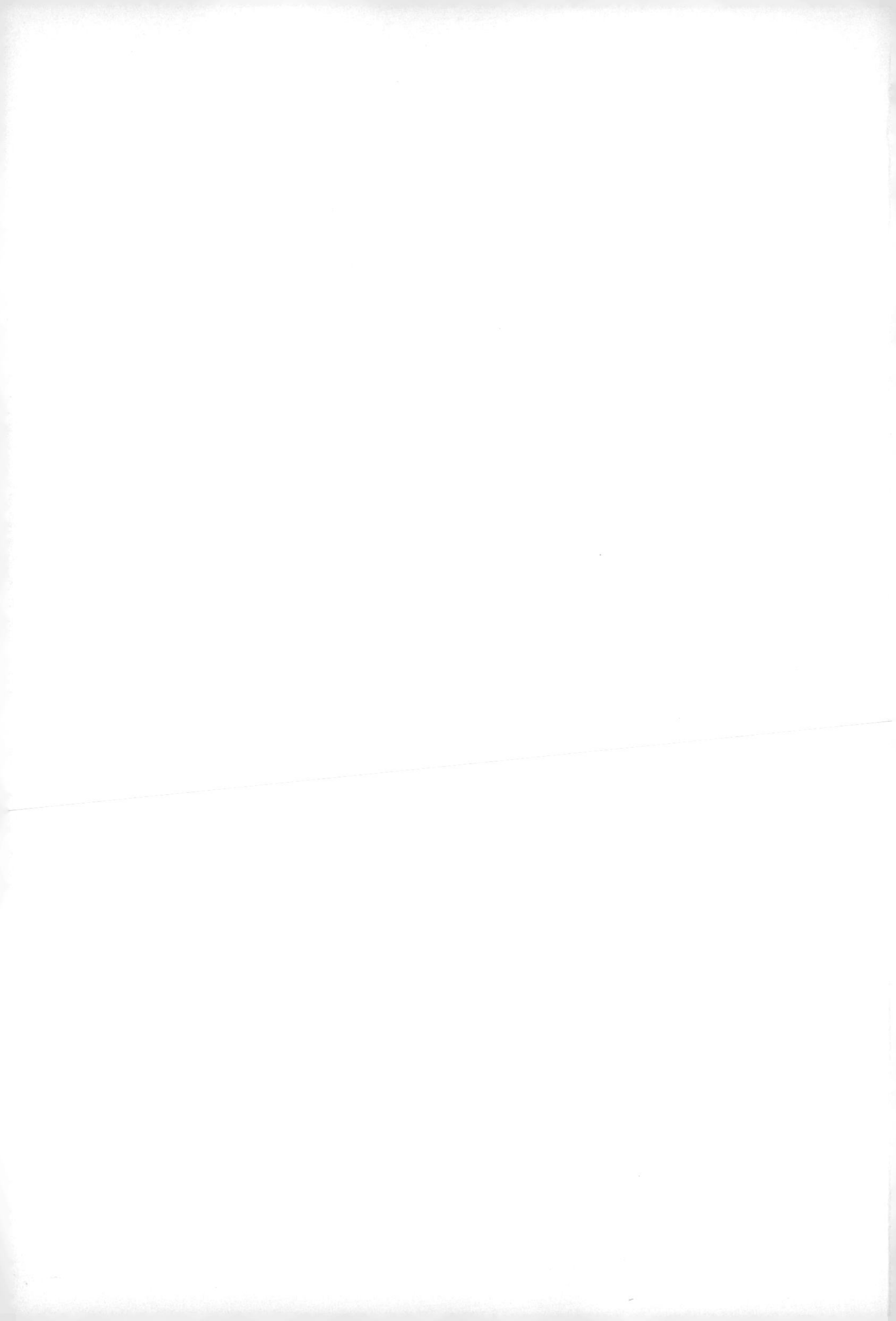

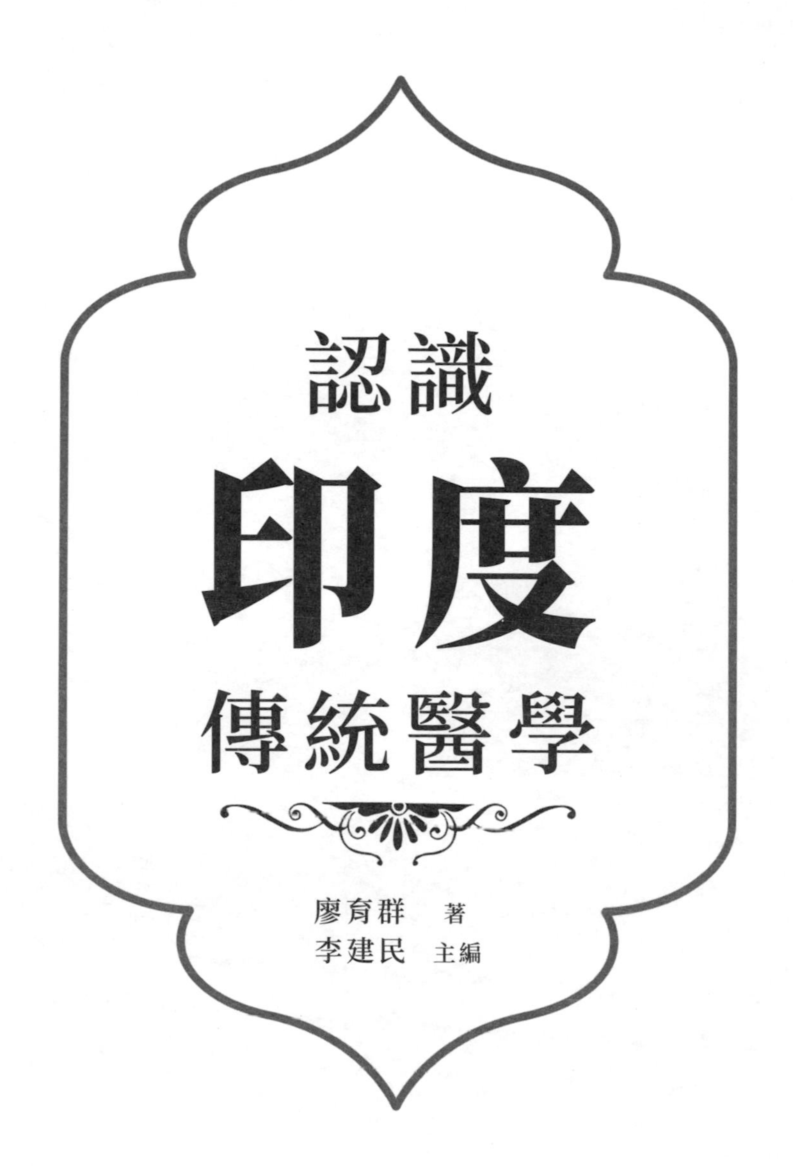

認識印度傳統醫學

廖育群 著

李建民 主編

東大圖書公司

「養生方技叢書」總序

這是一套展現人類探索生命、維護身心以及尋求醫治的歷史書系。

中國早期的「醫學」稱之為「方技」。《漢書・藝文志》有關生命、醫藥之書有四支：醫經、經方、房中、神仙。西元第三世紀，漢魏之際世襲醫學與道教醫療傳統的陸續成形，表現在知識分類上有極明顯的變化。《隋書・經籍志》的醫方之學與諸子之學並列，而「道經部」相應道教的成立，其下有房中、經戒、服餌、符籙之書。醫學史整體的趨勢，是逐漸把神仙、房中之術排除於「醫」的範疇之外。

醫學雖與神仙、房中分家，但彼此間的交集是「養生」。中國醫學可以界說為一種「老人醫學」、一種帶有長生實用目的所發展出來的學說與技術。養生也是醫學與宗教、民間信仰共同的交集，它們在觀念或實踐有所區別，但也經常可以會通解釋。中醫經典《素問》的第一篇提出來的核心問題之一即是：「大道者年皆百數，能有子乎？」養生得道之人能享天年百歲，能不能再擁有生育能力？答案是肯定的。這不僅僅是信念與夢想，歷來無數的醫者、方士、道家等各逞己說、所得異同，逐漸累積經驗，匯集為養生的長河。

醫學史做為現代歷史學的一個分支時間很短。完成於五十年前的顧頡剛《當代中國史學》中只提到陳邦賢的《中國醫學史》一書。事實上，當時的醫學史作品大多是中、西醫學論戰的產物。反對或贊成中醫都拿歷史文獻作為論戰的工具。撰寫醫學史的都是醫生，歷史學者鮮少將為數龐大的醫學、養生文獻做為探索中國文化與社會的重要資源。余英時先生在追述錢賓四先生的治學格局時，有句意味深長的話：「錢先生常說，治中國學問，無論所專何業，都必須具有整體的眼光。他所謂整體眼光，據我多年的體會，主要是指中國文化的獨特系統。」今天我們發展醫學史，不能只重視醫學技術專業而忽略了文化整體的洞見。余先生的話無疑足以發人省思。

如今呈現在讀者面前的醫學史書系，除了有幾冊涉及傳統中國醫學之外，我們還規劃了印度、日本、韓國的醫學史。有些史料第一次被譯介，有些領域第一次被研究。我們也邀請西洋醫學史的學者加入，日後我們也將請臺灣醫學史、少數民族醫學史研究有成的學者貢獻他們最傑出的成果。

我們同時期待讀者通過這一套書系，參與各時代、各地域的人們對生命的探索與對養生的追求，進而反省自己的生活，並促進人類在疾病、醫療與文化之間共同的使命。

李建民

二版說明

印度傳統醫學「阿育吠陀」，是梵文中「生命知識」的意思，顯示了在印度傳統的觀念裡，醫學不僅僅是一種治療疾病的技術，更是關於生命本質的理解。阿育吠陀既是生命的知識，也衍伸出和其相關的生活法則，包括強調人與自然的平衡、治療方式與藥材皆取自於自然等，這些生命知識，恰好與今日現代人追求的身心調和、健康飲食、預防勝於治療等觀念不謀而合。

本書整理了阿育吠陀的歷史演變、理論學說、各科分類、診斷方式、藥物種類、養生學問以及對中國、蒙藏等地區醫學的影響，內容深入簡出，適合作為認識傳統印度醫學的入門書。本次再版，除了校正內容，務求精確，及調整了版式、重新設計封面，希冀能夠帶給讀者更為舒適的閱讀體驗，並衷心期盼大家能隨著本書一同進入神祕的傳統印度世界，體驗極富生命力的古老智慧，找回身心安頓的所在。

編輯部謹識

自　序

我雖然是學醫出身，但畢業後卻徜徉故紙堆中近二十年。在這些年的筆墨生涯中，最初的寫作動機與目的，固然首先是出於學術探索的欲望，但也包含著來自主觀與客觀兩方面的壓力——作為一名專業的醫學史研究者，必需通過文字將研究結果公諸於世。而且誰都知道，「業績」和「成就」的背面，通常都刻著「名利」二字。

然而此次撰寫這本介紹印度傳統醫學的著作時，卻絲毫沒有感到上述那些「動機」的驅使。只是在有機會瞭解這門學問後，覺得非常有意思，所以希望讀者能夠通過我，也瞭解這些有意思的事。說得嚴肅一點，無論是接觸這門學問的機緣，還是能夠閉門研習這門學問的條件，都是來自納稅人的供養。因而作為一名研究人員或學者（如果我可以這樣自詡的話），便有責任與義務將研習所得和這些「有意思的事」回饋社會。

本書的書名和內容，雖然都是圍繞著印度的傳統醫學，但我覺得這真的不是一本介紹「醫學知識」或教人如何治病的著作。儘管印度的傳統醫學「阿育吠陀」像中國傳統醫學一樣，至今仍然存活並服務於民眾，且正在通過現代科學手段加以研究並課授生徒，但也正像中國的傳統醫學一樣很難全面地被外國人理解與接受——印度的傳統醫學對於我們來說，主要是一種「異文化」，而不是一種實用技藝。當然，本書也不像那些出自文人墨客之手，可以在茶餘飯後以十分輕鬆的心態讀來消遣的作品，需要花些氣力去理解印度人的精神世界與思維方式。可以說：這本書就像我一樣——既非醫生，也非文人。

印度是「神」的世界，印度是神祕的世界。你可能已經通過對其神祇、宗教、文學、哲學等等的瞭解，從某些方面領略了她的神秘，但肯定還沒有深入「阿育吠陀」的緣分。所以不妨隨我一起在這「生命之學」的美景花園中漫步一回，雖然可能會略感辛苦疲倦，但也一定會有所收穫。

廖育群

認識印度傳統醫學

目　次

「養生方技叢書」總序
二版說明
自　序

概　說　1

壹、印度與印度文化圈　1
貳、雙馬神的足跡　4
參、婆羅門與吠陀醫學　8
肆、關於佛教醫學　13
伍、印度的哲學與醫學　16
陸、印度的地理特徵與醫學　27
柒、關於阿育吠陀　30
捌、當代的阿育吠陀　35
玖、印度的其他傳統醫學　40

經　典 45

壹、傳說的時代 45
貳、兩大古典醫學書的形成 48
參、闍羅迦與《闍羅迦集》 51
肆、妙聞與《妙聞集》 54
伍、婆拜他與《八科精華》 55
陸、三大古典的比較 56
柒、第四部古典 59
捌、注釋的時代 60

理論學說 63

壹、醫療的種子與健康的果實 63
貳、身體的發生 69
參、「風、膽、痰」三要素說 81
肆、體組織、排泄物、力 93
伍、生理要求不可抑制 103
陸、醫療的「四柱」 106
柒、疾病的性質 108
捌、印度醫學的「脈」與「穴」 113
玖、味的理論 145
拾、對於病人的告誡 163

八　科　165

壹、一般外科學　168
貳、特殊外科學　188
參、內　科　203
肆、強精法　220

診　斷　229

壹、徵兆：使、鳥、夢　230
貳、疾病的可治與不可治　235
參、死亡的徵兆　237
肆、壽命判斷　242

藥　物　245

壹、藥物分類　247
貳、藥物的質、味、性、能、消化　267
參、藥物的特性　273
肆、淨化劑與鎮靜劑　276
伍、液體的用法　278

養牛學　303

壹、人類與環境　304
貳、季節養生　312

參、食物的利弊 331
肆、飲食物 334

阿育吠陀在中國 361

壹、萬物皆藥的故事 362
貳、「男怕穿靴，女怕戴帽」 365
參、「七活八不活」 366
肆、鼻刺絡放血法 368
伍、水蛭吸法 369
陸、藥物問題 373
柒、印度眼科知識對中國的影響 380
捌、菩提樹下的蒙藏醫學 384

結　語 391

引用與參考文獻 393

概　說

壹、印度與印度文化圈

印度教徒把從喜馬拉雅山伸展到海濱的印度次大陸稱作婆羅多伐娑（Bharata-varsha，即婆羅多的國土），稱印度河為「信度」(Sindhu)。當印度河地區（現在它的大部分為巴基斯坦）成為伊朗阿黑門尼德帝國的一個州的時候，被稱之為「欣都什」(Hindush)。後來希臘人從伊朗人那裏借用了這個詞，稱這條河為「印度河」(Indos)，稱這條河流經的國度為印度 (India)[1]。

在後來很長一個時期中，「印度」常常是指自喜馬拉雅山延伸至海的這一大片土地。阿拉伯語「信得」(Hind) 和波斯語「欣都斯坦」(Hindhūstān) 具有相同涵義。兩千多年來，不僅歐洲與西

[1] A. L. Basham 主編，閔光沛等譯，《印度文化史》（北京：商務印書館，1997 年），頁 11。

亞常常不顧及政治邊界地將「印度」一詞用於整個南亞大陸，而且即便是在今日，人們在言說「印度文明」時，通常也沒有過多考慮今天印度共和國的版圖。造成這一現象的根本原因，恐怕正是因為稱之為世界四大文明搖籃之一的「印度文明」，作為一個具有獨自特徵的文化圈，其生長發育的範圍與作為政治邊界的國家版圖，無論是在歷史上、還是在今天，都不完全一致。

大約在四千多年前，在印度次大陸的西北部出現了所謂印度文明的源頭。歷史學家與考古學家因該地區的一條主要河流，而將其稱之為「印度河文明」[2]。然而究竟是什麼原因導致了印度河文明諸城市的滅亡，長期以來爭議未決。有人將其歸因於洪水之災，但也有人反而認為是乾旱與過度採伐所造成的自然資源枯竭，甚至有可能是因為瘟疫流行。另外也曾有人認為是由於雅利安人的入侵。

屬於白色人種的雅利安人，大約是在西元前1500年前後，從今天的阿富汗、巴基斯坦一帶侵入印度。他們先在西北部旁遮普一帶立定了腳跟，然後逐漸向東擴展。到了西元前五、六世紀的時候，他們已經擴展到孟加拉或者更東的地方，其勢力遍布整個北印度，恆河和朱木那河匯流的地方成了婆羅門教的文化中心。印度原有的土著居民有的被迫南遷，或者向北方和東方撤退；有的留在原地區，形成了一個特殊的社會階層，忍受著外來侵略者的奴役和壓迫。

---

[2] B. B. 勒爾，〈印度河文明〉，收入 A. L. Basham 主編，《印度文化史》，頁12–24頁。

伴隨著種族的融合，必然出現文化的融合。從歷史的一般規律看，以武力取勝的外來征服者，其文化、社會經濟的發展水準往往反而會低於本土居民。例如在中國歷史上，蒙古族與滿族曾先後以鐵騎征服中原，但其政治體制、經濟生產、科技文化等各方面卻明顯落後，需要向被征服者學習。因而歷史學家大多認為原本屬於游牧民族的雅利安人，在社會經濟發展水準上，顯然要低於印度的本地居民；入侵者是在繼承與發展當地固有之「印度河文明」的基礎上，才逐漸步入較為先進的農業社會。從這個角度講，雖然古老的印度河文明衰亡了，但卻融入了其後在這片土地上發展起來的新的文明[3]。

印度作為人類文明的搖籃之一，不僅孕育出內涵豐富的文化體系，而且在相當長的一段歷史時期中，通過佛教的傳播等媒介方式，將這種獨具特色的文化種子播撒到了搖籃之外——其思想文化曾深深地影響過亞洲大部分地區，並且直接或間接地擴展到

---

[3] 值得注意的是，並非所有的人都贊成與接受上述這些有關雅利安人與印度歷史最一般的解釋。在當代的印度歷史學界，有人認為這完全是一種偏見。羅米拉・塔帕爾教授於 1972 年 1 月 12 日以「歷史與偏見」為題，在全印廣播電臺所作的講演中談到：「把雅利安人和非雅利安人區別開來的想法就是以一種假設的種族差異為依據的」；「雅利安人被視為一個單獨的文化集團，而不是一個獨特的種族。早期的史料也證實了這一點」；「種族不是而且也顯然不可能是區別雅利安人與非雅利安人的標準，因為不論在科學意義上還是在通俗意義上，種族這個概念都是近代歐洲的產物」。該文收入《南亞研究》，1981 年第 2 期，頁 67–75。

世界各地。其結果是在人類的文化家園中形成了一個相對獨立的「文化圈」;並與中國文化一樣,成為構成當今世界兩大文化體系之一的「東方文化體系」的主要成員。

貳、雙馬神的足跡

在享有印度傳統醫學知識體系——阿育吠陀——「三位長老」之譽的經典著作《妙聞集》中,至聖不滅的迦尸 (Kasi) 國王德罕溫塔里 (Divodāsa Dhanvantari) 於開篇之處向求教之人講述醫學知識的起源與傳承時說:稱之為「阿育吠陀」的醫學知識乃是由梵天始創,然後傳給波闍波提 (Prajāpati)[4],再經阿濕波雙神 (Aśvin) 傳授給因陀羅 (Indra)。並說:我今為人類,將其傳授給求教之人。

在同樣享有阿育吠陀「三位長老」之譽的另一部經典《闍羅迦集》的開篇之處,也描述了阿育吠陀由梵天開始述說,經波闍波提、阿濕波依次相傳而至因陀羅的傳授過程。只不過作為人界之代表赴因陀羅門下學習此項技能的不是德罕溫塔里,而是被稱之為頗羅墮 (Bharadvaja) 的仙人。

---

4 意譯「生主」。印度神話中對創造之神的一種稱謂。吠陀中指因陀羅等神,《摩奴法典》中指梵天。有時指摩奴。一說生主有七個,亦有說二十一個,名字也不盡相同。

阿育吠陀知識在「神界」——即從「梵天」到「因陀羅」——的傳授過程，雖然僅僅是一種神話傳說，但其中的「阿濕波」——雙馬神——卻是非常值得注意的。雙馬神是印歐人原始宗教系統中最古老的神祇之一，最早見於西元前3200～前2200年裏海－黑海北岸的顏那亞文化。「印度婆羅門教經典《梨俱吠陀》將其稱作 Nāsatya（=Aśvinau，或譯『雙馬童』）。據雅利安宗教傳說，雙馬神是一對孿生的青年使者，常在黎明時刻降臨，給人類帶來財富，免除災難和疾病。」[5] 阿濕波雙神在《梨俱吠陀》中，已然

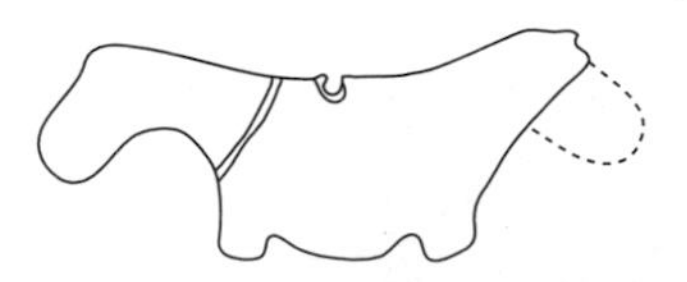

圖 1 裏海－黑海北岸顏那亞墓地出土雙馬神像

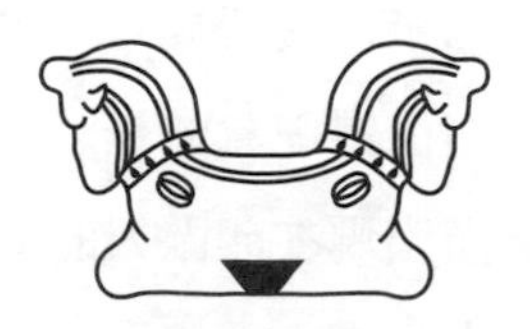

圖 2 古代波斯石雕中的雙馬神像

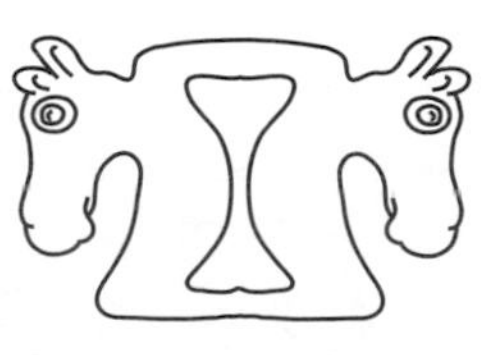

圖 3 哈薩克塞迦人墓地出土雙馬神像

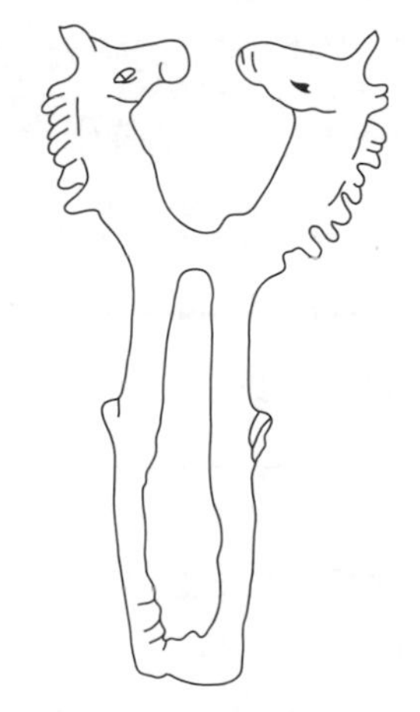

圖 4 伊朗洛雷斯坦青銅器上的雙馬神像

被作為醫療之神加以謳歌[6]；德罕溫塔里在講述「一般外科學」之所以在醫學八科中名列第一的原因時，也講述了一段與阿濕波雙神有關的神話傳說——往昔諸神戰爭之際，Rudra 神切斷了 Yajña（祭祀之神）的頭，於是諸神來到阿濕波身邊，請求說：「雙神啊！卿等可謂吾輩之中最為優秀的勇者，卿等應該能接續 Yajña 的頭。」二神答曰：「如此然也。」諸神乃為雙神分呈供物，如此 Yajña 之首乃由雙神接上。

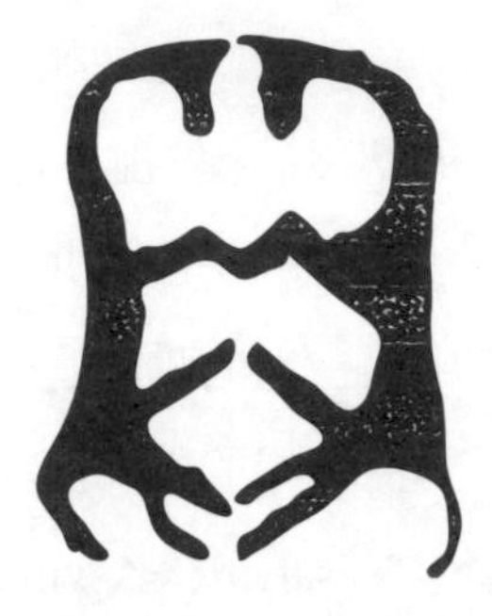

圖 5　天山古代岩畫上的雙馬神像

然而值得注意的是，這位具有神奇醫療技藝的雙馬神的足跡，並非僅僅出現在印歐人的原始宗教中。作為雅利安人、伊朗人、斯基泰人、塞人等印歐人共有的多神教神祇之一，在波斯石雕、哈薩克塞迦人墓地、伊朗青銅器上均能看到雙馬神像（圖 1～4）。另外在中國境內，例如天山與陰山的古代岩畫、內蒙古戰國墓地出土的金牌、燕下都墓出土的瓦當，甚至是晚商青銅器的族徽上，也都能見到「雙馬神像」（圖 5～9）。

正像誕生於裏海－黑海北岸的雙馬之神，卻千里迢迢來到印度、波斯、伊朗和中國的北方；正像指稱某個人種的「雅利安」，

5　有關雙馬神的介紹和圖片，均取材於林梅村，《古道西風——考古新發現所見中西文化交流》（北京：生活・讀書・新知三聯書店，2000 年），頁 3–32。

6　矢野道雄譯，《インド医学概論——チャラカ・サンヒター》（東京：朝日出版社，1988 年），第一章譯注 5。

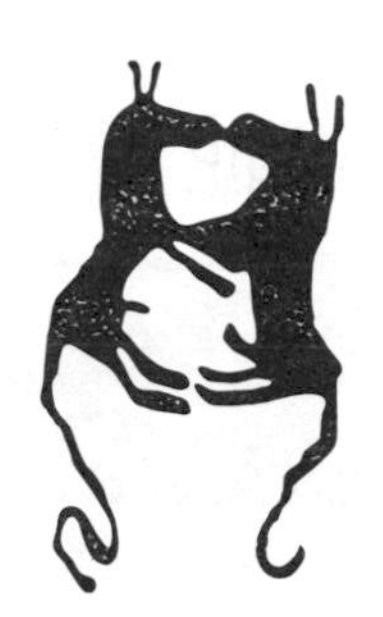

圖6 陰山古代岩畫上的雙馬神像圖

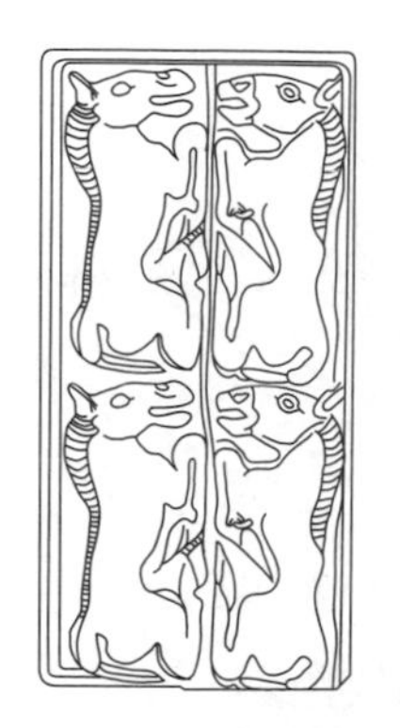

圖7 內蒙古西溝畔戰國墓出土雙馬神金牌

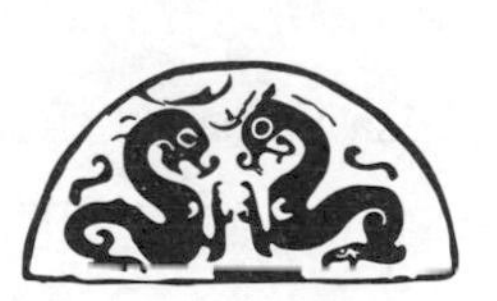

圖8 河北易縣燕下都30號墓出土瓦當上的雙馬神像

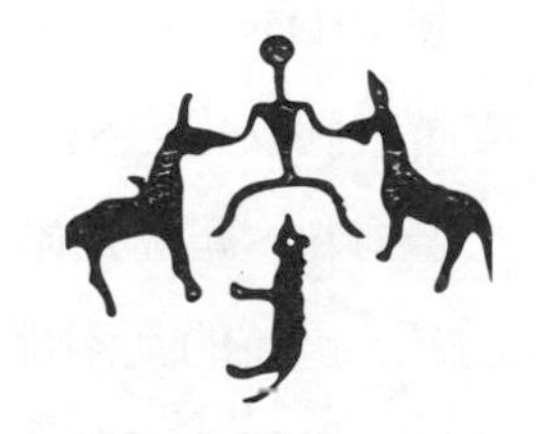

圖9 晚商青銅器族徽上的雙馬神像

逐漸被視為一個文化群體；正像「瓦爾那」（Varṇa，種姓）區分不同皮膚之「色」的本義逐漸淡化，變成一種社會等級制度；正像阿拉伯醫學傳入印度之後，與阿育吠陀既和平共處，又有千絲萬縷的聯繫；正像印度乃至整個中亞的古代醫學與中國的傳統醫學間存在者種種相互影響的關係，印度的傳統醫學的知識體系——阿育吠陀——既受到了來自東西兩方面的影響，又以一種獨立體系的姿態滲入到其他文化之中。

參、婆羅門與吠陀醫學

正是由於外來民族的入侵，因而在當時的印度社會中形成了一種既帶有種族色彩、又是社會階級劃分的「瓦爾那」(種姓)制度。「瓦爾那」的原意為「色」。最初，外來的雅利安人使用共同的語言、具有共同的宗教信仰，自稱「arya-」(雅利亞)，與許多被稱作「達薩」(Dāsa) 的敵對民族處於持久的戰爭狀態。身為征服者的白皮膚雅利安人自稱「雅利亞瓦爾那」(Arya Varṇa)，而將黑皮膚的土著稱為「達薩瓦爾那」(Dāsa Varṇa)。這就是最初的劃分。嚴格說來，這時的瓦爾那尚無等級的涵義[7]。因而有人在談到印度的種姓制度時，將其區分為：屬於白種人征服者的「亞利阿」(但已將其分成婆羅門、剎帝利與吠舍三個等級)及屬於土著的「達薩」[8]。然而後來瓦爾那「色」的涵義卻逐漸弱化，成為社會等級的名稱。這就是最著名的四種姓：婆羅門(祭司、知識的壟斷者)、剎帝利(武士)、吠舍(農民、牧民、商人)和首陀羅(工匠等)。一般認為：婆羅門、剎帝利與吠舍都是雅利安人，

---

7 尚會鵬，〈種姓的名稱、定義及本質問題〉，《南亞研究》，1991 年第 1 期，頁 27。

8 方立天，《中國佛教與傳統文化》(上海：上海人民出版社，1988 年)，頁 10。

屬於所謂的「再生族」。然而對於首陀羅，人們的看法卻不太一致：有人認為首陀羅雖處於等級制的最下層，但畢竟還是自由民，與奴隸有所區別；但也有人認為首陀羅就是原始居民在雅利安族的統治下所形成的奴隸階層。

另外，隨著種族的融合與瓦爾那「色」之本義的淡化，甚至於原本只是為了表示種族不同的「雅利亞」一詞的涵義也發生了變化。即當「雅利亞」與四種姓中最低等之首陀羅相對立時，被認為主要是表示「高貴的」與「尊貴的」之義；在明確反對種姓制度的佛教中，甚至可以看到用這個詞表示倫理道德之義的例證（即「八正道」——ariyam atthangikam maggam），在這種情況下，這個詞毫無種族的意義[9]。

然而不管怎樣，婆羅門既然被認定為「知識的壟斷者」，就意味著雅利安人畢竟擁有自己的知識體系——這就是自雅利安人入主之後，在印度土地上一度占據統治地位的「吠陀文化」。

「吠陀」(Veda) 的本義為「知識」。但又專指以古梵文創作的、流行於自伊朗一帶遷入印度的操印歐語系之各民族的頌神詩歌與宗教詩歌。吠陀的寫作年代不詳，一般認為是在西元前 1500～前 1200 年間。四部吠陀本集的名稱是《梨俱吠陀》、《夜柔吠陀》、《娑摩吠陀》與《阿闥婆吠陀》。

後期，「吠陀」依其內容被分為四類[10]：

---

9 參見 T. 伯羅，〈早期雅利安人〉，收入 A. L. Basham 主編，《印度文化史》，頁 25–39。

10 R. C. Majumdar、H. C. Raychaudhuri、Kalikinkar Datta 著，張澍霖等譯，

1. **曼怛羅**（mantra，諺語、詩歌和信條）[11]：這是構成吠陀文學的最古老部分，包括上述四個本集。

2. **《梵書》**：關於祈禱和祭祀儀式的論文，編成於西元前 1000～前 800 年。

3. **《阿蘭若書》**：即《森林書》，一種在森林中傳授的教言，或指示森林隱士的著作，是《梵書》的附錄。

4. **《奧義書》**：意為「秘密的和深奧的教理[12]」。

還有一種著作稱為「吠陀分集」，包括語音學、儀禮學、文法學、語源學、音韻學、天文學等等。

我們之所以要使用「吠陀醫學」這樣一個概念，有如下三個重要的理由。首先，人們在論述印度醫學知識的源頭時，總要追溯到最早的四部吠陀本集。例如《梨俱吠陀》的主要內容雖然是

《高級印度史》(北京：商務印書館。1986 年)，頁 57–58。

[11] mantra：意譯「真言」。在吠陀與《奧義書》中一般用於指讚歌、禱詞、咒文。晚期的密教中，「真言」大行，出現了以此命名的「真言教」或「真言乘」(mantra-yana)，但涵義不同，被解釋為真實而非虛妄的言詞。詳見呂建福，《中國密教史》(北京：中國社會科學出版社，1995 年)，頁 7–8。

[12] 中國學者徐梵澄譯有《五十奧義書》，在他看來：「《奧義書》五十種，皆無所謂深奧之意義也。梵文 Upaniṣad，字義為『坐近』，『親近』，直譯當曰『親教書』或『侍坐書』。印度於倫常皆若遠而疏，獨於師尊親而近。謂得自父母者，身體耳。得自師者為知識，知識重於身。……其學皆親近侍坐而授受者也。……此其書名之由來也。」詳見徐梵澄譯，《五十奧義書》(北京：中國社會科學出版社，1992 年)，頁 1。

讚美諸神及擬人化之自然的詩歌，但從中已能看到表現古代之人關注醫療問題的若干讚歌，即「藥草之歌」、「有關疾病的歌」、「有關流產的歌」、「有關衰弱的歌」、「為驅除害蟲、消除其毒的歌」等與醫療關係密切的咒術性讚歌。在最後取得吠陀地位的《阿闥婆吠陀》中，其核心性的內容是咒術，且廣泛涉及疾病與治療。如：為治癒萬病的咒文，為癒疾、使從詛咒中解放的咒文，為使從病魔中解放的咒文，對病魔 Kanva 的咒文，為趕走病魔 Piśāca 的咒文，為治癒熱病的咒文，為治癒間歇熱的咒文，對廣木香草的祈願，為治癒黃疸的咒文，為止血的咒文，為治癒過度的流出（出血、下痢等）的咒文，為治癒水腫病的咒文，為以水治癒疾病的咒文，為免受魯達羅之矢的咒文，為鎮咳的咒文，為治癒白癩的咒文，對於 Kusetrya 病的咒文，為治癒骨折的咒文，為治癒傷的咒文，為治癒瘰癧的咒文，為消滅蟲的咒文，為消滅牛群之蟲的咒文，為驅除小兒體內之蟲的咒文，對蛇、害蟲之毒的咒文，為解毒的咒文，對毒矢的咒文，為增進頭髮生長的咒文，為增進性欲的咒文，為治癒癲狂的咒文。

原因之二是儘管在通常所說吠陀的六個分支[13]中雖然沒有「醫學」，但醫學的傳授者卻強調這也是吠陀的一個分支，而且明確指出這是《阿闥婆吠陀》的分支[14]。從本質上講，這種知識體系與婆羅門的信仰、價值觀念等也都具有直接的關係。

---

13 即上述的語音學、儀禮學、文法學、語源學、音韻學、天文學。

14 《妙聞集》第一卷第一章言：「此處所謂阿育吠陀，實乃《阿闥婆吠陀》的分支。」

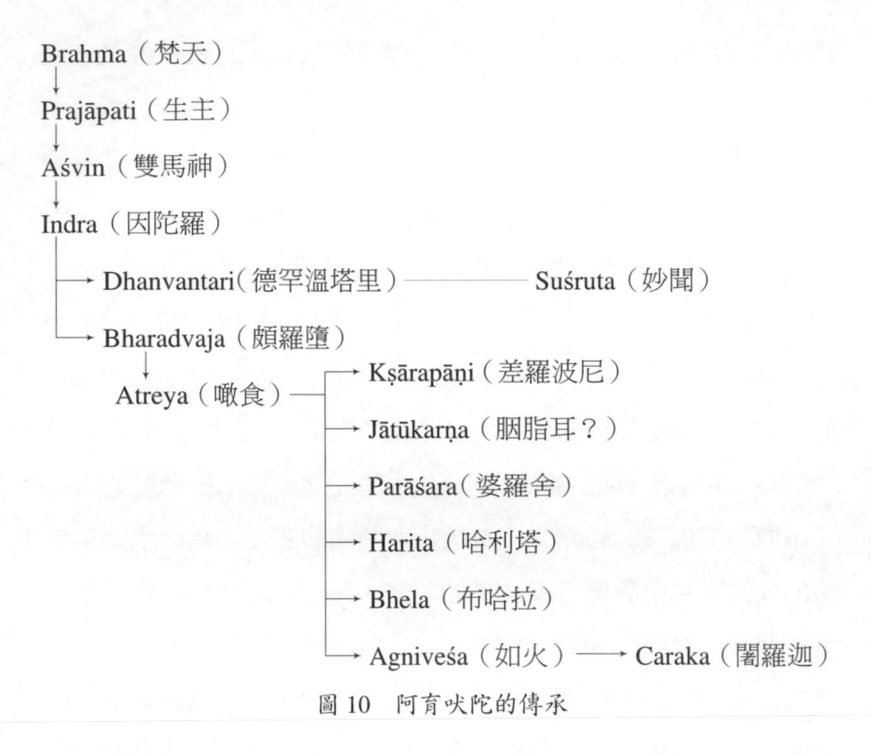

圖 10　阿育吠陀的傳承

將各種學問歸之於神，是印度學術著作的慣例。正如我們在「雙馬神的足跡」一節中所介紹的那樣，阿育吠陀最重要的兩部經典著作《闍羅迦集》和《妙聞集》在開篇之處都談到了這個知識體系「天創人授」的過程。將兩者合在一起則成圖 10 所示的傳承鏈。

這個知識體系是以婆羅門為代表之知識精英的獨占物。醫生「vaidya」一詞的涵義即「知道吠陀的人」（此稱號現仍被用於取得執照的醫生）。

原因之三在於要與所謂「佛教醫學」加以區別。由於佛教文化的巨大影響，使得人們習慣於將「印度」與「佛教」視為一體；將印度的「傳統醫學」與「佛教醫學」視為同一概念。但實際上，印度傳統醫學阿育吠陀的產生，在時間上要早於佛教；從知識體系的內涵等方面講，兩者之間也沒有直接的關係。

肆、關於佛教醫學

人們往往習慣於將印度的醫學體系稱為「佛教醫學」，這或許是因為佛教在印度歷史上以及在文化交流中，曾經扮演過極為重要的角色。但更根本的原因恐怕還是由於我們對於古代印度文化的瞭解，大多只是限於佛教的範圍；許多醫史愛好者，囿於條件的制約，往往只能以漢文佛經作為研究印度醫學的資料。所以一說到印度，自然就會想起佛教；說起佛教，又會馬上想到印度——在人們心目中，二者幾乎成了可以互換的同義詞。然而當我們對印度早期的歷史、醫學知識體系的發生過程有了必要的瞭解後，自然就會發現這種司空見慣的說法與認識顯然並不正確。所以如果想要瞭解印度傳統醫學的基本內容，就必須跳出「佛經」的範圍，直接進入「阿育吠陀」原始文獻的領地。可以說，這也恰恰就是本書欲向讀者展現的天地。

日本學者福永勝美在全面爬梳佛經中涉及生命、軀體、身心兩方面之疾病與治療方法的內容後，著成《佛教醫學事典》一書，其中對於「佛教醫學」所下的定義為:「是在印度醫學的經線上，以佛教教義為緯線編織成的多彩之布」[15]。然而佛教作為一種宗教，其中採用的「印度醫學之經線」無疑是有限的，實難窺其全豹；同時，對於「經線」的取捨，也勢必要受到宗教教義的影響與制約。因而不難理解，以佛教文獻作為瞭解印度傳統醫學的途徑，其不妥之處並不在於是否能全面掌握文獻，而是途徑本身即有問題。從某種意義上講，此時研究的焦點與其說是醫學，毋寧說是該宗教的一個側面——即著重於觀察哪些與生命、疾病與醫學的知識可以被這個體系所接收，哪些被排斥在外。

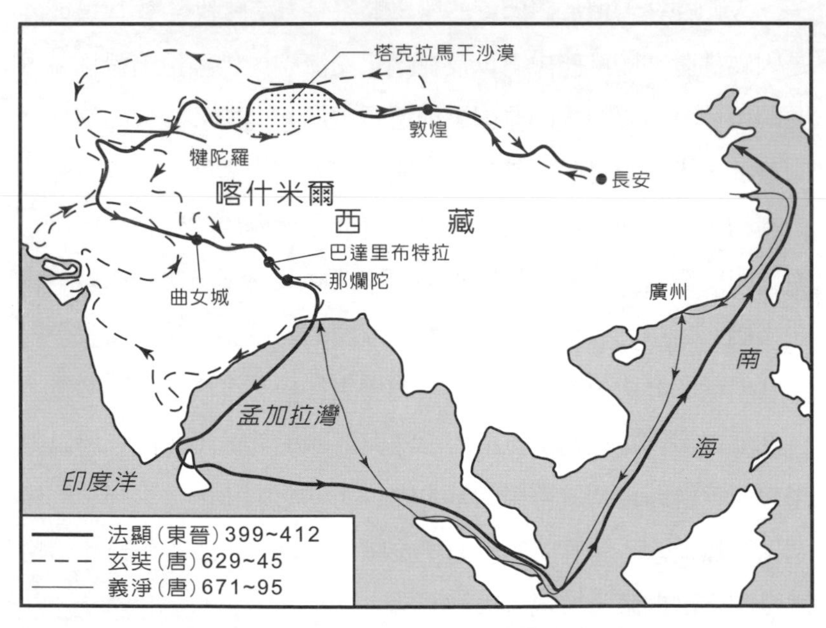

圖 11　中國僧侶旅行印度的路線

15 福永勝美，《仏教医学事典》(東京：雄山閣，1990 年)，頁 2。

然而如果考慮到佛經中的某些「醫學」性的內容，是在沒有特定宗教教義的世俗醫學中所不可能產生的新內容，那麼也可以說事實上確實存在有一種相對獨立的「佛教醫學」。正如陳林所指出：「佛教醫藥是具有佛教信仰特徵的醫藥，是自我覺悟、自我制約、自我治療保健的醫藥。是客觀存在的、與醫學相關的社會現象。不能把佛教醫藥簡單片面地看作是存在於佛教中，又與佛教無關的醫學；看作是由寺院、僧人掌管的，與醫學的醫療方法和用藥完全一致的醫治疾病的方法和藥物運用。」[16]

總之，被現代人稱為「印度傳統醫學」的阿育吠陀知識體系，作為構成印度古老文明的一部分，既有其相對獨立的一面——這主要是就醫學的科學性與技術性而言；又與其文化背景的各方面皆有千絲萬縷的密切聯繫——就其在哲學與思想上的共性與來源而言。因而即便是在印度的醫學知識體系中能夠看到一些與佛教教義相同或相似的內容，也沒有理由認為其思想淵源一定是來自佛教。例如見之於阿育吠陀中的業報輪迴說，就既有可能是源於佛教教義，同時也有可能是直接取自存在於當時社會的沙門之說。從思想內容方面講，眾所周知，佛教充滿了悲觀厭世的思想情緒：生老病死，一切皆苦；存在本身就是痛苦，且對人的生理需求與肉體享受皆大加貶斥。而阿育吠陀卻強調「人的生理欲求不可抑制，否則即會導致疾病發生」；同時還將醫學作為獲取財富與顯赫地位、接近權貴的有利途徑；並且注重出身門第、遵守種姓制度。

16 陳林，〈試談佛教醫藥與醫學的聯繫〉，收入李良松、劉建忠主編，《中華醫藥文化論叢》（廈門：鷺江出版社，1996 年），頁 80–81。

另外，佛教主張使用人民大眾的語言，以便接近民眾、宣傳教義，而阿育吠陀卻強調使用精美的貴族語言——梵文。從這些方面，都不難看出印度的古代醫學與吠陀文化具有密切的內在聯繫；與上述注重現世財富與欲求、以「唯身論」著稱的順世論也更為貼近。

然而從另一方面講，又必須看到：佛教是容納古代科學的巨大容器，也是將印度科學載向周邊世界的巨大交通工具。印度醫學傳至中國內地、西藏、中亞、東南亞，皆有賴於佛教。在初期的伊斯蘭，當希臘系統的醫學尚未落腳時，印度醫學已由波斯的巴爾馬克家族 (Barmakiyān) 傳入，據說巴爾馬克家族的祖先是佛教徒。

伍、印度的哲學與醫學

據此領域最著名的專家達斯古普塔 (S. N. Dasgupta, 1885–1952)[17] 所述，印度哲學思想的發展，大致可分為三個階段。至西元紀年開始，稱「前邏輯階段」。其建樹在於吠陀的哲理性頌詩、更為成熟的《奧義書》，以及佛教、數論派和勝論派哲學的興起。大約從西元前一或二世紀初開始，印度出現了以《瑜伽經》、《正

[17] 達斯古普塔被認為「是這一領域最著名的一位印度專家」。他有關哲學的論著，被 Basham 收入《印度文化史》，頁 162–180。本節所述，以此為基礎。

理經》、《梵經》等著作為代表的各種哲學體系，直至十或十一世紀伊斯蘭教統治印度之前，為印度哲學發展的第二個階段「邏輯階段」。自 1100 年至 1700 年，稱之為「超邏輯階段」。在這個時期出現了激烈的辯論，以及當時歐洲尚未曾產生的極為精妙的辯證法。

西元紀年之初，在吠陀與《奧義書》等早期著作所代表之理性化思維的啟迪下，印度教中出現了六個哲學學派或體系。按相互補充或相互聯繫的密切程度，這六個體系被分成三組：數論派與瑜伽派，正理派與勝論派，彌曼差派（思維派）與吠檀多（後彌曼差派）。

一、數論派 (Sāṅkhya)

這或許是印度人在系統化哲學方面所作的最早嘗試。Sāṅkhya[18] 的本義為計算之人，由於數論派列舉了二十五個範疇，因而一般認為這就是「數論」之名的來歷。並因他們對於這些範疇的論述，從而使得 Sāṅkhya 具有了「熟慮之人」、以及指奉迦毗羅 (Kapila)[19] 為鼻祖之哲學體系而言的引申義。

他們設想：「自然」(prakrti)[20] 由具有不同性質的三種物質

[18] Sāṅkhya：舊譯數、貝數者、數論師、數論、僧佉、僧企耶。

[19] 據說他寫了該派最早的教本——六十章的《六十科論》，現已不存。

[20] prakrti：通常譯作「原初物質」。但組成 prakrti 的三種 guṇa 同樣被理解為是基本的物質、實體，故仿古代漢譯舊例，將 prakrti 譯作「自然」。

(guṇa)[21] 組成，即薩埵 (sattva)、羅闍 (rajas) 和答摩 (tamas)[22]。具有不同性質之 guṇa 的相互結合、其內在關係與順序，決定了宇宙運轉的秩序。「自然」解體為可以看成是「宇宙精神要素」的狀態，再個體化為「個體精神」，然後自行擴展為「空間」，繼而形成潛在的物質，最終發展成像原子那樣實在的「顯像物質」。個體化的精神演化出各種感覺功能，以及稱為「心」(manas) 的綜合與分析功能。

二、瑜伽派 (Yoga)

其經典名為《瑜伽經》(*Yoga-Sutra*)，但其副標題卻作「Samkya-Pravacana」(「數論學解說」)。因而一般認為數論派中包含兩個主要學派：一是以活躍於西元三世紀的自在黑 (Isvara

---

由於正如古普塔所言：「原初物質被看作是這些實體（即三種 guṇa）處於純潛在態勢時的假想狀態。」所以或許將 prakrti 譯作「混沌」，更能體現其所欲表達之「原始、本來、基本、自然形態」的涵義。

[21] guṇa：漢譯「德」。在勝論派的學說中，guṇa 的主要涵義是性質；在數論派的學說中，guṇa 雖然是指構成「自然」的三種實體（物質），但也以不同性質為主要表象。guṇa 在性質與物質兩方面的模糊性，對於理解《道德經》中「德」字的本義，以及「五行」何以稱「五德」，皆大有裨益。

[22] 薩埵：代表真理和美德。羅闍：呈現出活動的、猛烈的、攻擊的性質。答摩：表現為黑暗、愚鈍和不活躍的本性。

Krishna) 為代表的「無神論派」[23]；一是以活躍於西元前二世紀中葉、《瑜伽經》之作者波顛闍利 (Patāñjali) 為代表的「有神論派」。然就數論與瑜伽兩派的演變源流卻有兩種看法。一種觀點認為：「原本同一，因有神、無神之異而別為兩派；但現代學者則多認為其形而上學原本不同。但是不僅中世就有數論、瑜伽同一論，而且在瑜伽中隨處可見與數論相同的學說與術語。」[24] 在成書年代不能確定的《薄伽梵歌》[25] 中，有一章名為〈數論與瑜伽〉，其第三十九節云：

> 以上所述，帕爾特！是數論的哲學觀，
> 現在我來講解瑜伽論，用它可將業的束縛斬斷。

這或可說明「瑜伽的哲學思想與數論基本相同，但它強調修習實踐，主張用禁戒 (Yama)、遵行 (Niyama)、正坐 (Āsana)、調息 (Prānāyāma)、制感 (Pratyahara)、執持 (Dharānā)、靜慮 (Dhyāna)、三昧 (Samādhi) 等八支以達解脫的目的」[26]，從而構成

---

23 自在黑的著作名為《數論頌》(*Samkhyakārikā*)。

24 福永勝美，《仏教医学事典》，頁 343–344。

25 一般說來，印度學者傾向認為此書成於西元前；外國學者傾向是在西元後數個世紀。中文譯本（北京：中國社會科學出版社，1989 年）的譯者張保勝認為：「《薄伽梵歌》的原始部分可能形成於西元前三、四世紀，它的現在這個形式大概產生於商羯羅前幾代，很可能在西元後三、四世紀。」

了兩派間的異同關係。

解脫，不能靠死亡來實現——因為「死」意味著新的再生的開始。所以瑜伽派主張採用上述手段，使精神結構體的活動過程逆轉、滅絕數論派所言個體精神演進的條件。從而實現解脫的目的。

三、正理派 (Nyāya)

最主要的特點表現在邏輯方面。其根本經典為《正理經》(*Nyāya-Sūtra*)。正理派認為：清晰的思考是得救的基本前提。大約在西元紀年之初，這一派逐漸形成一個演繹法的邏輯體系。其通常的公式如下：

⑴山上有火，

⑵因為山上有煙，

⑶有煙之處便有火，例如廚房。

⑷山上正是這種情況，

⑸所以山上有火。

對於邏輯——清晰思考——的追求，與古代印度盛行「辯論術」具有密切的關係。然而除了上述所舉可謂演繹法之邏輯推理的例子外，更為常見的實際上是類推式的論證。例如一個有關鹽的著名寓言[27]，是以鹽溶於水中——「明知其有，卻不可見」為

---

26 張保勝譯，《薄伽梵歌》，頁 26–27。

27 《唱贊奧義書》(*Chāndogyopaniṣad.*) 第六篇第十三章（徐梵澄譯，《五十

例，來說明宇宙之「真」的存在。這也是一種論證，但屬於Analogy（類推法）的論證。它有助於神秘理論的解釋；並可達到通過直接經驗，「巧妙」地使人接受與相信其學說的目的。

認識事物的方法，在因明學中稱為「量」。「以眼識見色，以耳識知聲」的直接經驗，稱為「現量」(Pratyaksa)；類推之法，稱「比量」(Anumana)，即「比類已知之事，量知未知之事也。」模擬或類推，即相信不同性質現象與事物間存在的共性，實際是人類所共有的一種較低級、較原始的思維方式。如果進一步相信在某種共性之間還存在著可以相互影響的聯繫，便會導致種種「偽技藝」（法術，magic）的產生。巫術研究者恰是從人類所共有的這種最基本的思維方式，歸納出交感巫術的一條基本原理「相似律」[28]。可以說即便是在今日，人們仍然無時無刻不在使用這種

奧義書》，頁 208)：

「置此鹽於水中，明晨再來見我！」彼為之。

則謂之曰：「取汝昨夜置水中之鹽來！」彼探之（於水中）不得，蓋全已溶解。

「汝由此邊飲之！——如何耶？」「鹹也！」

「汝自中間飲之！——如何耶？」「鹹也！」

「汝由彼方飲之！——如何耶？」「鹹也！」

「棄之！爾來此坐。」彼坐已，曰：「此固常在也。」

乃謂之曰：「誠哉！吾兒！於此（身中）汝固不能見彼『有者』，然彼固在其中也。是彼為至精微者，此宇宙萬有以彼為自性也。彼為『真』，彼為『自我』，彼為爾矣！」

28 有關交感巫術的最經典研究，當推弗雷澤 (J. G. Frazer) 的 *The Golden*

思維方法，並有意無意地存在著類似劉向、劉歆父子所言「及拘者為之，則牽於禁忌，泥於小數，舍人事而任鬼神」[29] 的現象——例如對「四」（與「死」同音）的忌諱，和對「八」（與「發」同音）的喜愛等等。

中國人愛說「人不可貌相，海水不可斗量」，然而這卻不是模擬。因為「海水不可斗量」是因其多，而「人不可貌相」並非是因為人多。印度人對此種論說方法與模擬進行了嚴格區分，在因明學中稱其為「譬喻量」(Upamana)。即「以喻而顯者」。

據說正理派創始人為大雄之後的耆那教導師喬達摩 (Gautama)。在耆那教的文獻中，「包括數學和天文學在內的許多非宗教學科的內容」[30]，這或許與耆那教奉行具有邏輯特色的正理派哲學不無關係。此外，在醫學經典中也隨處可見強調「現量」的重要和使用「比量」進行說理的例子。

Bough: A Study in Magic and Religion，中譯本可參見徐育新、汪培基、張澤石譯，《金枝：巫術與宗教之研究》（北京：中國民間文藝出版社，1987 年）。

[29] 班固，《漢書》卷三十〈藝文志〉（北京：中華書局，1962 年），頁 1734–1735。

[30] A. N. 鄔波陀耶，〈耆那教〉，收入 A. L. Basham 主編，《印度文化史》，頁 147–161。

四、勝論派 (Vaisesika)

以原子論體系為基礎來解釋包括靈魂在內的宇宙變化過程。認為宇宙是原子 (Anu) 按照有規律的法則結合和分解的無限複合體與無窮變化的模式。當然，印度的原子論不是建立在實驗與觀察基礎上的物理學理論，而是邏輯思維的產物。即認為任何一物的不斷分解，必定有極限。而最基本的原子就是「五大」（地、水、火、風、空），它們充斥一切空間，變化出萬物。

「六句義」是這個體系提出的六個範疇。即：實、德、業、集合、同、異（表 1）。有意思的是，研究者認為：勝論派思想體系的濫觴，首先是出現在醫家之中，其後哲學家才將其加工凝練成「勝論派」的哲學體系[31]。

表 1　「六句義」的內容

梵文	漢譯	英譯	現代語義及常見譯法
drvya	實、實體	substance	物質（自然物質）
guna	德、功德	quality attribute	質（屬性、固有性）
karma	業、所作	action	作用（運動、功能）
samavaya	和合、集合、相續	inherent relation inseparable relation	不可分的關係（內屬、不變性、固有的關係）

[31] 佐藤任，《古代インドの科学思想》（東京：東京書籍株式会社，1988 年），頁 93。

samanya	同、相似	similar universary	類似（一般性、普遍性、合同、增）
visesa	異、差異	dis-similar particularity	非似（特殊性、離合、分離、減）

五、彌曼差派 (Mimāṁsā)

最初是對吠陀的一種解釋，意在證明聖典的真實與準確。因而該派的世界觀並無特色。

六、吠檀多 (Vedānta)

其意思是「吠陀的終結」。他們強調《奧義書》的意義，將吠陀與《奧義書》協調為一個前後連貫的學說。吠檀多派的基本經典是《梵經》。中世紀的學者對它的注釋，產生出範圍廣泛的哲學與神學體系。其中最為著名的乃是生活於八、九世紀的商羯羅，他提出的「不二論」（即一元論）主張五光十色的大千世界都是幻象 (**Maya**)，從屬於一個被稱為「梵」的最高絕對存在。

儘管六派的學說彼此有所不同，但由於他們均接受吠陀經典的啟示和婆羅門對至高地位的要求，所以均被看成是正統派。

在正統派之外，還有「順世論」、佛教和耆那教。可以說包括宗教在內的任何一種體系，在其思想層面上都含有一些可以被稱之為「哲學」的內容。例如以斫婆伽 (Cārrāka) 為代表的順世論流派否認任何靈魂或純意識的存在，認為意識是一種附帶的現象——生命存在的狀態下，有某種靈魂出現；人死之後便歸於毀滅而不復存在。他的信徒更認為：即便是這樣的靈魂也未曾形成，人的行為受制於對物理－生理刺激的反應。因此斫婆伽派不相信業力或輪迴的法則，他們也不相信任何一種宗教信條或任何一種宗教儀式。在邏輯學領域，他們認為，所有的推論都只具有或然的價值，只有感覺是我們唯一能夠信任的。因此，順世論者被認為是印度古代唯物論的代表。

佛教與耆那教，也被認為是印度古代哲學巨匠極其重要的產品。從否認吠陀至上、世界神創、種姓制度的角度講，這兩種宗教體系也帶有唯物主義的色彩。由於佛教強調平等、反對利己主義，因而被認為具有更多「倫理哲學」方面的意義。在古普塔看來，儘管上述各個體系關注的問題有所不同，但「所有這些體系的中心思想全是一個：達到超凡脫俗的道德完善，達到在這種道德完善引導下的社會行為的完善」。因為「哲學不應僅僅是一門理論科學，它還應該塑造我們的整個人格，應該鞭策我們通過在道德上、精神上的衝突中的艱苦鬥爭，前進在自我實現的道路上，應該最終將我們重新帶回到與其他人同等的位置上，使我們以盡善盡美的形式去分擔社會生活的共同義務，並用對全人類的同情和愛心來約束我們。這，就是印度思想的終極智慧」。

研究醫學中的哲學問題，我以為有四點值得注意。首先，儘管古代醫學歷來就被看成是「哲學醫」，缺少實證，但作為一種實用技藝，其中畢竟包含有大量經驗性的內容。正如《妙聞集》第一卷第四十章在非常理論性地討論藥物的「質、味、性、能、消化」等問題後，卻歸結到「以千條理論，鉤毛莢山螞蟥等族也不能成為緩下劑」這樣一個純粹經驗的基點上。其二，古代醫學著作中，「模擬」的身影隨處可見，過去的研究大多矚目於從「天人合一」、「大小宇宙」的角度去探究其哲學意義，然而這顯然不如從「巫術」（法術）的視角去分析種種理論與技藝的成立更有意義。其三，由於醫學是一種「科學認識」與「實用技藝」的集合，故在此基礎上，由「醫學哲人」構建起來的形而上學，也自然而然地與純粹社會性或宗教性的「哲學」有所不同。例如在對「人」的認識方面，醫學雖然也講靈魂的問題，但總是要「形而下」地強調諸如「活力素」等精微物質的重要作用。又如在《阿闥婆吠陀》的時代，人們認為打噴嚏，乃是因嚏之「物精」所致；以藥草治之，能使人不發嚏者，因其中有戰勝之「物精」故也[32]。而醫學家則是從藥物所含有的「味」，去思考「物質－味－功效」間的關係。正因如此，所以只有深入古代科學技術的所有具體內容，才能全面理解所謂「醫學中的哲學」。其四，探究某種自然科學知識範疇中的哲學思想，始終是學者感興趣的話題之一。於是便會有人從某一本古代的「科學著作」中，搜尋一些屬於「形而上」的內容，去言說該文化體系中哲學對於科學發展的影響。然在我看來，這種探究始終具有將原本一體之事強分為二的問題。因為

[32] 高楠順次郎、木村泰賢著，高觀盧譯，《印度哲學宗教史》（上海：商務印書館，1935年），頁97。

無論是哲學也好，宗教也好，還是其他自然科學也好，都是以某種民族固有的思維方式為共同基礎。因此很難說哪一點是在某種既成的哲學觀念的影響下，才有可能產生——這些知識與技藝的創造者，本身就是哲人。

陸、印度的地理特徵與醫學

印度次大陸的土地與氣候，被看成是當地人民從自然界獲得的一筆豐厚饋贈[33]。

當中亞高原在春季逐漸轉暖的時候，上升的熱空氣將夾帶著大量雲塊的海風，從印度洋吸引到高原地帶，移動的雲層受到高山的阻擋，便將攜帶的雨水灑落在這片灼熱而乾燥的原野上。始於每年六月的季風造成大約持續三個月的「雨季」，而其他季節只有極少的降雨。因此一年最初被分為三個季節——雨季、冬季、夏季。後來，這三個季節又分別被細分為兩個季節。在北印度稱

33 例如高楠順次郎、木村泰賢，《印度哲學宗教史》，頁 23：「印度熱帶國也，生活上不感多大困難；故由生活上之必要而發達之形而下之學問，至其後仍無進步，誠為遺憾。」梁漱溟，《印度哲學概論》（上海：商務印書館，1922 年）開篇即云：「印度土沃氣暖，穀米易熟。其民不必勞於治生，輒乃游心於遠，故夙富於哲學思想」；「其國君民上下，幾以研窮哲理為人生唯一事業。」

之為：雨季、秋、初冬（太陽南回歸的半年），嚴冬、春、夏（太陽北回歸的半年）；在南印度稱為：雨季、秋、初冬（太陽南回歸的半年），春、夏、前雨季（太陽北回歸的半年）。

正是因為降雨量在不同季節的明顯差異，所以將有用的水儲存起來，並在耕作者中恰當地分配，歷來是印度生活中的一件大事。這不僅是二千五百多年來印度政府一直最為關注的問題之一，而且也滲透在阿育吠陀之中——形成了醫生對於不同來源、不同季節之水的性質，各種水與健康、疾病的關係，乃至保存最優之水（得於雨季之天水）等等與水有關之問題的知識與論說。

印度是具有氣候與地理條件多樣性的大國。既有海拔八千七百米的珠穆朗瑪峰，也有像拉賈斯坦州那樣降雨極少的沙漠地帶，還有像阿薩姆那樣年降雨量達到一千二百七十釐米的地域。最冷與最熱的地域亦同樣並存。印度學者以為不同季節的極度炎熱、極度多雨或極度乾燥，可能影響到印度人的性格及其對於生活的態度——嚴格的禁欲與縱情享樂這兩種極端的行為往往並行不悖。然而不管自然條件與人性之間是否真的存在這種聯繫，但至少在印度人創造的文化體系中，隨處可見對於這些自然因素的關注，以及與此相關的理論學說。

印度及古代「西域」諸國傳統文化的特點，還與這些國家的地理位置處於西亞和東亞之間密切相關。正像「吐火羅語的地理位置在印歐語東方語支分布區，但語言特徵卻屬於西方語支」[34]；

34 林梅村，《古道西風——考古新發現所見中西文化交流》，頁4。

正像 Jolly 在其所著《印度醫學》中所指出：《憍尸迦經》[35]的咒術性內容與美洲印第安人的咒術相近，因而很難將兩者加以區別；正像 Filliozat 在研究了印度醫學的雅利安化過程後，在《印度醫學的古典理論》一書中指出：印度醫學在理論性內容的許多方面，與希臘及美索不達米亞醫學具有相通之處[36]，在印度這塊對於西方而言屬東方，對於東方而言屬西方的土地上，伴隨著雅利安人進入近東的歷史舞臺，自古以來就是多種文化交匯融合的重要地帶。例如在《闍羅迦集》等早期的阿育吠陀經典著作中，礦物藥的用途非常有限，但隨時代演進，礦物藥的種類不斷增加，不僅作為外用藥，而且亦作為內服藥使用。尤為著名的是水銀的使用。在文獻中開始見到將水銀作為內服藥的是婆拜他的《八心集》。研究者以為這大概是受到波斯或中國的影響。再者，早期的醫學著作中全然沒有關於脈診的記述，但在十二至十三世紀時，Sarugadhara 所著 *Sarugadhara-Samhita* 中已開始出現，在現代的阿育吠陀中脈診成為重要的診斷方法之一。恰在該時，西藏醫學

---

35 《憍尸迦經》(*Kauśika Sutra*)，從屬於《阿闥婆吠陀》之《家庭儀典綱要書》，前半部分對於《阿闥婆吠陀》之咒術的實際應用有說明。例如《阿闥婆吠陀》第六卷第一百零五章〈為鎮咳的咒文〉，由以「如懷有希望之意念迅速飛向遠方，咳啊，隨著意念的翅膀速速飛走」開始的三首讚歌組成，《憍尸迦經》的說明是：將患者從家中帶至外邊，令食 manda（將大麥粉置水中攪拌而成之物），飲水，使唱此讚歌，令祈拜太陽。見矢野道雄譯，《インド醫學概論・解說》。

36 矢野道雄譯，《インド醫學概論・解說》。

中同樣已含有與中醫極為相似的脈診。這或許是經西藏而傳入印度的吧。

「其實，從人種學、歷史學、文明類型學來講，印度確屬西方。但其又地處東方，在文化發展的過程中，大量接受東方民族的影響，與同種同源的西方文化越來越拉大距離，當西方人重新發現印度時，都確認它是東方國家。不過，隨著發現的深入，越來越多的學者對印度的文化屬性有了較為深入的認識。客觀而論，印度既有不可揮去的西方的基調，又有鮮明濃郁的東方韻味；既不同於歐美，又不同於中日，是處於東方與西方之間的一個真正的文化上的中間地帶。」[37]

柒、關於阿育吠陀

「阿育吠陀」是梵文 Ayurveda 一詞的音譯。從語言學方面講，「阿育吠陀」源於 Ayus（生命）與 Veda（知識）的組合。因此可以說阿育吠陀的基本涵義是「生命之學」、是有關生命的知識，或者說是基於這種知識而形成的生活指導法則。

作為一種「生命之學」，通常總會涉及到「維繫與促進健康」和「解釋與治療疾病」兩大方面。就「維繫與促進健康」而言，

---

37 郁龍余，《中國印度文學比較》（北京：中國社會科學出版社，2001），頁 1–2。

阿育吠陀包含有相當於今人所言「養生保健」方面的種種知識；從「解釋與治療疾病」的角度看，阿育吠陀自然要對「疾病」——這種生命體的固有現象——有所認識、做出解釋，並提供解決的辦法。因此人們大多習慣於從實用的角度、按照當代的學科概念，將阿育吠陀解釋與理解成一種技藝體系或醫學體系——「古代印度醫學」或「印度傳統醫學」。

然而實際上，在人類文明的早期，許多醫學的知識體系都具有較後世所言「醫學」更為寬泛的內涵與外延。例如在中國最早的書志中，將醫學的「經典」、「藥方」與求長生不老的「神仙方術」、研究性學的「房中術」著作歸為一類，統稱「方技」。以為其共性在於：此「皆生生之具，王官之一守也」[38]。又如在希臘語中，「治療」(Therapeia) 一詞的原義是「侍奉」。以食物對人進行「侍奉」，既包括以植物治療疾病的知識，也包括營養學方面的知識。同樣，阿育吠陀認為：所謂健康，並非僅僅是遠離疾病困苦，還應該進一步達到肉體、精神、靈魂的幸福與充實狀態。中國傳統醫學基礎理論的核心在於強調人體陰陽的平衡，而阿育吠陀則更加廣泛地關注人類與自然，家族、友人、職業、文明、理念、習慣、真理、神靈等等與自我之間的關係協調。總之，所謂印度的傳統醫學，在思考「健康的維繫與促進」、「疾病的解釋與治療」時，實際上是將肉體、精神與靈魂三者融為一體加以考慮。其中包含了許多在今人看來應屬社會、人倫、宗教的問題，但在

---

[38] 班固，《漢書・藝文志》，頁 1780。

阿育吠陀的理論體系中，這些都是與「健康」直接相關的問題。

阿育吠陀誕生於古代印度，自然會與存在於當時社會的各種哲學流派、宗教學說具有血肉相連的密切關係，儘管其中存在著不少涉及社會、人倫、靈魂的內容，但它畢竟不是一種哲學或宗教，而是一門相對獨立的學問。其關鍵在於歸根結柢阿育吠陀是以人類的肉體存在、健康為基本立足點，由此延伸到生存的環境——自然界與社會，ヴ在此基礎上，構建起「生命之學」的大廈。由此觀之，應該說阿育吠陀的本質是一種自然科學，只不過這種誕生於古代的自然科學，帶有更多學問尚未分化時代的歷史特徵。也正因如此，一些學者將阿育吠陀視為印度的「元科學」或「母科學」[39]。例如，Debiprasad Chattopadhyaya (1918–1993) 在為其所著《古代印度的科學與社會》(*Science and Society in Ancient India*) 的日譯本所寫緒言中說：「古代印度的醫學，具有較今日所言醫學遠為廣泛的涵義。在我看來，古代印度的醫學，構成了通常所說自然科學，尤其是廣義自然科學的原始核心。可以說，從這個核心，不僅產生了解剖學、生理學，而且最終派生出今日所言植物學、動物學、化學、物理學、氣象學、礦物學。」[40]

當代的研究者[41]認為，阿育吠陀的價值在於：

---

[39] 參見 Bhagwa Vaidya & Manfred M. Junius 著，幡井勉譯，《入門アーユルヴェーダ》(東京：平河出版社，1990 年)。

[40] 見 Debiprasad Chattopadhyaya 著，佐藤任譯，《古代インドの科学と社会——古典医学を中心に》(京都：同朋舎，1985 年)。

「實際上，無論是誰都能從阿育吠陀中得到益處。作為偉大的元科學之一，阿育吠陀不僅對臨床醫生、專家有用，甚至家庭主婦都能從中汲取有價值的見識。」

「阿育吠陀是生命的科學，是有關生命的知識，或者說是建立在這種知識基礎之上的實際生活法則。」

「再者，從構建有關健康與疾病——即生命體之均衡與失衡的知識體系，或從實用的角度講，阿育吠陀具有矯正不均衡狀態、維持已矯正狀態之方法，因而是一種體系化了的醫學。」

阿育吠陀的普遍性及不朽的本質是由於下述原因所決定的：

1. 阿育吠陀並不從屬於特定的社會、國家，而是以大眾的幸福為目標。
2. 阿育吠陀無始、亦無終。
3. 阿育吠陀不是為了滿足某種宗教的要求。
4. 阿育吠陀不屬於某種特定的歷史。

因而，阿育吠陀是不朽的。它沒有開始，它使用自然的物品，自然的明示是不朽的。儘管藥與食物的習慣不同，但其原理不變。阿育吠陀的基本特點是：

1. 採用整體療法（此醫學體系與「對症治療」不同。同時治療心身與靈魂）。
2. 醫藥較為便宜。
3. 沒有副作用，且有意想不到的好處。

---

[41] 以下所述，皆參照 Bhagwa Vaidya & Manfred M. Junius 著，幡井勉譯，《入門アーユルヴェーダ》。

4. 任何一種阿育吠陀的藥物都具有強身的效果。(青黴素對於健康人來說是不合適的，但阿育吠陀的藥物既可作為治療藥使用，也可作為保健藥使用)。

5. 是身心醫學。

6. 強調主動增進健康與預防醫學。

7. 強調攝取有益健康的飲食物。

8. 診斷方法簡單。

9. 阿育吠陀是順應自然的。

10. 阿育吠陀始終鼓勵瑜伽的實踐，由此促進阿育吠陀與瑜伽的發展。

11. 阿育吠陀對於其他的醫學體系亦是開放的，一貫堅持自由的思維方式。

12. 注重體質。在疾病的背後通常存在著體質的問題，因此阿育吠陀的醫師是立足於患者之身來觀察疾病的。

阿育吠陀所要達到的目的是：

1. 保持健康並達成下述人生的四大基本目標：

(1)法 (Dharma)——有益人與社會的正確行為。

(2)利 (Artha)——富，生產技術的積累。

(3)愛 (Kama)——現世的願望、情欲的滿足。

(4)解脫 (Mokas)——通過悟與對神的理解，實現教化。

2. 解除患者的痛苦。

捌、當代的阿育吠陀

阿育吠陀雖然與中國傳統醫學一樣具有悠久的歷史，並始終服務於民眾的健康事業，但在伊斯蘭教徒統治時期的都市部與宮廷中，卻是以尤那尼醫學居主導地位；阿育吠陀則生存於印度教徒居住的周邊部及貧民之中。近代以來，由於歐洲的人類文化學者對於亞洲文明的關注，阿育吠陀的價值似乎被重新發現——但這主要是從「歷史文化遺產」的角度來加以審視。阿育吠陀作為一種醫學體系的復興，可以追溯到印度從英屬殖民地走向獨立的時代。進入十九世紀，急速發展的西方醫學傳入印度，其有效性被所有人承認之時，印度的傳統醫家分成了折中與復古兩類。前者希望通過吸收西方醫學的優點長處，補充增強阿育吠陀；後者則要清除西方醫學，使黃金般的傳統得以復活。折中派認為只要不忘阿育吠陀的精神，不妨採用外來的技術——特別是使用近代之器具的診斷技術；而復古主義者則主張阿育吠陀是絕對優越的，但在伊斯蘭與英國統治期間墮落了，如果恢復其本來的清純之姿，則可凌駕西洋醫學之上。儘管印度醫學的復古主義者們常常將阿育吠陀的沒落、荒廢歸咎於伊斯蘭與英國的統治，但客觀情況是：尤那尼醫學使阿育吠陀現實地存活下來，西洋醫學成為阿育吠陀復興的原動力。實際上，自西洋式的大學在印度開辦、西方醫學在官方教育機構中教授之後，阿育吠陀亦得以與之相並列。因而與其說阿育吠陀一直存活著，或許不如說不斷復甦更正確。如上所述，其復甦是自十九世紀中葉與近代教育的拓展及愛國之心的高漲同時發生的。刊印古典醫學書並致力於普及亦是始於此時。在擁有僅次於中國之大量人口的貧窮之國——印度，不可能為所有病人提供昂貴的西方醫學服務。再者，由於國民的保守性，不熟悉西方式治療方法的人亦為數不少，因而傳統醫學便含有許多西方醫學所不具備、得天獨厚的優勢。傳統醫學的復興在進入二十世紀後，伴隨著獨立運動而變得盛況空前。其結果是在獨立後，具有教授阿育吠陀之機構的大學不斷增多。

在此後逐步建立起來的近代教育體制中，阿育吠陀獲得了與西方醫學基本平等的地位：有自己的大學與考試制度、承認資格並授與證書。

當代印度的阿育吠陀正規教育大致自1920年開始，各地設立與近代科學相並列的阿育吠陀學部；至1950年，在四十所大學中設立的學院為八十八所；至1980年代升至一百所，平均每州有四至五所。

1920～1940年間，已有三個州試行碩士研究生教育。所要達到的目標是：培養優秀的教師、研究者與醫生；在阿育吠陀的各個領域進行特殊教育。此後又開設了博士課程，授與「阿育吠陀博士學位」。

表 2　阿育吠陀五年半制大學本科的課程設置（1976 年）

學　年	科　目	授課時數	實習時數	評　價		
				記述	實習	合計
1 年 ‖ 1.6 年	梵文	150	–	100	–	100
	解剖學	150	50	100	100	200
	阿育吠陀基礎理論	75	–	50	–	50
	藥物學理論	75	–	50	–	50
	阿育吠陀史	75	–	50	–	50
	形而上學	75	–	50	–	50
	內外科綜合概要	150	–	100	–	100
	計	750	50	500	100	600
1.6 年 ‖ 3 年	藥物學	150	50	100	100	200
	製藥學	100	50	100	50	300
	礦物藥學	100	50	100	50	
	生理學	150	25	100	50	150
	衛生學	100	–	100	–	100
	內外科綜合概要	150	–	100	–	100
	計	750	175	600	250	850
3 年 ‖ 4.6 年	診斷學、治療學	500	100	200	100	300
	一般外科學、特殊外科學	250	100	200	100	300

	婦科學、兒科學	250	100	100	100	200
	毒物學、法醫學	100	25	100	100	200
	內外科綜合概要	150	–	100	–	200
	計	1,250	325	700	400	1,100
4.6年 ‖ 5.6年	西洋醫學（含比較實習6個月）					

當代印度的阿育吠陀教育，所採用的主要的教科書是：

1. *Caraka-Saṃhitā*（《闍羅迦集》——內科學）
2. *Suśruta-Saṃhitā*（《妙聞集》——外科學）
3. *Ashtāuga Sangraha*（《八支集》——內外科綜合概要）

（以上為「三大醫書」，又有「三位長老」之稱）

4. *Madhavanidana*（《摩陀婆尼旦那》——診斷學）
5. *Bhavaprakasa* 3 vols（藥物學、內科學、礦物藥學）
6. *Sarugadhara-Saṃhitā* 3 vols（解剖學、內科學、礦物藥學）

（以上為「三小醫書」）

7. *Astāṅgasaṅgraha*（內外科綜合概要書）
8. *Kasyapa-Saṃhitā*（兒科學）
9. *Rasendramaṅgala*（礦物藥學）
10. *Rasarnava*（礦物藥學）
11. *Rasaratna Samuccaya*（礦物藥學）
12. *Rasatarangini*（礦物藥學）

13. *Rājanighaṇṭu*（藥物學）

14. *Vrksayurveda*（植物的治療學）

15. *Asvacikitsa*（馬的治療學）

16. *Hastyayurveda*（象的治療學）

17. *Mahābhārata*（戰傷醫學）

18. *Arthasastra*（法醫學、毒物學）

19. *Kamasastra*（性學等）

現在，獨立的阿育吠陀大學和含有教授阿育吠陀機構的大學，約已達到百所，其中的十三所大學還設置了研究生院。當然，以阿育吠陀獲取醫生資格、開業亦是允許的。

在印度的公立阿育吠陀醫院、診療所中，住院治療或門診治療對於所有的國民都是免費的；使用的藥劑大多是由大學的附屬藥廠生產，也是免費提供的，只有高價藥劑（金、銀、鑽石製劑）才收費；住院病人還可獲得無償提供的飲食。據 1982 年的調查統計，阿育吠陀的註冊開業醫數約四十萬人，其中的 90% 住在農村；製藥公司在 1970 年時已達三千家，除供本國使用外，還向東南亞、中亞、歐洲與美國輸出。

阿育吠陀不僅存活於當代印度，還同樣存活在其文化影響所及的地區。例如在印度尼西亞，將秉承印度思想而成的特殊專業技能保持者稱之為 Dukun；其傳統醫學——Jamu，也與印度醫學具有密切的關係[42]。而中國的蒙、藏醫學，更是與印度傳統醫學

42 參見高橋澄子，《ジャムゥ——ィンドネツアの傳統的治療藥》(東京：平和出版社，1988 年)。

具有千絲萬縷的聯繫[43]。

可以說，正是由於「阿育吠陀」自身所具有的民族性、科學性與技術性，所以才能夠長久地植根於印度民眾之中、服務於民眾的健康事業，而且有眾多的學者從不同視角與需求出發，將其作為一種「歷史的文化遺產」與「仍舊具有生命力的科學技術」加以研究。

玖、印度的其他傳統醫學

流傳於印度的傳統醫學，據說有多種體系。除了阿育吠陀，還有順勢療法、生命化學療法、異物療法、尤那尼醫學與自然醫學[44]。

「順勢療法」(Homeopathy) 的奠基人是德國的哈奈曼 (Samuel Hahnemann, 1755–1843)。據說，早期的試驗曾報告：服用金雞納樹皮會引發與瘧疾相同的反應。而金雞納樹皮又是治療瘧疾的有效藥物，因而他突發奇想：稀釋藥物——認為微量的、能引起與將被治療之疾病相同症狀反應的物質，即是能治癒該疾

---

43 幾乎所有研究藏醫的學者都承認，藏醫學知識體系的構成包含有印度醫學與中國傳統醫學的內容；並間接地對蒙醫學產生了極大的影響。

44 丸山博，《アーユルヴエーダへの道》(大阪：東方出版，1993 年)，頁 11。

病的理想藥物。他用一句話概括了這種療法的基本原則：「以相似治療相似」。十九世紀初，「順勢療法」與「對抗療法」間展開了激烈的論戰；如今，兩方面卻和平共處。中國學者認為可以將「順勢療法」譯作「以毒攻毒」[45]。但兩者之間畢竟存在著本質的差別。

「異物療法」(Allopathy) 即上面提到的「對抗療法」。實際上，許多醫生是既用「順勢療法」，也用「對抗療法」——主要取決於哪種療法對病人有利。

「生命化學療法」的基本主張是：以十種鹽即可治療所有的疾病。

「尤那尼」(Unani) 是印度人對西方野蠻人的稱呼。當阿拉伯醫學伴隨著伊斯蘭教一起傳入印度時，為印度的傳統醫學增加了新的要素。這種新要素的大部分來源於波斯、阿拉伯醫學，在本質上可以上溯到古希臘的蓋倫。尤那尼醫學隨著伊斯蘭教的擴展而在印度擴展，莫臥兒帝國時達到最高潮。現代的印度政府亦對尤那尼醫學施以保護政策，使回教徒對其加以繼承；並同樣作為傳統醫學的研究對象，以促進其應用。

「自然醫學」(Naturopathy) 的核心是飲食療法，故有「菜食醫學」之稱。

阿育吠陀被稱為是梵天所創，通過因陀羅傳授於人間的「神授」醫學知識。就這一點而言，與中國傳統醫學傳說是黃帝、神

---

[45] G. Venzmer 著，馬伯英等譯，《世界醫學五千年史》(北京：人民衛生出版社，1985 年)，頁 135–136。

農所創極為相似。

據多年留學印度的稻村晃江介紹，當代的「印度醫學」主要有五種（參見下表）：

表 3 印度的傳統醫學現狀[46]

印度醫學的種類 / 比較項目	阿育吠陀 **Ayurveda**	尤那尼 **Unani**	悉達 **Siddha**	瑜伽 **Yoga**	自然療法 **Naturopathy**
1. 有資格開業醫數	95,497	7,477	1,613	–	–
2. 註冊開業醫數	232,227	28,001	18,190	–	–
3. 學院數	95	16	1	34	3
4. 大學招生名額	3,306	538	75	1,800	45
5. 病院數	276	19	76	3	7
6. 病床總數	9,783	627	708	40	160
7. 診療所數	12,118	990	427	–	43
8. 研究生院（中心）數	17	2	1	–	–
9. 研究生招生名額	200	17	20	–	–
10. 研究單位	80	34	12	–	–

其中的「悉達」為耆那教名詞，指「圓滿成就者」。本義為：神驗、先見、預言家、魔術家、聖者、使用魔法等。故當屬所謂「神靈醫學」的範疇。而「瑜伽」則是一種通過肢體運動、精神修煉，以求達到「性命雙修、天人合一」的養生之道。

---

[46] V. B. Athavale 著，稻村晃江譯，《アーユルヴェーダ：日常と季節の過ごし方》（東京：平河出版社，1987 年），〈譯者前言〉，頁 35。

由此可知，無論是在過去還是當今，所謂「印度醫學」或「印度傳統醫學」都並非只有一個單一的體系。然而在這些並存的醫學體系中，畢竟以阿育吠陀的歷史最為悠久、最具代表性，而且是印度傳統醫學的構成主體。

經　典

壹、傳説的時代

對於健康與長壽的期盼與追求，是人類的本能性願望。所以將被概稱為「阿育吠陀」的印度醫學的起源追溯至何等遠古之時都是無可厚非的──從最寬泛的意義上講，「醫學」是與人類之存在同時出現的。相信阿育吠陀自太古時代就已然存在的印度人相當多；即使是受過近代教育的學者，也往往會認為阿育吠陀在五千年前即已存在。但如果老老實實地就文獻而論，古代印度人對健康與長壽的關心，被歸納成稱之為阿育吠陀的體系，成為可以傳承的知識，以至通過文字和書寫工具加以記錄，顯然並沒有如此古老。大體上說，應該是在西元前五～六世紀之後的事情。在此之前，可以說是傳說的時代。

對於「傳說」，有兩點值得注意。其一，在通過文字和書寫工具對於某種知識加以記錄之前，人類智能在這方面的產物只能以人為載體和工具，通過「口授→記憶→口授」的方式，循環往復地不斷加以繼承和傳遞。或許正因如此，所以從後世形成的文獻中，可以看出早期的印度人在記憶法方面是下了功夫的。

例如最古老的醫學經典《闍羅迦集》的內容，概述於被後人稱之為該書「總論」卷（第一卷）的最後一章（第三十章）中；此第一卷「總論」的內容，又被概約於該卷的第二十九章中。而各章的內容又在各章的最後，以韻文體進行了總結。如此反覆歸納，顯然是為了學習者能夠提綱挈領地把握與記住每一章、每一卷乃至全書的內容。再者，每一章最後的歸納與總結皆是韻文。這樣，即使沒有記住某章的全部，但只要記住了該章最後的數句韻文，也能想起大概的內容。有助於記憶的另外一個重要手段是「數」。三果、五根、五療法、十根、二十八種粥（第二章）、三十二種藥（第三章）、六百種淨化劑、五百種混合劑、六種淨化劑的基體[1]、五種調劑法、五十類藥（第四章）等重要的事項皆與數字相聯繫著。屈指計數、列舉事項之際，同時也是對記憶的確認。因此僅舉出列舉事項之首位的名稱——「以……為首的……」，這種表現形式被頻繁地使用。該事項下所包含的其他內容，都是已知的。例如說「以『味』為首之七物」時，則如所周知是指味、血液、肉、脂肪、骨、髓、精液等七種東西。這就不能不使我們想到前面談到的「數論派」——以數「數」見長的所

1　六種基體為乳液、根、皮、葉、花、實。

謂哲學派別。顯然，數「數」不僅有歸納事物、構建範疇等深層的意義，也是一種有助於記憶的簡單方法。

在中國的醫學經典《黃帝內經》中，有名之曰〈師傳〉、〈口問〉的篇章，謂其中所述內容為「先師之所口傳」[2]；「先師有所心藏，弗著於方」[3]。在這種情況下，口耳相傳的目的完全是為了知識保守的需要。但在有文字記載和方便的書寫工具之前，人類顯然經歷了一個漫長的「傳說」時代。

其二，是有關阿育吠陀文獻的起源，存在著一個「傳說」：

在被尊為阿育吠陀「三位長老」之一的醫學經典《妙聞集》中，至聖不滅的迦尸國王德罕溫塔里在開篇之處就阿育吠陀的起源問題，向圍坐周圍的眾弟子作了如下解說：

> 所謂阿育吠陀，實乃《阿闥婆吠陀》的分支。當人類尚未被創造之時，梵天創造了百章、十萬詩頌。

於是這一說法就常常被醫學史家引用來說明阿育吠陀起源。例如 H. H. Sir Bhagwat Sinh Jee 所著《雅利安醫學簡史》[4] 中說：「他（梵天）撰寫了每章一百節、共一百章的阿育吠陀。」後人不知這不過是一個「知識神創論」的傳說，不知 Ayur Veda（阿

---

2 見今本《黃帝內經》中的〈靈樞・口問〉篇。

3 見今本《黃帝內經》中的〈靈樞・師傳〉篇。

4 H. H. Sir Bhagwat Sinh Jee, *A Short History of Aryan Medical Science* (New Delhi: New Asian Publishers, 1978), p. 24.

育吠陀）並非書名，信而從之，所以往往可以見到「《阿育吠陀》全書一百章，每章一百節。其中分醫為八科云云」[5] 之類的說法。實際上迄今為止，人們所知最早的阿育吠陀文獻，乃是名之曰《闍羅迦集》和《妙聞集》的兩部經典著作。

貳、兩大古典醫學書的形成[6]

自西元前五、六世紀開始，印度在精神文化方面進入歷史上最為活躍的時期。出現了以佛陀、耆那教的始祖大雄，以及撰寫各種《奧義書》的哲人們為代表的許多自由思想家，擊碎了舊有的婆羅門的祭祀至上主義。至笈多王朝滅亡的十個世紀，不僅是醫學，所有學術領域的基本文獻大致上都形成於這一時期。

為使單純的醫療經驗之積累體系化，則必須有構建體系的原理。追溯宇宙根本原理的早期奧義書，在這方面發揮了極大作用；數論學派的二元論、勝論學派的自然哲學、正理學派的邏輯學等亦被大加利用於醫學的理論化。反之，醫學性的思辯亦被哲學所吸收。《闍羅迦集》第一卷第二十五章中，展現著古代哲人們在探

5 馬伯英等，《中外醫學文化交流史——中外醫學跨文化傳通》（上海：文匯出版社，1993 年），頁 117。

6 以下有關醫學文獻的介紹，主要取材於矢野道雄譯注的《インド醫學概論・解說》。

索人類與疾病由來時自由討論的氣氛；釋迦說法中也多有醫學性的比喻。將醫學稱之為「阿育吠陀」，自然也是在此體系化的工作完成之後；體系化的阿育吠陀又被歸納成《闍羅迦集》與《妙聞集》這兩大經典。但這兩部經典成為現在流傳的文本，肯定經歷了漫長的歲月。

眾所周知，印度的古代文獻都很難確定年代。又由於《妙聞集》與《闍羅迦集》之間沒有相互言及與引用，所以連判斷兩者孰先孰後都十分困難。對於兩書名中所涉及的「妙聞」與「闍羅迦」的生活年代，有不同說法——有將妙聞氏置於西元前六世紀的說法，但也有視為紀元後四百年的說法。總之，不管是《妙聞集》還是《闍羅迦集》，皆非某個個人在某個時期寫成的作品。在這點上與西方之希波克拉底及蓋倫之作品的性質不同，但卻與中國的《黃帝內經》極為相似。應該說，構成這兩部醫學經典的核心思想與實用技術，釀成於印度思想的搖籃期，經過不同的醫家與思想家將其付諸實踐，才逐漸形成文獻的體裁，而其文字內容更是經歷了多少代人的不斷改編。

為何在從梵天到因陀羅諸神之手中一脈相傳的「醫學」，到了人類之手後卻分為二個內容各異的體系，集結成兩大經典著作？兩者的根本區別又是什麼呢？

《闍羅迦集》與《妙聞集》的根本性區別在於：相對於後者詳述外科性治療方法，前者於外科幾乎沒有涉及。因此，通常認為《闍羅迦集》是「內科學」的完整體系；而《妙聞集》則被認為是「外科學」的完整體系。然而這卻是一種過於表面化的解釋，因為兩書在基本醫學理論上並無大的差別，都是立足於從三要素（體風素、膽汁素、黏液素）的平衡與否，來言說疾病的發生與治療方法，所以這本身就是內科性的。

從兩部著作使用的藥物之異，以及對各地之水的不同評價，可以看出這兩部著作形成於不同的地區。由於《闍羅迦集》中涉及到與迦膩色迦王的關係，所以一般認為此書形成於西北印度；同時，由於德罕溫塔里是迦尸地區之王，所以《妙聞集》應該形成於印度的中東部。事實上自吠陀時代起，在印度即已然形成了中東部的瓦拉納西 (Varanasi) 與西北部之塔克西拉 (Taxila) 這樣兩個學術中心。兩者間的交流似亦相當頻繁。

產生於西北部以《闍羅迦集》為代表的醫學體系，徹頭徹尾地注重內科療法，強調醫家的倫理，完全是婆羅門階層的特徵表現；而產生於瓦拉納西以《妙聞集》為代表的醫學，則表現出與剎帝利（武士王族）有密切關係——相當於「外科」的詞語 Salya 本義是「鏃」，轉而變成「用手術刀除去侵入身體之異物」的意思。再者，《妙聞集》中有專論軍醫之章（第一卷第三十四章）。而且對於「首陀羅」是否可以學醫的態度亦不同[7]。

---

7 首陀羅 (Sudra)：即奴隸階層。《闍羅迦集》中遵守婆羅門之社會秩序的倫理觀，非雅利安人出身的「首陀羅」不允許學習吠陀；但在《妙聞集》中則允許「首陀」有條件地學習。

參、闍羅迦與《闍羅迦集》

關於闍羅迦 (Caraka) 為何時之人的問題，有多種說法。法國碩學西爾瓦・萊威以見於《雜寶藏經》（西元 472 年譯）的人名「遮羅迦」是 Caraka 之音譯為根據，認為闍羅迦是貴霜王朝之名君迦膩色迦王（西元 100 年前後）的宮廷侍醫。儘管有些印度學者對此提出了質疑，但最近仍公認，不管怎樣，闍羅迦對其師「如火氏」所傳授之文本的改編工作在西元一～二世紀業已完成。然

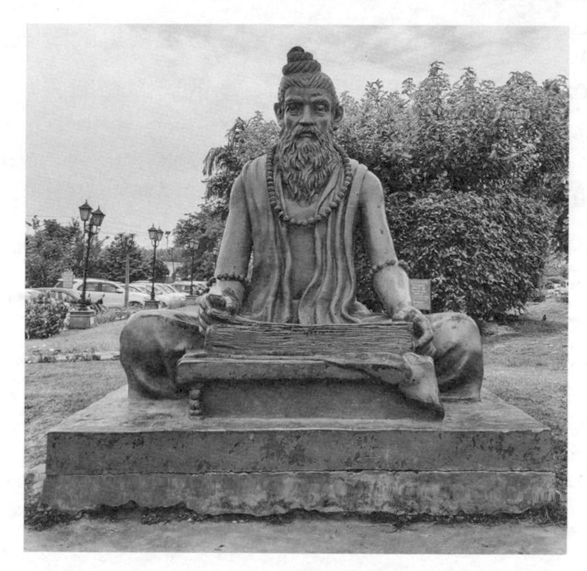

圖 12　闍羅迦像

而由於在《闍羅迦集》第六卷第三十章可見如下之語：

> 此〔第六卷〕[8] 中之十七章與〔第七卷〕與〔第八卷〕「完結之卷」，未見於由闍羅迦改編之如火氏的教法。因此這些剩餘部分的改編由迦毘羅巴拉之子特里達巴拉 (Drdhabala) 進行。為了使具有偉大內容的此教法適當補充。

所以一般認為闍羅迦並沒有完成全書的整理加工便去世了——即《闍羅迦集》全八卷一百二十章中，自第六卷第十四章以降（共四十一章）未經闍羅迦之手。這最後的改編者特里達巴拉好像出身於喀什米爾，但年代不明。按照最近的說法，認為當在西元 500 年之際。此時，《闍羅迦集》的版本漸漸成為與我們近日所見基本相同的樣子。

《闍羅迦集》由八卷一百二十章組成，現代學者根據各卷的主要內容，為其標示了如下的標題：

第一卷：總論　第四卷：身體論　第七卷：製藥論
第二卷：病因論　第五卷：感覺機能論　第八卷：完結篇
第三卷：判斷論　第六卷：治療論

8 〔 〕內的文字為作者據文意補，原文獻中缺失。

書中談到：第一卷「是體系之軀的頭顱」，「因其內容是以詩頌的韻文形式表現的，故被稱之為『詩頌卷』」。此卷相當於序論、總論或概論。然而在第一～四章中，列舉了大量的藥物，可以說大半的藥物出現在第一卷中。這或許也體現出本書注重藥物（內科）性治療方法的特點。

第二卷雖然稱之為「病因論」，但實際上並不僅僅是有關病因的論述，而且涉及到前驅症狀、症候、特徵、診斷，因而也有學者將其稱為「病理卷」。

第三卷為「判斷論」，其內容具有極強的理論性，特別是其第八章內關於「醫德」與「討論方法」中，具有非常耐人深思的部分。

第四卷「身體論」，是瞭解古代印度如何認識人類之軀體的寶貴資料。

第五卷「感覺機能論」，唯獨在《闍羅迦集》中作為獨立之卷，所論為如何辨識「不治之症」這樣的特殊問題，並不完全是以感覺功能為對象。

第六卷「治療論」，可以說是此書的核心，也是最長的一卷。就各種各樣的疾病，述說了《闍羅迦集》特有的內科治療法。作為一部仍然具有實用價值的醫學著作，此卷恐怕是最應認真閱讀的。此卷前兩章相當於醫學八科中的「長生不老學」與「強精學」，各分四部分詳加論述。

第七卷「製藥論」，敘述代表性藥物的調配之法。以構成主要成分之十二類植物藥，分別作為十二章的標題。例如，在第一章中敘述了以「醉果」[9]為主要成分的一百三十三種吐劑。

第八卷「完結之卷」(或「成功之卷」),敘述了為使pancakarma(五種具代表性的治療方法,即兩種灌腸劑、油劑、下劑、吐劑)獲得成功的詳細規定。

以上是《闍羅迦集》的內容,可以看出並沒有涵蓋「醫學八科」的各個方面。尤其是幾乎沒有涉及一般外科學、特殊外科學、小兒科學。

肆、妙聞與《妙聞集》

妙聞(Suśruta,蘇斯魯塔)的生活時代不詳,僅知他是被稱之為梵天神之化身的迦尸之王德罕溫塔里的七位弟子之一。

冠以妙聞之名的《妙聞集》,亦稱《蘇斯魯塔本集》(*Suśruta-Saṃhitā*)。其成書年代無法確定,雖然不乏認為其成書年

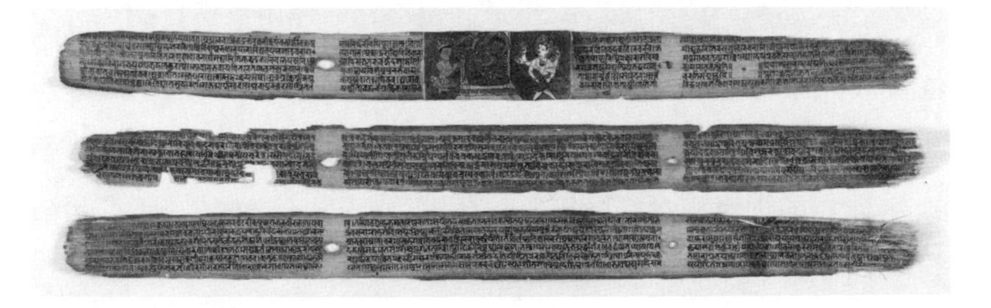

圖 13 《妙聞集》

9 學名 *Randia dumettorum*,音譯為末達那、摩陁那、摩陁羅。

代可以上溯到紀元前若干世紀者，但現今一般傾向於認為其傳世本的形成是在西元三～四世紀。然無庸贅言，在這種情況下，原型的形成肯定是在數個世紀之前，且與《闍羅迦集》一樣經過了多次的改編。另外還知道，在妙聞氏之後仍有人大行補充加工。這人就是 Nāgārjuna[10]，他不僅修訂了《妙聞集》，而且似乎新增了第六卷〈補遺篇〉。

伍、婆拜他與《八科精華》

與闍羅迦、妙聞齊名，被譽為「阿育吠陀三醫聖」中的另一位是婆拜他 (Vāgbhaṭa)。雖然他不似前兩位那樣具有許多神秘色彩，但亦不能準確地確定年代。很久以來形成爭論的問題是「婆拜他二人說」。這是因為他有《八支集》與《八心集》（或《八科精華》，*Aṣṭāṅgahṛdayasaṃhitā*）兩部作品，注釋者們常常使用「vrddha 婆拜他」來指稱《八支集》的作者。英國的印度學者 Hoernle 認為，因為形容詞 vrddha 之義為「年老的」，故將婆拜他分為一世與二世，一世是《八支集》的作者；二世是《八心集》的作者。與此相反，以為 vrddha 不是指年齡的長幼，而是指著作的規模之大，《八心集》形成之後復加增補乃成《八支集》的見

10 Nāgārjuna：漢譯為龍樹、龍猛、龍勝等。

解，更為有力。現在基本上復歸於「婆拜他一人說」。

關於婆拜他生活時代的下限，通常是以義淨《南海寄歸內法傳》中的一段論述作為論據。義淨於西元 672～682 年滯留印度，在詳記當時僧侶生活狀況的上述著作中，對疾病與養生法亦詳加述說。其第三卷之二七（《大正大藏經》第五十四卷 223 頁）述印度醫學的八科後說：「近日有人略為一夾」。認為此「人」即是指婆拜他而言的觀點，如今已基本成為定論。

《八支集》或《八心集》的內容乃是綜合《閣羅迦集》與《妙聞集》兩書而成，所以又被稱之為「內外科綜合概要」。《八心集》曾被譯成藏文，收於藏文《大藏經》中。

陸、三大古典的比較

三大古典醫學書的第一卷，皆被稱為「sutrasthana」。Sutra 一詞漢譯為「經」，是指以簡潔之文體寫成的箴言。《閣羅迦集》與《妙聞集》雖為韻文、散文互見，但婆拜他的《八心集》卻完全是以韻文寫成的。由於《閣羅迦集》的韻文基本上都是稱之為「詩頌」的體裁，故第一卷亦稱之為「詩頌卷」。這是一行十六音節的兩行詩。由於每兩行基本上具備了完整的意思，故成為獨立的單位，稱之為「詩節」。散文的「節」，從諸如「尊貴的如火氏云」這樣的短語，到長達數十行者不等。例如該書第二十五章第四十節的現代語譯長達四頁，原文亦在一頁以上，但在語法上只是一個句子，被視為是一個 sutra。

婆拜他之醫學著作的特徵，在於具有要將《闍羅迦集》與《妙聞集》折衷歸一的意圖，內容上與兩書多有相通。例如，《八心集》之構成乃是此苦心之結果一事，觀下述三書之卷數、章數及內容的比較，即非常明瞭。

表 4 三大經典的比較

《闍羅迦集》	《妙聞集》	婆拜他《八心集》
卷一〈總論〉三十章 卷二〈病因論〉八章 卷三〈判斷論〉八章 卷四〈身體論〉八章 卷五〈感覺機能論〉十二章 卷六〈治療論〉三十章 卷七〈製藥論〉十二章 卷八〈完結篇〉十二章	卷一〈總論〉四十六章 卷二〈病因論〉十六章 卷三〈身體論〉十章 卷四〈治療論〉四十章 卷五〈毒物論〉八章 卷六〈補遺〉六十六章	卷一〈總論〉三十章 卷二〈身體論〉六章 卷三〈病因論〉十六章 卷四〈治療論〉二十二章 卷五〈製藥論〉六章 卷六〈補遺〉四十章
合計：一百二十章	合計：一百八十六章	合計：一百二十章

《闍羅迦集》由八卷一百二十章構成，此數字成為古典醫學書的一個模式。如此說是因為《妙聞集》如除去被認為屬後世添加的第六卷，總體上亦是由一百二十章構成；第三部古典醫學書《八心集》亦由一百二十章構成。在印度，一個形式方面的模式產生後，其他則因襲不變的現象頗多。

由於婆拜他的醫書，尤其是《八心集》，是經出色地歸納整理、將前此的兩種古典善加折衷的易讀之物，故讀者多、流布廣，且在印度之外亦有流傳。前述西藏語譯是在八世紀後半期；九世紀中葉，波斯人的醫家塔百里 (al-Ṭabari, 839–923) 以阿拉伯語撰寫的《智慧的樂園》中有關印度醫學的部分，有基於《八心集》的記述。看來該書在八世紀已被譯成阿拉伯語。

有意思的是，如果與中國傳統醫學加以比較，可以說在經典的形成與流傳方面，阿育吠陀「三位長老」與今本《黃帝內經》，無論是在歷史地位、流傳與分合、內容形式及重要性等許多方面，均有極大的可比性。

眾所周知，《黃帝內經》是中國醫學最重要的經典著作，但該書究竟成於何時並無定論。言其早者，以為《黃帝內經》可謂「三墳舊典」，成書無疑當在紀元之前若干世紀；但也不乏將其成書年代定在西元後若干世紀者。最重要的問題在於，《黃帝內經》這一書名，雖然見錄於劉向、劉歆父子於西漢末年編成的書目《七略》之中，但流傳於世的卻未必就是《七略》以及班固《漢書・藝文志》所著錄的「《黃帝內經》十八卷」。以各為「九卷八十一篇」這一完美數字構成的《素問》與《靈樞》——兩部不知成於何時、原本獨立的著作充當《黃帝內經》，原本不過只是晉人皇甫謐的一種猜測。

在瞭解了今本《黃帝內經》的概況後，則不難看出中國醫學最重要的經典，實乃《素問》與《靈樞》這兩部各為「九卷八十一篇」、無法確定成於何時、歸納眾多醫家所撰寫之論文與不同流派觀點的集大成之作。這些，都與《闍羅迦集》與《妙聞集》的成書年代，以及集結情況等有某些相似之處。另外，如果我們將包含切開刀具在內的「九針」視為中國古代的「外科器具」的話，那麼在內容方面《素問》偏重於醫學理論、《靈樞》偏重於針灸療法的特點，似乎又與《闍羅迦集》注重內科、《妙聞集》注重外科的特徵有些相似。其後，一如八世紀前後有人將《闍羅迦集》與《妙聞集》集結成《八心集》，中國方面也同樣出現了歸納《素問》與《靈樞》而成的《黃帝內經・太素》。但《素問》與《靈樞》的經典地位，並未因《太素》的出現而受到任何削弱，至今仍是中醫後學必讀的著作。

柒、第四部古典

塔百里在談到印度醫學時說：「我從《闍羅迦集》與《妙聞》之書以及《尼旦那》與《八心集》進行歸納」。此處所言《尼旦那》(*Nidana*)，即摩陀婆 (Madhava) 的《病因論》。前此之三種古典在題目上皆使用 saṃhitā[11] 一詞，是論及印度醫學之諸多主題的著作，至摩陀婆始見就一個主題進行專門性論述的書籍。在印度醫學史上，此摩陀婆的《病因論》是應該被賦予第四之位的著作。據矢野道雄講：Meulenbeld 博士有關此書的卓越研究，現已出

11 saṃhitā：原義指按連讀的規則編成的吠陀文本；系統地排列的文本；廣範圍的編纂。漢譯為「集」或「本集」。

版。既是醫生又是梵文學者的該博士的研究，是完全可以信賴的，是今後研究印度醫學之人應該置於座右的著作。

捌、注釋的時代

通曉梵文的學者認為：與其他學術著作相比，印度古代的醫學經典是以比較樸素的文體撰寫的，所謂刻意於技巧的難解韻文並不多。但病名及藥物的名稱，因時代及地域而異之處甚多，未必能說清正確的涵義。因此當距古代醫學經典之形成有了一定時間間隔後，注釋的必要性亦隨之增加。有意思的是以上所述四種醫學著作之現存最早的注釋書，皆形成於幾乎相同的時代。即 Chakrapanidatta 於 1060 年前後對《闍羅迦集》、Dalhana 於 1200 年前後對《妙聞集》進行了注釋。而對《八心集》進行注釋的 Arunadatta 是 1150 年前後的人，現存摩陀婆《病因論》的最早注釋是 1100 年前後的文本。而且以藥物為中心的詞彙事典（總稱 *Nighaṇṭu*）之編纂亦由此時開始。

在上述四種醫學經典之後，雖有諸多醫學著作出現，但與上述之書均無本質上的差異，增添的內容亦不多。因而從某種意義上講，從經典形成之後直至今日的整個歷史時期，都可以叫作「注釋的時代」。這種現象同樣存在於中國傳統醫學——尊經奉古，言必稱「《黃帝內經》曰」，一切進步都被視為是對古代聖仙微言大義的理解與闡發。這種心態使得人們誤以為古代的醫學著作乃是完美無缺的「結晶體」與「完成體」，沒有揚棄、發揮與改造創新的可能。經典，成為一種「偶像」——學術的偶像、精神的偶像、崇拜的偶像。一切理論的進步、治療的成功，都僅僅是在不斷地為「經典」增添著光輝。這，就是經典的命運與榮幸。

理論學說

壹、醫療的種子與健康的果實

《妙聞集》第一卷第一章有詩頌曰：

> 人若學由梵天所創說、由迦尸國王所宣講、此永久不變的阿育吠陀，則其人有德性，於此世得諸王尊敬，死後可生於與因陀羅之住所相同的天國。

那麼，這個迦尸國王德罕溫塔里所宣講的內容是什麼呢？他說：在阿育吠陀中，將五大所成之身、且與靈魂相結合者，名之為「人」(Puruṣa)。人之所以懂得治病的方法、為萬物之靈，其原因在於世界上的生類無非兩種，即：不動之物——植物；可動之物——動物。人為其首，其他之物均受其使役，故人為萬物之靈。

然而疾病會給人造成痛苦。疾病有偶發性、軀體性、精神性、自然性四類。其中，偶發性是指因外傷引起的疾病；軀體性是因飲食物引起，或因體內體風素、膽汁素、黏液素及血液之一、二、三或全體異常性變化，導致均衡失調而引起的疾病。精神性為因怒、憂、恐、狂、喜、喪膽、嫉妒、悲嘆、吝惜、肉欲、貪婪等愛憎違順的精神性擾亂而引起的疾病。自然性是指如饑、渴、老死、睡眠，自然而生者。是等之病，以心與身為依託。

如果能夠恰當地使用淨化劑、鎮靜劑、食餌療法及攝生法，就能夠使「醫療的種子生成健康的果實」。然而如何才能夠恰當地利用一切可以利用之「因」——役使萬物，達到結成健康之「果」的目的呢？這就需要學習阿育吠陀。

一、學生入門

具備哪些條件的人才能夠學習阿育吠陀？拜師學藝的規矩又是如何呢？《妙聞集》中是這樣說的[1]：

適合學習阿育吠陀者，是生於婆羅門、剎帝利、吠舍[2]種姓之家的青年，且要無惡習、有勇氣、純潔、行儀規正、守紀律；具有技能、體力、腦力、意志力、記憶力、理解力、悟性；舌、

1 詳見第一卷第二章〈學生入門章〉。

2 此三者皆屬雅利安人（白種人的征服者）。最高等級是婆羅門（僧侶）；其次是剎帝利（貴族或武士）；第三是吠舍（平民或商人）；最後是首陀羅（手藝人和勞動者）。

唇、齒端薄，口、眼、鼻正直；心、語、動作和緩；又能忍耐苦痛，醫師應將符合這些條件的青年收於門下。有相反性質者，不可接納。

婆羅門種姓的青年入門時，要選擇吉日良辰，在吉祥的方位、清靜平坦之地，設約六尺的四方祭壇，塗牛糞，鋪白茅之束，供各種花、飯及其他各種食物、各種寶玉，禮拜諸神、婆羅門僧、醫師。在祭壇的周圍劃好線、灑上水，使將要入門的婆羅門弟子立於右側，以洋槐、喜馬拉雅杉，以及塗有酪、蜜、酥的菩提樹等富含乳液的木材為燃料，點火，然後按照有關規定行祭。然後將弟子引導至火的周圍，以火為證人，訓示如下：捨棄愛欲、忿怒、貪欲、愚痴、驕慢、自滿、嫉妒、粗言、誹謗、虛言、懶惰等可恥的行為；務必剪短爪、髮；著無垢、暗赤色的衣服；應該成為真摯、履行誓言、梵行、有禮敬言者；行、住、坐、臥、食、學習等皆聽從於我，使我快樂安慰。如不能完成你的這些義務，則你的生活不正、學問無益、名譽不得。反之，如你能盡義務而我對義務有所怠，則我犯下罪行，我的學問可謂無益也。對婆羅門、師長、貧窮者、朋友、出家人、食客、善人、鰥寡孤獨及來投靠者，應該視如親戚、施醫給藥，如此則為有德之士。對狩獵者、捕禽者、非人[3]及罪人不予治療。如此學顯一世，可得友、譽、德、富、愛。

婆羅門可收三種姓之弟子，剎帝利可收剎帝利與吠舍兩姓弟

3 佛教中指夜叉、惡鬼之類。

子，吠舍只能收吠舍為弟子。或者曰：雖為首陀羅，若生於良家、屬資性優良的子弟，唱咒文、行儀式，則可使其入門。

二、雙翼之鳥

唯知學理而暗於實地者，臨病人失度之狀，恰如怯者臨戰場。反之，雖熟練於實地，大膽有餘卻疏於學理之人，不會得到善人的尊敬。如此之人，於王屬當處死刑之人。此兩種庸醫，自己不能盡職責，恰如只擁有一半吠陀的婆羅門，又如單翼之鳥。即使是甘露般的靈藥，若由愚蠢的醫者使用時，則成為像利器、雷電、毒物一樣的東西。故應排斥這兩種庸醫。不懂切除等技術和油藥等用法的惡劣醫生，因其貪婪而殺人，（為受害者的生存計）王之過也。如兩輪的戰車在戰爭中得以發揮其功能，通達理論與實際的賢醫，為具有足以達成其目的之能力者也。

這是名為〈學習傳授章〉的《妙聞集》第一卷第三章中對於學習方法的教誨。即不但要認真學習經典，還必須注重實踐。只有依照法規學習、並經實際修業的人，才可以成為「於此世為賦予生命者」；並「具有值得受王尊敬的資格」。

傳授經典的方法是：「學習時體清、著上衣、心靜，就名門之師，師可根據弟子之力，授以或語、或句、或節，必須按照吠陀讀誦法反覆多次用心練習此等語、句、節等。其所謂讀誦法，第一者先讀，然後與第二者合誦，然後第二者獨立複誦之，以下順次反覆同樣的過程。應該既不早也不晚，無躊躇，無鼻音，發音清晰，音色無壓迫之感，目、眉、唇、手等無動作，使用正確的梵語，以既不高也不低的聲調誦之。師匠與弟子授受阿育吠陀時，任何人都不得從其間穿過。」

再者，「為弟子者應保持身心清靜，服從師教，機敏，避免怠慢、惰眠，按此規定學習阿育吠陀，如此之人可得究醫學的奧義。達此（阿育吠陀之）奧義的人，應該為使用正確的語言、認識意義、充滿自信的態度、治療技術的熟練、其反覆練習、以及事業的成就而努力。」

三、理解與博學

在緊接其後的第四章中，德罕溫塔里強調了「理解」與「博學」並重的要求。他將只會背誦阿育吠陀文本而不知其意的人，比喻為「驢馬運白檀——徒勞無益」。

> 恰如驢馬雖運白檀之擔，但卻不知白檀為何物，與之相同，背誦諸多專門的學問之書而不解其意者，則同樣不異於彼驢馬之擔夫。
>
> 故〔為師者〕必須反覆〔對弟子〕解說百二十章之每一語、句、半節、節的意義。其故何也？如微妙的藥物，其味、性質、效能及消化，病素、組織、分泌排泄物、臟器、急

所、脈管、筋（神經、腱、韌帶等）、關節、骨，受胎的原理，藥物採集法及其成分等，除去隱沒於身體中之異物的方法，腫瘍的診斷法，骨折的種類，病之可治性、輕減性、不可治性的判別，此外與醫學有關的特殊問題仍可謂數以千計，而此等問題常是研究的對象，即使是以無垢清靜的大智，且尚為之困惑，更何況是小智？故須逐次說明每一語、句、半節、節，使學生反復聽之。

同時，對於非醫學著作中的知識，因有助於提高學習者的理解力，達到加深對於醫學著作的掌握，所以「應聽取各個專家對其的說明 ， 原因是一部學問著作 ， 到底不能包攝一切其他的學問」。

德罕溫塔里教誨學習者說：只學習一種專門學問書的人，即使是在自己的專業中也不可能獲得真知灼見，故為醫師者應以博聞修其學。謹聽、體會師之口授的學問，屢屢將其用於實地後，才可成為真正的醫師，否則皆是盜賊。

四、行　醫

《妙聞集》第一卷第十章〈出診章〉主要講述學醫者具備哪些條件才可「出診」，以及如何診視患者。從這一標題可以看出，如同中國古代一樣，在早期社會，職業醫生是以「出診」──赴病人之家進行診治。只有當社會經濟與城市等發展到一定水平時，才有可能出現「良醫之門多病人」——坐堂應診的現象。

作為一位可以「出診」的醫生，所應具備的條件是：

1.學習了醫書，並理解其意義。

2.見習了手術，並經過親自演習。

3.熟記醫書所載內容，並得到國王的許可。

具備這些基本條件的醫生，應該剪短指甲與頭髮，清潔身體，著白色衣，持遮陽之傘與手杖，穿鞋，外無傲慢之貌，內懷善心，語言充滿愛善，無欺瞞之事，以人類為友，有好的助手相伴——如此這般的醫師，始可往病家應診。

同時，書中還規定：「良醫應避免與婦人共坐、交之、戲之，不可接收婦人所授食物以外的施物。」

這些要求與教誨，與唐代醫家孫思邈《千金要方・大醫習業》中所述，實在是有許多相似之處。

> 患者雖然甚至是懷疑父、母、子、親戚，但卻對醫師信任不已。自己將自身獻作犧牲，亦對醫師不加懷疑。故為醫師者應如其子般地守護患者。(《妙聞集》1, 25)

貳、身體的發生

所謂生命，乃身體、感覺機能、精神、我的結合之物。保持之物[4]、存活之物、常行之物[5]、連續體[6]，被視為是其異名。

精神、我、身體之三者宛如鼎，世界通過〔此三者的〕結合而被支撐，一切之物置基盤於此。此〔結合體〕為人類，他具有意識，被認為是此〔阿育〕吠陀的主題。解說此吠陀亦是為此。(《闍羅迦集》1, 1)

有關人類之身體從受孕到誕生的發生過程，在所有古典醫學書中均有相當詳細的記述。其中，《八心集》第二卷〈身體論〉的第一章進行了較好的總結，其主要內容如下：

如果精液與月經血是純淨的，那麼通過〔此兩者的〕結合，就產生了以〔前生之〕業與煩惱為基礎的、稱之為胎兒的存在物。宛如〔被摩擦之〕木產生火一樣。其（胎兒）通過精液所含五元素，以及伴有 sattva[7] 的精細之物，再有由母親之食物的精髓所生之物，逐漸在體內變大。恰如雖然太陽光的威力通過水晶（透鏡）進入了薪，但卻不能看到一樣，生命進入稱之為母體的基地亦不能知覺。「結果」是受原因支配的，與原因具有同樣的性質。因此如同熔化之鐵〔入各種範而成各種形狀〕，生命 (sattva)〔進

4 dharin：注釋者 Chakrapanidatta 解釋說「維持身體，使其不朽爛者」。

5 注釋者云：「通常與剎那間滅亡著的身體一起進展」。

6 即「從一個身體向另一身體延續」的意思。

7 sattva 是精神、生命之意。精神、我（靈魂）、身體三者如鼎，是阿育吠陀的主題。

入〕各種各樣的子宮，而成〔各種〕形。因此若精液多則生男，〔母親的〕血液多則生女，〔兩者〕相等則生半陰陽人。再者，精液與月經血因「體風素」(vata) 而分裂成多數，與其〔分裂的〕狀態相應，出現〔雙胞胎、三胞胎等〕多子的性質。因 dosha [8] 之異常，產生違背自然的畸形〔胎兒〕。

來源於食物之精華的月經血每月流出三日。這起於十二歲，止於五十歲。陰道、血液、精液、體風素、心臟正常的情況下，如年滿十六歲的女性與年滿二十歲的男性交合，生先天最佳之子。〔男女的〕年齡小於此時，生病弱、短命、薄命之子。或完全不能生子。

「被風邪等〔汙染〕」、「腐敗性」、「凝結性」、「膿性」、「稀薄性」、「尿便性」，〔冠有此等形容詞〕的精液與月經血不具作為種子的能力。〔其中，風邪等〕病素產出的〔精液〕，可以通過各種〔病素〕的特徵而知曉。再者，「腐敗性」〔精液〕因〔腐敗的〕血液，「凝結性」〔精液〕因膽汁與黏液，「膿性」〔精液〕因血液與膽汁，「稀薄性」〔精液〕因風與膽汁〔而被汙染〕。這些在治療上是困難的。「尿便性」〔精液〕因三病素而成，不能治療。

〔精液〕因風等而被汙染時，可以分別進行對應的治療。而「腐敗性」的場合，使其服用 dhataki [9] 、阿仙藥 [10] 、石榴、阿江欖仁樹 [11] 調製的酥，或阿西那 [12] 等調製的酥。「凝結性」的場合，

---

8 使身體構成要素之平衡發生混亂的東西。

9 學名 *Woodfordia fruticosa*，蝦子花屬。

10 學名 *Acacia catechu*，兒茶。

以紫鉚[13]的灰與五彩蘇[14]；「膿性精液」的場合，以亞洲解寶葉[15]與印度榕樹[16]等〔治療〕。「稀薄性」的場合，使用精液增強法。〔在一般情況下〕，對於受精液之病困擾之人，應該在採用油劑法、催吐法、催下法、非油性灌腸法、油性灌腸法之後，正確地進行尿道洗滌。〔精液〕呈糞便色的場合，應該在洗滌之後，飲用加入阿魏[17]、茅根香[18]之根調製的酥。「凝結性」〔血液〕的場合，應該服用產生於防己[19]、三辛[20]與止瀉木[21]的水。

「腐敗性」的場合，應該服用白檀〔葉的煎劑〕。再者，應該進行尿道洗滌及〔後述與其他〕陰部疾病有關的所有〔治療〕。

產生健康胎兒的精液，具有白色、重性、潤性、甘味，濃厚且重多，呈酥、蜜、胡麻油狀的外觀。〔健康的〕月經血，視若蟲

---

11 學名 *Terminalia arjuna*。

12 學名 *Terminalia tomentosa*，或 *Pterocarpus marsupium*。舊譯為阿娑那(花)、阿西那。

13 學名 *Butea monosperma*。舊譯為赤花樹。

14 學名 *Coleus scutellarioides*。

15 學名 *Grewia asiatica*。

16 學名 *Ficus bengalensis*。在關克儉、陸定安編，《英拉漢植物名稱》(北京：科學出版社，1963 年）中，印度榕樹的學名為 *Ficus benghalensis*。

17 中藥名。學名 *Ferula asafoetida* 之植物的乳汁乾燥之後即稱為阿魏。

18 學名 *Andropogon muricatus*，鬚芒草屬。舊譯為茅根香、烏施多等。

19 學名 *Stephania hernandifolia*，唐防己。

20 「三辛」即蓽茇、胡椒、乾薑。

21 學名 *Holarrhena antidysenterica*。

漆液或兔血，洗後不留汙垢。〔一般情況下〕精液與月經血兩方面正常、和睦相交時，用促進男兒誕生的油劑使潤滑、行膀胱洗滌，〔生健康之胎兒〕。給予男性以特別是具有甘味之藥物調製的牛乳與酥，給予女性以增加膽汁的胡麻油和豆子。

應該知道，顏面清瘦、臀部與乳房搖動、目與下腹垂懸、思男的女性，是具有月事（迎來了初潮）的女性。宛如荷花入夜而閉一般，月經不行時，子宮在此之後已不能接納精子。一月之間蓄積的經血，變得稍黑、帶有異臭，月經時再次通過兩根脈管從子宮口被向外擠出。如此，進入月經期之後，〔女性〕應該避房事三日，心中唯念善事，避免入浴及裝飾品，臥於以茅草製成的床上，將摻入牛乳的小量的大麥粥——此物是淨化內臟、使變瘦之物——盛於樹葉、器皿或碗中食用。

然後，應該在〔生理開始之後〕第四日沐浴、著白色花環與衣服、使〔身心〕清靜，心裏想著得到與丈夫極為相似之子而再度與夫交媾。〔可能受胎的〕時期，是〔月經開始後〕十二日之間，但其中最初的三日間（即月經中）不宜。第十一夜及偶數之日〔交合〕生男，其他之日〔交合〕生女。

居士（有家之僧）按規定舉辦希望男兒誕生的儀式。〔但〕以服務他人為專務之奴隸女的場合，則省略咒文。如此，交合變成豐收之事，可如願得到子孫。

就連善人們也將為繁衍子孫的夫妻之交稱作「神祕」；即便是名門，一旦生下惡子，將其〔子〕叫作「一族之燠」（滅族之物）。雙親如想「希望得到如此之子」，則自己亦按照理想之人的行為去做，應該在心中想著具有那般姿容與行為的人們。

〔祈念男兒誕生〕的儀式結束後，男食加入酥與牛乳的粥，按照占星師的教誨〔先〕從右足開始上床。女向男之右側，從左足開始登床。

女應該攝取以胡麻油與豆類為主的食物，唱〔如下之〕咒文：

你是蛇，是生命。
使你到處皆在。
達多賜與你護持。
維達護持你，
身受梵天之威望。
梵天、祈禱主、毗濕奴、蘇摩、蘇利耶、雙馬童、跋伽、蜜多羅、婆樓那，賜給我勇敢的兒子。

夫婦應該和睦地相互傾吐衷腸，共享歡樂的交媾。妻應舒展身體，一邊想著夫，一邊將四肢放置在正確的位置上而保持靜止狀態。這是因為通過如此做，〔妻〕在維持 dosha 的正常狀態時接收精子。

然而妻在此時確已受孕的徵兆是：精子被子宮所接收，滿足感、鈍重感、身顫、精液與血液不分離、動悸、倦怠感、喉渴、疲勞感、體毛豎起。

〔妊娠〕第一個月中，胎兒尚未成形，尤其是第七日後稱之為 kalala（初胚）。此期間，〔即〕尚未成形時，應該行祈禱男兒誕生的諸儀式。蓋因人力是偉大的，可凌駕天命。月亮位於鬼宿時，應該以金、銀或鐵做成形，入火中，以牛乳冷卻，飲其〔牛乳〕一捧。白芥子的莖與牛膝、心葉青牛膽[22]、kanakandaka、假杜鵑[23]之中，一種、兩種、三種或全部，於水中調成糊狀，月在鬼宿之日當飲之。

欲得男時，〔孕婦〕應該自己向右鼻孔、欲得女時向左鼻孔，注入以牛乳〔調成糊狀的〕白刺天茄[24]之根。從鼻或口吸入以牛乳調成糊狀之 laksmana[25]的根，將生男兒並健康成長。印度榕樹[26]的嫩芽亦是同樣。還應內服外用具有給予生命之效力的藥。

夫及僕人們如對〔胎兒〕有舒適且有益的照顧，胎兒則發育。應該經常給予孕婦新鮮的黃油、酥、牛奶。

過度的房事與勞動、負重物、重衣、正時以外的覺醒與睡眠、將腳伸至硬的地方而坐，悲、怒、恐、興奮，勉強壓制尿意、便意、食欲，赤色衣服、窺視深穴與水池，酒、水平之床，以及所有不利於孕婦之事物——皆應避忌。同樣，放血、瀉劑、膀胱洗滌，在孕期前八個月中亦應避免。因為這些事情可導致胎兒早產，或在母體內衰亡。

「風」過多時，胎兒成為佝僂、盲、聾啞、侏儒；「膽汁」過

---

22 學名 *Tinospara cordifolia = Menispermum cordifolium*。

23 學名 *Barleria cristata*。

24 學名 *Solanum cristata*。

25 laksmana 意為雄鶴，作為植物名稱的意思不明。

26 學名 *Ficus bengalensis*。

多時，形成無毛症、黃色皮膚；「黏液」過多時，出現白化病、青白皮膚。孕婦患病時，應該以刺激性弱、溫和舒適的藥進行治療。

在第二個月，胎兒從 kalala 發育成 ghana[27]、pesi[28] 或 arbuda[29]。由此逐漸向男兒、女兒、半陰陽發展。現在〔述說〕胎兒顯示性別的特徵——〔孕婦〕瘦弱、腹部的鈍重感、失神、噁心、食欲不振、呵欠、燒心、無氣力、正中線的體毛變得清晰、嗜酸、乳房含乳而膨脹、乳頭變黑、足浮腫、發熱，其他各種異常欲求。

胎兒的心臟生於母親，與母親的心臟結合著。因此壓制孕婦的欲求不是好事情，即使是不好的〔孕婦如希望〕也應少量給予。〔過分地〕壓制欲求，胎兒畸形或早產。

第三個月，此〔胎兒的〕五肢——頭、兩腕、兩腳——與五肢的小部分顯在化。與頭部等的發生同時，還產生了幸、不幸的知覺。

在胎兒的臍與母親的心臟之間有脈管接續著。恰如〔田地〕靠水路而肥沃，胎兒依靠脈管而得到滋養物。

第四個月，〔全部的〕身體部位顯在化；第五個月，顯現精神作用；第六個月，顯現腱、血管、毛髮、體力、容色、爪、皮膚；第七個月，全部的身體部位形成了充足的狀態而發育著。此時，胎兒排除的病素滯留在孕婦的心臟，使她產生搔癢感、燒心、妊

27 緻密的塊。舊譯為堅肉。

28 肌肉。

29 固體的球體的一半。

娠線。如此場合，加入棗汁和有甜味的藥、摻入少量油鹽的黃油及易消化的甜食是有效的。再在胸部與腹部塗上苦楝與茅根香[30]的軟膏，混合羚羊、鹿、兔之血的三果[31]〔軟膏〕。還可塗調合asvahana[32]之葉的胡麻油，撒上研入patola[33]、楝樹、茜草、零陵香，並加入黃柏、甘草的水。再者，應將〔通過沐浴等〕清潔作為習慣。

第八個月，Ojas[34]逐漸慢慢地活動於母親與胎兒之間。因此〔母親與胎兒〕時而健康時而衰弱。此時胎兒即便出生也不能存活。因為活力素不安定，故母親亦處於不穩定的狀態。這種情況下同時飲用混有牛乳的粥和酥。同樣，與蜜調合在一起的酥作為油灌腸劑使用，亦可使長期停滯的糞便排泄。再者，調合乾蘿蔔與棗的酸味與澀味的部分，以天門冬製成糊狀，再加入胡麻油、酥、鹽的尿道洗滌劑亦被推薦。

由此時（滿八個月）經過一日，且此後〔任何時候〕都是分娩的〔可能〕時期。〔胎兒〕因母體內的「風」，滯留〔體內〕一年（十二個月），則會產生異常的事態。

第九個月，加入多油之肉的米、多油的大麥粥，以及前述油灌腸劑皆受推薦。此後始終在孕婦的腹部纏上棉布，令每日沐浴。

---

30 學名 *Andropogon muricatus*。音譯為烏施羅等。

31 三果，即指訶子、庵摩勒、川楝三種果實。

32 學名 *Nerium odorum*，夾竹桃屬。

33 學名 *Trichosanthes dioica*，瓜蔞屬。《梵和大辭典》：黃瓜的一種。

34 Ojas：日譯「活力素」。詳見本書「力」一節中的有關解釋。

有時用使「風」減少的植物的葉束攪拌過的冷水〔沐浴〕有效。九個月後不得使身體處於沒有油脂的狀態。

首先從右側乳房流出乳汁的孕婦,〔日常的〕行為從其〔右〕側開始的孕婦,對男人的姓名、糾纏孕婦的壞男人及男性名詞的東西〔感興趣〕,樂於打聽其姓名的孕婦,夢見男性名詞之物的孕婦,右腹隆起之狀,胎兒在體內成圓形——〔如上述狀況時〕生男孩。與這些相反的場合,又欲與男接觸(房事)的孕婦,喜好跳舞、音樂、芳香、花環的孕婦生女孩。這些〔兩方面的性質〕混合存在的情況生半陰陽人。此時腹部突出著。腹的兩側突出,〔中央〕如谷凹下時,生雙胞胎。

在進入第九個月之前,〔孕婦〕應該在吉祥之日寄身「產室」——在緣起好的方向、備齊必需品。在那裏,孕婦應由具有生育經驗的某女性照料,等待生產。

今日或明日即將生育之時,出現疲勞感、腹部與眼的鬆弛、衰弱、下腹部的鈍重感、食欲不振、嘔吐、尿頻,大腿部、下腹部、臀部、背部、心臟、肛門、腹股溝部位有痛感,出現子宮打開的疼痛、震顫、出汗。其後持續出現陣痛,然後羊水流出。

在那裏為胎兒臨近〔出生〕的孕婦舉行帶來吉祥的儀式,使手持具男性名稱的水果,漂亮地塗油,灑上溫水,令飲摻入酥的粥。導至地面上的柔軟寢床,使兩腳稍屈而臥,撫摩身體數次。由臍向下按摩,使呵欠,令慢慢步行。〔這樣〕胎兒向下降行。這是胎兒從〔母親的〕心臟被解放的徵兆。胎兒進入下腹部,停留在膀胱的上部。因陣痛接連不斷產生,此時令她上床。一旦胎兒開始娩出，應該擴張產婦的子宮。產婦最初應該平穩地，然後〔漸次〕劇烈地送出胎兒。〔人們〕應該以「男兒誕生！」這樣的語言、撩水、送風，使產婦高興。如此，因分娩之痛苦而眼看就要終結的生命力再度復活起來。胎兒吸住時，以黑蛇皮熏子宮，令手與足持茉莉花根或芸香、visarura。這在胎盤不下時亦行之。如此使兩腕上揚搖晃她。以踵叩擊上臀部，強烈地按壓下臀部。以毛髮之束觸顎與喉，以霸王鞭[35]的汁液灑在頭部。以樺皮、嘉蘭[36]、葫蘆、蛇皮、廣木香、芥子之中的一種或兩種或全部的合成物，塗擦子宮或薰之。或令飲用米酒與廣木香、達子香[37]之葉調成的糊狀物。再者，令同時飲扁豆的粥和以菜豆樹[38]葉製成的酒。將天門冬、芥子、小茴香、sigru[39]、胡椒、白花藤[40]、阿魏、廣木香、醉果以尿或牛乳煮沸，對乳房及子宮亦是有益的。將satapuspa[41]、菖蒲、廣木香、蓽茇、芥子製成糊狀，加入油、鹽的洗滌劑亦可使胎盤迅速脫離。吸著〔不離〕時，由於原因是

35 學名 *Euophorbia antiquorum*。其汁用作催吐劑。

36 學名 *Gloriosa superba*。

37 學名 *Flacourtia cataphracta*。

38 原文作「bell 樹」，英文 belltree 為菜豆樹 (*Radermachera sinica*)。但在大地原誠玄《妙聞集》譯本中，將木橘（印度枳，*Aegle marmelos*）釋為「bell 之樹」。

39 學名 *Moringa pterygosperma*，辣木屬。

40 學名 *Plumbago zeylanica*。

41 學名 *Peucedanum graveolens*，前胡屬。

「風」，故如使「風」減少則迅速排出體外。或者可用塗了油、無長指甲的手使順利脫離。在胎兒與胎盤娩出後，應該用胡麻油按摩產道與四肢。當被稱之為 makalla 的劇痛發生在頭部、膀胱、腹部時，令將細細弄碎之大麥的灰汁與酥或開水一起服用。或令服用加入糖蜜、三辛、三香之粥的上清液。

產婆應該遵照「小兒科」〔中所述規定〕照料嬰兒。產婦空腹時大量地飲用摻入五辛（胡椒、胡椒的根、cavya[42]、白花藤、生薑）的胡麻油或酥，然後飲開水。或者可以飲用加入使「風」減少之藥物的水。這樣，「風」不會增大，汙血被淨化。此處方在兩天或三天內服用。不適於脂肪成分的產婦，可將此同樣處方去掉脂肪部分服用。應該對服用過此處方的產婦塗擦酥油後進行按摩。〔塗擦之物〕消失後沐浴，服用以前述藥物製成的米湯。三日之後，煎煮以七爪龍[43]為首之藥物群、加入適宜之油或牛乳的粥是有益的。七日之後，可以逐漸給予產婦滋養之物，但在十二日之前不可給與肉。

伴隨胎兒之成長與分娩的痛苦，以及滲漏、出血所造成的苦痛，此時期的疾病治療困難，因此必須用心照料產婦。如此經過一個半月，從食物等制約中被解放，則不再被稱之為「產婦」。這是因為從這時起又有月經來潮。

---

[42] 學名 *Piper chaba*，胡椒屬。

[43] 學名 *Ipomoea digitata*。

參、「風、膽、痰」三要素說

體風素、膽汁素 (pitta)、黏液素 (slesman) 是阿育吠陀最重要的基本概念之一。三者既是構成人體及各種功能的重要組成部分，又是導致疾病發生的根本原因。

> 風、膽、痰三者乃人體生存之原因。體風素位於下部（腰與直腸），膽汁素位於中部（腸與胃間），黏液素位於上部（胃）。能保持如此之正常狀態者，則人之身體得以維繫，恰如一室之屋要有三根柱子支撐一般。故亦有人將身體稱為「具有三支柱者」。此三種流體原素之失調為身體死滅之原因。故人體於生、住、滅三相中，亦即此三流體原素與第四要素——血液——不可分離也。
>
> 離開了黏液素、膽汁素、體風素、血液，則沒有身體。身體通常乃是由是等之物而得以保持。
>
> 如月、日、風以各種與、奪、刺激之作用保持此世界，黏液素、膽汁素、體風素亦以是等之作用保持人體。（《妙聞集》1, 21）

體風素一詞，具有「運動」與「放香」二義；源於「va」的詞根。膽汁素源於具有「熱」之義的「tap」。黏液素源於具有「黏著」、「擁抱」之義的詞根「slis」。通過在此等詞根上附加各種詞尾，即構成了體風素、黏液素、膽汁素三個詞語。

一、三要素的基質與功能

三要素與所有物質一樣，都是由「五大」組成，但各自的「優勢成分」不同（表5），由此決定了各要素的基本性質與特徵。

表5 三要素的優勢成分

要素	風	膽	痰
優勢成分	空、風	火	地、水

三要素最基本的功能是：

1. **體風素：**具有運動作用、刺激傳達作用、攝食補給作用、分離作用（乳糜與排泄物）、括約保持作用（屎、尿、精液）等五種不同的特性，以保持身體。
2. **膽汁素：**具有賦予乳糜赤色、消化食物的作用、賦予精力與健康色、產生智力與體溫等五種不同的功能。通過火的作用，以資身體之保健。
3. **黏液素：**具有關節聯接作用、使身體滑澤的作用、癒創作用、使身體肥滿的作用、賦予力與強韌性的作用等五種不同的特性。依靠水的作用，以助身體之健康。（《妙聞集》1, 15）

而當代的阿育吠陀學者認為：

1.「**風**」**要素**：主要支配神經系統；調整全身的運動；引發的疾病大約有八十種。如各種疼痛、強直、痲痹，以及高血壓、心臟病等等。

2.「**膽**」**要素**：支配著酶與激素；與消化、色素、體溫、饑渴、視覺、勇氣等相關；引發的疾病大約有四十種。如灼熱感、體溫上升、黑痣、黃疸、蕁麻疹、咽喉炎等等。

3.「**痰**」**要素**：具有調節另外兩種病素的功能；與關節的結合、身體的穩固、生殖力、體力、耐力等相關；引發的疾病大約有二十種。如神經性食欲不振、倦怠、黏液分泌、血管硬化、肥胖等。

其中已然引入了神經系統、激素、酶等現代醫學的概念。從這一點也反映出當代的阿育吠陀與古代的阿育吠陀有所不同。

需要說明的是，「風、膽、痰」這一組概念在實際運用中具有多種涵義。首先，阿育吠陀將人的體質區分為風、膽、痰三種類型（表6）。這與中國傳統醫學依照「陰陽」、「五行」學說，對人的體質進行分類的作法十分相似[44]，區別不過是所採用的分類標準不同而已。

---

44 在今本《黃帝內經》的《靈樞》中，可見兩種不同的劃分方法：以黃帝與伯高問答形式寫成的〈陰陽二十五人〉篇，將人或分成木、火、土、金、水五種；以黃帝與少師問答形式寫成的〈通天〉篇中，將人別為太陰之人、少陰之人、太陽之人、少陽之人、陰陽和平之人五種。

表6 三病素的屬性與表現形式

屬性		表現形式
風	1.乾	身體乾燥、消瘦、憔悴、體短。乾、低、嘶啞、拉長而斷斷續續的聲音。能熬夜。
	2.輕	腳步、行動、飲食皆輕，浮躁。
	3.易動	關節、眼、眉、顎、唇、舌、頭、肩、手足皆無沉著穩重之相。
	4.豐富	多言善語，豐富的韌帶與靜脈。
	5.快	行動、疾病的起始迅速。多有伴隨恐怖的苦惱，好惡不定。理解快，遺忘亦快。
	6.冷	不耐寒。多有發冷、惡寒、強直之煩惱。
	7.粗糙	毛髮、鬍鬚、體毛、爪、齒、顏、手、足粗澀。
	8.無光澤	四肢與內臟有裂紋，運動時關節作響。
膽	1.熱	不喜熱物，臉發燒，柔軟而光澤的身體，葡萄酒般的肌肉，雀斑、黑痣，經常感到饑餓與口渴。皺紋早現，白髮與禿頂。顏面、頭部及其他部位的褐色柔毛。
	2.銳	嚴厲，體力與消化力強，貪吃、過飲過食，不能適應不利的環境。
	3.流動	關節與肌肉鬆弛而柔韌，汗、大小便的量少。
	4.臭氣	腋下、口、頭、身體有強烈的腐臭氣味。
	5.辛與酸味	精子、性欲、生殖力低下。
痰	1.黏	臟器多油。
	2.滑	臟器光滑。

3.柔	愉快的樣子，柔和，臉色好。
4.甜美	精子的量多，性欲強，性交頻繁。
5.緊	身體結實、端正，安穩。
6.緻密	所有的臟器圓而豐滿。
7.遲	行動、飲食、運動遲緩。
8.安定	起動慢，憂鬱的樣子。
9.重	難於移動，取足底全部著地的安定姿勢。
10.冷	饑餓感、口渴、熱、出汗的闕如。
11.黏著	關節結實而緊張。
12.明亮	表情洋溢著幸福感 ， 面容與聲音顯得幸福而柔和。

其二，風、膽、痰又是存在於人體之中、維繫著人體正常功能的要素。它們與「精神」一樣遍布周身，無處不在。即使是「精神」不能涉足的毛髮、爪及其他「廢物」之中，風、膽、痰也同樣存在。另一方面，風、膽、痰在身體中具有各自的「優勢存在場所」(如圖)。可以說，當三者在人體中各居其位、各司其職，並處於均衡狀態時，人體便健康無病。

其三，由於風、膽、痰的存在，具有以下三種狀態：

1.增大、惡化。

2.減少。

3.平衡。

因此當其中某一方增大或減少、平衡被破壞時（表 7)，軀體便會

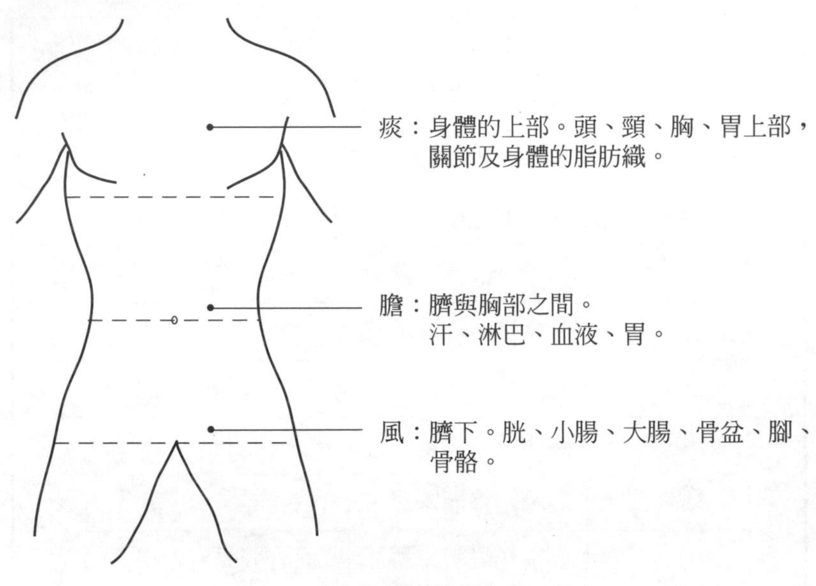

圖 14　風膽痰的「優勢存在場所」

表現出與其性徵相應的疾病。這時，風、膽、痰便成了實際上致病的原因。實際上，也只有在這種狀況下，才適合將風、膽、痰稱之為「病素」。

表 7　三要素「過增」與「衰減」時的表現

三要素	過　增	衰　減
體風素	皮膚皴皺、體瘠、色黑、手足震顫、喜暖、失眠、衰弱、便秘	運動不活潑、寡言、憂鬱、意識朦朧
膽汁素	皮膚呈黃色、產生巨熱、喜冷物、失眠、失神、體力消失、感官功能衰弱、二便及眼變為黃色	體溫低下、消化火變弱，因而皮膚喪失光澤

黏液素	體白、冷、硬、重、弛緩、倦怠，嗜睡，關節及骨鬆弛	皮膚乾枯、感到體內如火燃燒、有胃及其他（胸、頸、頭）黏液素寓居之所的空虛之感、關節弛緩、渴、衰弱，以致失眠

二、五風、五膽、五痰

在阿育吠陀中，還可見到進一步將風、膽、痰各自細分為五，分別存在於不同場所、具有不同功能、引發不同疾病的說法（表8）。

表8　「風、膽、痰」的五種劃分

名稱		存在部位	正常機能	引發疾病
風	1. prana（生命的氣息）	心臟、腦、顏面、胸部、耳、鼻、舌	「生命的賦予者」；呼吸、吞咽；心臟、精神、感覺器、理性的維持；動、靜脈與神經的正常機能	打嗝、支氣管炎、喘息、聲音斷續、感冒
	2. udāna（上升的氣息）	咽喉、肺、臍。向上至頸與鼻；向下至臍	發聲；語言、歌唱；上行傾向；體力的維持；精神、記憶、理性的強化	眼、耳、鼻、咽喉的各種疾病
	3. samana（中行的氣息）	胃、小腸、臍。活動與整個腸道	促進消化酶的作用；促進胃液分泌；消化物的同化與輸送；糟粕的輸送	消化不良、下痢

	4. apana（下降的氣息）	大腸與骨盆內的臟器	大小便、經血的排泄；九個月妊娠期的維繫	膀胱、肛門、精巢、子宮的疾病。包括糖尿病在內的頑固性泌尿系疾病
	5. vyana（行布全身之氣）	心臟	血管及循環系統的機能調節；營養與血液的全身輸布	循環障礙、肝病、下痢
膽	1. pacaka（分解、消化作用）	胃、十二指腸、小腸	消化；消化後之有用成分與糟粕的分離；協助其他四種「膽」	消化不良
	2. ranjaka（著色、使滿足）	肝、脾、胃	造血	貧血、黃疸等
	3. sadhaka（有效的）	心臟	在五種「膽」中最重要。記憶；其他精神機能	精神疾患
	4. alocaka（視覺、思考）	眼(瞳孔)	視覺；正常視覺機能的維繫	視覺障礙
	5. bhrajaka（賦予光澤之物）	皮膚	皮膚的色、澤；吸收擦在皮膚上的油脂	白斑及皮膚疾患

痰	1. kledaka（濕潤之物）	胃、胃中分泌的起泡液體	濕潤食物、幫助消化。此「痰」最重要的作用是協助其他四種「痰」	消化機能的障礙
	2. avalambaba（支持之物）	心臟（胸部）	四肢的能量。保護心臟免受高溫之害；賦予心臟力量；使「味」作用於心臟	怠惰
	3. bodhaka（協助知覺之物）	舌	味覺、味感；濕潤舌所觸及的東西；遇到喜好的食物，此「痰」大量湧出	味覺障礙
	4. tarpaka（使滿足之物）	頭部	感覺器的營養與冷卻	記憶障礙、感覺器的機能障礙
	5. slesaka（結合之物）	關節	關節的潤滑；使關節堅固；通過黏液保護關節免受熱的傷害；使運動流暢、圓潤化	關節痛、關節機能的障礙

三、三病素與瘍的分期

以三病素的異常來解釋疾病，是阿育吠陀最基本的病因學理論。例如，瘡癰（瘍）的發生與發展過程，被劃分為下述六個階段。其中強調應該在疾病產生的初期積極加以治療的思想，與中國傳統醫學所謂「不治已病治未病」的觀點十分相近。

1. **第一階段：**病素蓄積。

腹部硬直、膨滿，皮膚或面色變黃，體溫下降，肢體鈍重，對於引起蓄積的原因厭惡。此時為應加以治療的最初時期。

2. **第二階段：**病素激化。

由於與強力者爭鬥，過度運動、房事、學習，墜落、摩擦、壓迫、鬥毆、跳躍、游泳、夜班、負重、乘車或徒步遠行；攝入辛、澀、苦味，乾、輕、冷性的食物，以及乾菜、乾魚、野生米、扁豆、白蛇豆等，斷食、飲食無規律；強抑屁、屎、尿、精液、嘔吐、噴嚏、噯氣、淚的發作等等，尤可導致體風素的激化。

寒冷之日、陰天、刮風之日，尤其是在雨季、朝、夕、食物消化後，使得體風素激化。

怒、憂、恐、疲勞、禁食、消化不良、性交、辛、酸、鹹味、苛性、熱性、輕性、不消化物、胡麻油、油脂、芥子、亞麻仁、大蜥蜴、魚、山羊、羊肉、酪、酪漿、煉乳、乳清、麥、酸粥、各種穀酒、酸果、稀酪漿、日射等，使膽汁素被激化。

膽汁素尤其在夏、秋、日中、夜半及消化食物之際，因熱而被激化。

午睡、運動不足、懶惰、甘、酸、鹹味、冷、濕、重、黏性、分泌性物質、hayanaka（米的一種）、大麥、綠豆、大豆、小麥。胡麻粉製品、酪、牛乳飯、甘蔗液製品、沼澤產動物、水生動物的肉及脂肪、藕、菱、椰子及瓜類的果實，同時吃或食間食之，由此引起黏液素的不調。

黏液素尤其在冬季與春季、午前、黃昏及飯後，因寒氣而異常。

因膽汁素的異常，或因常吃富含脂肪質、濃厚的流動性食物，以及由於晝寢、恐火或太陽曬、勞苦、外傷、不消化的食物、不調合的食物、吃零食等等，引起血液異常。

沒有流體原素的異常，血液絕不會惡化。故可以通過該原素的狀態，推知血液激化的時期。

因是等流體原素的激化，引起腹痛、腸鳴、渴、焦熱感、食欲不振、噁心時，此為病素治療的第二期。

3.第三階段：病素轉移。

因前面所言諸種病因，激化、增殖的病素（向身體的其他部位）轉移，恰如酵母、水、米粉三者在一夜之間結合、引起發酵一樣。三原素中，體風素雖然確屬無意識之物，但以其運動性而成為轉移的原因。如此說，是因為體風素主要由激質 (Rajas) 構成，此激質為萬物的刺激者也。恰如大洪水沖破堤岸後，無拘無束地隨意奔流一樣，病素在某些時候一種、兩種或三種結合、或與血液相結合而生成多種之物，即：(1)體風素；(2)膽汁素；(3)黏液素；(4)血液；(5)體風素、膽汁素；(6)體風素、黏液素；(7)膽汁素、黏液素；(8)體風素、血液；(9)膽汁素、血液；(10)黏液素、血液；(11)體風素、膽汁素、血液；(12)體風素、黏液素、血液；(13)膽汁素、黏液素、血液；(14)體風素、膽汁素、黏液素；(15)體風素、膽汁素、黏液素、血液。產生如此十五種東西。

位於肢體的全部、或一半、或部分的劇烈惡化了的病素，如空中之雲，降下疾病之雨。惡化不強烈者，滯留於導管之中；其不可抗性之物，如某一時刻出現惡化的原因，則引發異常。

當異常的體風素到達膽汁素的所在地時，可如膽汁素異常的情況施以治療；膽汁素到達黏液素的所在地時，可如黏液素異常的情況施以治療；又黏液素到達體風素的所在地時，可如體風素異常的情況施以治療，此乃各種情況的對應療法。

異常的病素如此轉移：於體風素，迷失正路而為腸風素；於膽汁素，出現局部性的焦熱感、燃沖感、燒灼感、吐熱氣之感；於黏液素，有食欲不振、消化不良、肢體弛緩、噁心等症候，此時為疾病治療的第三期。

4.第四階段：病素失調。

如此這般，異常性病素分別到達身體的不同部位，產生種種的疾病。若占據腹部時，生腹部腺腫、深部膿瘍、消化不良、便祕、霍亂、下痢等。如進入膀胱時，生淋病、膀胱結石、尿閉、排尿困難等。如到達陰莖時，生尿道狹窄、陰莖腫瘍或膿疱、由名為 suka 的催淫性昆蟲引起的男根病害等。若到達肛門時，生痔瘻、痔核等。宿於陰囊時，生陰囊水腫。到達鎖骨以上的部位時，產生該部位所特有的疾病。位於皮膚、筋肉、血液之中時，生各種局限性小的疾病、皮膚病（癩病）、丹毒等。存於脂肪之中時，生結節腫、瘰癧、瘤腫、甲狀腺腫、角膜周圍炎等。到達骨時，生深部膿瘍、足部膿疱等。進入足時，生象皮病、風濕病、踝痛等。到達全肢體時，生熱病等全身性疾病。如此，因惡化病素之侵入引起的是等諸病的症候，可留在各個疾病條下再談。出現症狀之時，此乃治療的第四期。

5. **第五階段：**疾病發作。

在腫瘍、瘤腫、結節腫、深部膿瘍、丹毒等疾病中，出現熱病、下痢等的「發作症候」，此為治療的第五期。

6. **第六階段：**破潰狀態。

然後為是等之瘍達到破潰狀態的治療第六期。熱病、下痢等長期盤桓、延續不絕者，若不速加治療，則可變成不治之病。

最後，德罕溫塔里總結說：瞭解諸病素的積聚、激化、轉移、潛伏、發作、破潰期的人，可為醫師。若在積聚期清除病素，則不會增進。若到了增進之時，則其力隨之變得逐漸強大。一病素被激化時，誘發其他病素之一、二、三或全部，相伴而激化。當激化的病素相混合時，應該治療其中最重者；而此時應努力不使另一病素加重。在三病素同時惡化的情況下，亦是同樣。

肆、體組織、排泄物、力

繼「風、膽、痰」三要素之後，與人體構成及功能活動密切相關的重要物質性概念是「七種體組織」、「六種排泄物」以及包括 ojas 等在內的「活力素」。如果牽強附會地套用現代科學名詞，這些概念的集合，則有些像有關新陳代謝的生理與病理。實際上，這些概念在印度醫學的經典中，往往前後關聯、交織集合在一起加以論說，體現了古代印度人對於人體生理的理性思維方式及阿育吠陀理論體系的框架模式。

一、七種「體組織」

印度哲學認為天地萬物皆成於「五大」（地、水、火、風、空），聚則成「物」，人體自然也不例外。「五大」構成的身體，包含有七種組織，即：乳糜、血液、筋肉、脂肪、骨、骨髓、精液。在不同的組織中，有一或兩種「元素」居「優勢地位」（表 9）。這七種「體組織」的主要功能為：

表 9　體組織中的優勢元素

體組織	優勢元素
乳糜	水
血液	火
筋肉	地
脂肪	地
骨	風、空
骨髓	火
精液	水

1. **乳糜**：賦予全身滿足與喜樂，致使血液增殖。
2. **血液**：賦予顏色與光輝，帶來筋肉的增殖，且賦予活氣。
3. **肉**：使身體的「量」增加，並使脂肪增殖。
4. **脂肪**：賦予身體強固性與脂的光澤，發汗，導致骨的增殖。
5. **骨**：支持身體，導致骨髓增殖。
6. **骨髓**：賦予怡樂、脂澤、力，增加精液，使骨充實。

7.精液：帶來剛健、運動、怡樂、體力、春情發動與生殖。[45]當某一種體組織出現「過增」或「衰減」時，表現為表 10 所示的症狀。

表 10　七種體組織「過增」與「衰減」時的表現

體組織	過　增	衰　減
乳糜	噁心、嘔吐	有心臟壓迫、震顫、空虛及渴的感覺
血液	肢體及眼充血變赤	皮膚粗糙，欲食酸性及冷性之物，並見靜脈弛緩
筋肉	臀、頰、唇、陰部、腿、腕、脛肥大，體重	臀部、頰、唇、陰部、腿、胸、腰、腓、腹、項瘠瘦，手足乾枯且痛，動脈緩弱
脂肪	身體多膏脂，腹肋肥大，並出現咳嗽、呼吸困難與惡臭	脾臟腫大，有關節空虛之感，皮膚發乾，欲食富含脂肪的肉
骨	造成骨與齒的異常發育	骨痛，齒爪損傷，身軀發乾
骨髓	全肢體及眼沉重	精液分泌減少，關節疼痛，骨痛並有體內空虛之感
精液	生精結石，且見大量的精液流出	陰莖及陰囊疼痛，交接不能，射精緩慢；又：即便射出精液，但從外觀上可知其缺乏由血液生成的成分[46]

45 《妙聞集》第一卷第十五章。

46 就字面觀之，此應是指「精液清冷」。

如表中所示，骨髓衰減時，之所以會導致精液分泌減少，這是因為七種體組織間存在著「依次相生」的關係。正如《闍羅迦集》所說：「身體要素是以〔先行的〕身體要素為食糧，來保持固有的狀態。」[47] 即七種體組織是按照上述順序，依次變化成後面的。

從治療的角度講，當某一種體組織衰減的時候，「應以具有促進各種組織增生的物質進行治療」；反之，因為「前者的過增順次導致後者的過增，故滅殺諸組織的過增，為保持健康所必須」。

排在七種體組織第一位的是「乳糜」(rasa)。食物被適當攝取、適當消化後，成為具有最微妙之質、生成健康美的主要素，名曰「乳糜」。阿育吠陀認為乳糜位於心臟之中，從心臟通過二十四條動脈（上行十、下行十、橫行四），靠「不可視性的原因作用」日日夜夜轉輪全身，維繫身體的生長、保持、補養、生存。

構成乳糜的液體，因存在於人體（肝、脾）的 tejas[48] 而被染成赤色。如此未被擾亂之物，稱之為血液（rakta，赤色之義）。

稱之為婦女月經的血液，亦由乳糜生成。此乃始於十二歲、終於五十歲之物。因胎兒是由經水（火性）與精液（冷性）組成，故月水為火性。但阿闍梨[49] 認為人類的血液由五大而成：

> 腥、流動、赤色、快速運動、輕等五種性質，分別為地、

---

[47] 《闍羅迦集》第一卷第二十八章。

[48] tejas：舊譯為火、光、威光、威力等。

[49] ācāya：懂得或教授行為儀軌之人。舊譯為師、教授、大師、法師、軌範師、示道者等。

> 水、火、風、空的特徵，血液顯示了這些性質。由乳糜生成血，由血生成肉，由肉生成脂肪，由脂肪生成骨，由骨生成髓，由髓生成精液。由飲食物生成的乳糜，是使這些組織歡愉之物。應該知道人體乃是產生於乳糜，眼光深遠的賢者應注意飲食物與攝生法、養護乳糜。

乳糜一詞，來源於語根 ras[50]，作為轉化成其他各種體組織的源頭，日日不停地變化，故稱 rasa。乳糜每 3,015 kala（約等於五日），保持一種組織狀態。所以經過一個月的時間，可變成男性的精液、女性的經血。

乳糜如音響、光線、水波的傳播，依靠微妙的特性流布全身。若使用春藥，其藥力恰如下劑的作用，可迅速排泄精液。德罕溫塔里用這樣一個比喻，來說明何以人類的身體會在青春期到來與結束時出現變化：

> 例如不可云花蕾中有香或無香，以無使之出現、顯現之理由；唯因其微細，雖不顯現但卻潛在。或如歷經時日，花蕾綻放、花瓣張開、雄蕊暴露，此時香氣出現一樣，即便是小兒，一旦到達春情發動期，男子精液流露；女子出現毛、月經。而隨著女子月經的增進，乳房、子宮與膣亦慢慢擴大。對於老人來說，身體衰老的結果，由食物構成的

---

50 ras：品味、感覺味道之義。

乳糜不再成為營養。

在以上的論說中，婦女的經血被視為一種特殊的「血」。這是因為月經之血相當於男子的精液——都是形成於身體組織變化的第七個階段，而一般的「血液」則是在第二個階段形成。這與中國傳統醫學將婦女的經血稱之為「天癸」，多少有些相似。在構成今本《黃帝內經》的《素問・上古天真論》中，可見如下之語：

女子七歲腎氣盛，齒更髮長；二七而天癸至，任脈通，太衝脈盛，月事以時下，故有子；……七七任脈虛，太衝脈衰少，天癸竭，地道不通，故形壞而無子也。

總之，阿育吠陀像所有的傳統醫學一樣，對血液極為重視。德罕溫塔里教誨他的弟子說：血液是身體的根源，故必須注意保存血液。「血液即生命」，此乃不變的金言。

二、排泄物

「排泄物」不但包括通常想到的二便、汗液，還涉及乳汁、經水與胚。

糞：為維繫生活不可或缺之物，支持體風素與消化火。

尿：使膀胱充盈，使濕潤。

汗：使皮膚濕潤、柔軟。

經水：具有血液的性質，使受胎。

胚：是妊娠的特徵。

乳：使乳房膨大，且支援生命。(《妙聞集》1, 15)

當這些「排泄物」出現過增或衰減的情況時，呈現表 11 所示的症狀。

表 11　六種排泄物「過增」與「衰減」時的表現

排泄物	過　增	衰　減
糞	腹部鼓脹且下腹疼痛	胸、脅痛；因而產生風氣鳴響，上行性地運動於腹中
尿	尿量增加、小便頻繁、膀胱疼痛，引起腸子鼓脹	膀胱痛，尿量減少
汗	皮膚上有惡臭與搔癢	毛孔閉塞，皮膚乾燥，觸覺遲鈍
經血	關節疼痛、經水過度溢流，且生衰弱	或不能如期而至，或量極少，出現子宮疼痛
乳	乳房膨大、乳液頻出，且伴隨疼痛	乳房萎縮，或乳汁的流出停止，或流出的量極少
胎	腹部膨脹，且生浮腫	無胎動感，腹部不見膨大，反見萎縮

三、力

《闍羅迦集》中說：

乳糜至精液之七組織的精髓，形成勢力素、活力素，此物被稱之為「力」乃本書的定論。依靠「力」，筋肉變強、肥大，在所有的活動中沒有障礙；聲音及顏色明朗，內外器官行使正常的作用。

「活力素」的概念不太容易理解，《闍羅迦集》中談到：

身上戴寶石的裝飾，賦予富裕感、幸運、長壽、高雅性，消除不幸，舒適，受人喜愛，增加活力素。(1, 5)

該書中又談到，「活力素」：

位於心臟、稍帶赤味和黃色味之物，是稱之為身體的活力素的東西，此物一旦喪失，則人類死亡。(1, 17)

以及：

所有的生物依靠活力素活動、獲得營養。若無此，所有的

> 生物皆不能具有生命。活力素在發育的第一階段，是胎兒的本體，由此本體生「乳糜」。並在早期階段進入逐漸形成的胎兒心臟。一旦喪失活力素，則引起生命的消亡。由此成為位於心臟、支撐生命之物。這是生命的本體，氣息亦存在於此。此活力素帶來的結果眾多，如同樹木攜帶果實，運輸此活力素的脈管，被稱之為「擁有偉大果實之物」。(1, 30)

而《妙聞集》中給出的解釋是：

> 活力素具有蘇摩的性質，富含脂濕性，為白色、冷性，具有使肢體鞏固的性質，具有流動性，鮮淨，呈軟性、黏性，是生氣的最高寓所。活力素遍布人體的所有部分，因而若活力素喪失，則人的身體毀壞。活力素因外傷、消耗症、怒、憂、禪定、苦行、饑餓而損耗。此時組織液的環流喪失，環流喪失則勢力素被攪亂，其人的活力弛緩。
>
> 弛緩、攪亂、衰耗，這是病性活力素的特徵。關節鬆弛、全身倦怠、流體原素發生動亂、運動障礙，這是活力素「弛緩」狀態的徵候。身體麻痺、鈍重，出現體風素性腫脹，顏色不佳，衰弱、倦怠、嗜睡，此乃「攪亂」狀態的特徵。人事不省、消瘦、精神錯亂、譫語或死亡，此乃「衰耗」的特徵。

「勢力素」被認為是帶來光、明、熱等的物質性要素。存在於三要素中代表「熱」之性質的膽汁素中。《闍羅迦集》第一卷第五章中說：「眼成於勢力素」。而《妙聞集》中解說則詳細得多：

> 勢力素還具有火性，存在於徐徐燃燒的組織之中，為具有脂澤性的膏質，在婦人尤其明顯，因此物質而體軟、細肌理、毛軟而少、意志力堅固、視力強、消化良好、豔麗，有美光。因澀、苦、冷性，無脂性及不消化性食物，生理性衝動的抑制，過度的性交、運動，疾病等，而使此膏質惡化。在膏質的「弛緩」狀態下，皮膚變粗、顏色變惡、出現疼痛、光輝喪失。在膏質的「攪亂」狀態，身體瘠瘦、消化不良、跌倒。在其「衰耗」狀態下，視力、消化力與體力衰弱，因體風素不調而引發疾病，遂導致死亡。在膏質衰耗的場合，應內服脂油藥，塗布塗劑、膏藥，灌水，並給予富含脂肪、易消化的食物。

總之，由「勢力素」與「活力素」構成的「力」，具有三種異常性狀態。即：

> 弛緩、擾亂、衰耗也。肢體的弛解、倦怠、流體原素的衰頹、疲勞、動作不活潑，此為力的弛緩的徵候。肢體的鈍重、麻痺、虛脫、顏色的惡化、倦怠、嗜睡、生體風素性腫脹，此為力的擾亂的徵候。失神、消瘦、精神錯亂、譫

語、昏睡、死，如前所述，為力的衰耗的徵候。

在弛緩及擾亂的場合，應通過不影響其他的特殊療法使力旺盛，已至意識喪失等階段，則應放棄治療。

伍、生理要求不可抑制

強調生理要求的「不可抑制」性，顯示了阿育吠陀與宗教醫學（佛教醫學）間的某種本質區別。《闍羅迦集》第一卷第七章〈不可抑制生理性衝動〉對此進行了詳細的論述。指出：排尿、排便、射精、放屁、嘔吐、噴嚏、打嗝、哈欠、饑餓、口渴、流淚、睡眠、因疲勞而引起的喘息，屬於生理性衝動，不可抑制。並對抑制這些生理性衝動可能引起哪些疾病，以及應如何治療，進行了詳細的論說。這一思想，至今仍被當代的阿育吠陀醫生所繼承（參見表 12）。

表 12　生理性要求、抑制引發的疾病及治療方法[51]

生理性要求	抑制引起的症狀	治療方法
1.排尿（正常：夜間無，晝六次）	膀胱疼痛，排尿障礙，頭痛，下腹膨脹	按摩，入浴，點鼻

[51] 引自 Bhagwa Vaidya & Manfred M. Junius 著，幡井勉譯，《入門アーユルヴェーダ》，頁 62–65。

2.排便（正常：一日二次）	疝痛，頭痛，便祕，痙攣，腹部膨滿	罨法，入浴，十三種汗法
3.射精	生殖器、精巢疼痛，胃痛，尿瀦留	按摩，入浴，灌腸
4.放屁	便祕，腹部膨滿，疝痛，疲勞	發汗，坐藥灌腸，驅風的飲食
5.嘔吐	癢，蕁麻疹，消化不良，浮腫，貧血，發熱，丹毒	薰蒸，斷食，運動，下劑
6.噴嚏	斜頸，頭痛，顏面神經麻痺，半側頭肥大，與鼻有關的感覺器衰弱	按摩，頭部發汗，點鼻，黃油
7.打嗝	呃逆，呼吸困難，消化不良，哆嗦，肺與心臟的機能異常	驅風劑，下劑
8.哈欠	痙攣，麻木，哆嗦	緩和「體風素」的藥劑
9.饑餓	憔悴，衰弱，不快，消化不良，頭暈	柔、熱、輕的食物
10.口渴（胃的1／4必須充滿液體）	喉與口乾，聽力減退，疲倦，胃痛	冷的清涼飲料（胖人飯前飲水，以減少食欲；瘦人飯後飲水；正常人同時攝入飲、食）

11.流淚	鼻炎，眼疾，心臟疾患，消化不良，眩暈	睡眠，酒，安慰
12.睡眠	哈欠，倦怠，思睡，頭痛，眼重	睡眠，按摩
13.呼吸	幻想腫瘍，心臟疾患，失神	以藥劑緩和「體風素」

同時，《闍羅迦集》在此章中又指出：「希望今生與來世幸福之人，必須抑制與意識、語言、身體有關的粗暴、不良的行為衝動。」即賢者必須抑制：

1. 欲、悲、恐、怒、驕的衝動，無恥的行為、嫉妒、過度的愛欲、物欲的衝動。
2. 粗暴語言、冗舌、暴露性語言、虛偽語言、不合時宜語言等語言方面的衝動。
3. 通姦、盜竊、殺生等，所有給他人帶來痛苦的身體行為的衝動。

上述對於思想、言語、身體三個方面善惡的規定，亦見於《摩奴法典》之中，被認為是印度文化圈倫理思想的特點之一[52]。

52 宮靜，〈亞洲倫理思想與三大文化圈〉，《南亞研究》，1992 年第四期，頁 25。

陸、醫療的「四柱」

在今人眼中,「醫療」似乎只是醫者的行為,患者不過是醫療行為的對象或「受體」。但在阿育吠陀看來,醫療乃是一種「結果」,「應該將醫生、藥物、看護人、患者視為『醫療的四柱』——對於疾病進行治療的『正當的原因』。」《闍羅迦集》第一卷第九章〈關於醫療的四柱〉對此進行了解說:

> 疾病,乃病素之不均衡;其均衡狀態,稱為正常(健康)。健康,即是幸福,疾病只是不幸。病素不均衡時,以醫者為首的優秀四柱,以恢復病素平衡為目的而活動時,其活動稱之為「醫療」。

對於「四柱」——構成醫療的四大「原因」的具體要求是:

1. **醫師**:精通聖典、經驗豐富、手巧、清潔。
2. **藥物**:種類多、適用、可相互配合、質優。
3. **看護**:懂看護法、手巧、忠實於主人、清潔。
4. **患者**:記憶力好、順從醫生的命令、不具恐怖、瞭解自己的疾病。

由此四方面各四項構成的「十六條性質」,是治療的成功之因。

至《八心集》中，「四柱」之說的具體內容有所變化。即[53]：

1.醫師

(1)具有熟練的治療技藝。

(2)具有完善的專門知識。

(3)具有豐富的實踐經驗。

(4)身心俱純潔無邪。

2.藥物

(1)製劑的多樣性。

(2)具有多種藥理作用。

(3)藥效顯著。

(4)用途廣泛。

3.看護

(1)具有同情患者之心。

(2)身心俱純潔無邪。

(3)具有熟練的看護技能。

(4)具有理解醫師指示的智力。

4.患者

(1)具有治療所需的經濟實力。

(2)確實遵守醫師的指示。

(3)能夠正確、詳細敘述自身疾病的能力。

(4)具有忍受疾病之苦、克服治療困難的勇氣。

---

53 引自稻村晃江為其所譯《アーユルヴエーダ 日常と季節の過ごや方》寫的〈譯者前言〉，頁 14–15。

當代的阿育吠陀崇拜者認為，現代西洋醫學的研究、技術雖已高度發達，但以此十六條標準重新檢討其治療方式方法，仍然具有極大的參考價值。

柒、疾病的性質

阿育吠陀認為，賦予人類痛苦者，稱之為病。透過有關病因、疾病分類的論說，反映出古代印度醫學對於疾病性質的認識。

一、「偶發性、軀體性、精神性、自然性」的分類方法與治療原則

《妙聞集》第一卷第一章可以稱之為該書的「導論」，對於人、藥、病、醫四項給出了一些最基本的解釋。其中，將疾病分為四種。即：

1. 偶發性為因外傷引起的疾病。
2. 軀體性為因飲食物引起，或因體內體風素、膽汁素、黏液素及血液之一、二、三或全體異常性變化，導致均衡失調而引起的疾病。
3. 精神性為因怒、憂、恐、狂、喜、喪膽、嫉妒、悲嘆、吝惜、肉欲、貪婪等愛憎違順的精神性擾亂而引起的疾病。

4.自然性是指如饑、渴、老、死、睡眠，自然而生者。

是等之病，以心與身為依託。作為治療此等疾病的「因」，在於恰當地使用淨化劑、鎮靜劑、食餌療法及攝生法。但也有人認為偶發症中有兩種，某些起於精神，某些起於身體，故其療法亦有兩種。對於起於身體的偶發症，使用與身體性疾病同樣的療法；起於精神方面時，其療法依靠賦予患者快感的聲、色、香、味、觸。

二、「內科、外科」的分類方法與治療原則

在《妙聞集》第一卷第二十四章中說：凡病有可以外科性手術治療者，與可以油藥等藥物治療者兩種。對於應該採用外科性療法的疾病，油藥等藥物療法亦無妨。對於應該使用藥物治療的疾病，不可施以手術。

通過這段論述，也可以證明本書在〈經典〉一節中，何以要強調不應將《妙聞集》看作是「外科學的完整體系」的觀點。儘管《妙聞集》的作者十分重視手術療法的作用，但比較而言，藥物療法的地位更高一籌。

三、「依內、依外、依天」的分類方法和治療原則

同樣是在《妙聞集》第一卷第二十四章中，又將造成精神與肉體之「苦」的疾病歸於「依內、依外、依天」三種原因。這與中國傳統醫學稱「千般疢難，不越三條」（內因、外因、不內外

因）的疾病分類方法，在形式上有些相似，但理論基礎卻有所不同。在論說中，層層劃分，充分體現了印度哲學與邏輯學的特點：

> 此所謂「苦」中，有依內 (Ādhyātmika)、依外 (Ādhibhāutika)、依天 (Adhivāivika) 之三種。此三種之「苦」，現為七種之「病」。這七種病即由生殖力、胎育力、病素力、外傷力、時力、超自然力、自然力引發之事。

1. 由生殖力引起的疾病，是指關聯到父母精液、經水之惡化的諸如癩病、痔疾等；其中又分「源於母性」與「源於父性」兩種。
2. 於胎育力者，是指因母親的不養生而造成的跛、盲、聾、啞、鼻音、侏儒等；此亦有「因乳糜的作用引起」和「因妊娠中不節制引起」兩種。
3. 於病素力引起的疾病，是指因精神性苦惱等引起及不當食物、不正行為引起者；此亦分「起於胃」與「起於腸」兩種；此類疾病又可區分為「身體性」與「精神性」兩種。

   （以上三種之病為「依內苦」）
4. 由於外傷力的病，是指因偶然負傷或弱者與強者爭鬥導致的外傷；此亦有「因武器而受傷」與「因猛獸而受傷害」兩種。

   （此為「依外苦」）
5. 由於時力之病，是指因寒暑風雨者；此中亦有「因不順之『時候』引起者」與「季節順調但不『擁有』」兩種[54]。

6. 由於超自然力之病，是指因受到鬼神之惡意詛咒而生或因《阿闥婆吠陀》之咒文而生者，以及因惡靈附體所生者；此中亦有「因雷電者」與「因畢舍遮[55]引起者」兩種，以及「併發性」與「偶然性」兩種。

7. 由於自然力之病，是指饑、渴、老、死、睡眠等也；其中亦有「時所作」與「非時所作」之別。「時所作」是指發生於重衛生之人者，「非時所作」是指發生於不養生之人者。

（第 5. 至第 7. 屬「依天苦」）

四、「三病素、七種體組織」的分類方法

然而與臨床治療關係最為密切的，還是基於「三病素」和「七種體組織」的疾病分類。

體風素、膽汁素、黏液素為所有疾病之根本，這一點依據其特徵（比量）、依據（諸如病素激化之處生疾病、使用消除病素之不調的藥物後病癒的）現實性結果、依據傳統的權證（聖教量）可以明瞭。此恰如一切現象不過是純質、激質、翳質 (Tamas) 之三德通過（因自性而發生的）變異，而發展成無窮無盡的千姿百

---

54 其意當指因「時」之因引發疾病可有兩種情況。一是「時力」(氣候) 不正常而致疾病；二是「時力」正常，但作為個體，因某種原因沒有獲得這種正常的「時力」而致病。

55 畢舍遮：印度神話中的魔鬼，喜食肉，專吃人屍。黃昏時游蕩，見者九個月內必死。

態。同樣，一切生物的存在，不過是體風、膽汁、黏液三原素（通過七種體組織所構成之）形態的無窮變化。由於病素、組織及排泄物的結合狀態，位於身體的位置之異，以及動力因 (nimitta) 的情況，是等之病有諸變種。由病素引起的極度惡化的組織的病，分別命名為乳糜、血液、筋肉、脂肪、骨、骨髓、精液所生的疾患。

1. 涉及乳糜的病素作用所造成之病，包括：厭惡食物、食欲不振、消化不良、風濕、熱病、心悸亢進、噁心、鈍重、心臟病、黃疸、腸管閉塞、消瘦、味覺缺乏、肢體倦怠、未老生皺紋與白髮等。
2. 因位於血液的病素之影響而引起之病，包括：皮膚病、丹毒、血瘍、苔蘚、痣、母斑、肝斑、雀斑、禿頭、脾臟腫大、惡性腫瘍、腹部瘤腫、癩病、痔疾、瘤腫、風濕、月經過多、劇性出血等。
3. 因位於筋肉的病素之作用所引起之病，包括：肛門、口腔、陰莖的化膿，智齒齒齦腫、瘤腫、痔疾、舌腫、腮腺腫、齒齦腫、扁桃腺腫、角膜周圍腫、上顎腫、筋肉腫、口唇腫、甲狀腺腫、頸腺腫等。
4. 因位於脂肪的病素之影響所引起之病，包括：結節腫、陰囊腫、甲狀腺腫、瘤腫、脂肪性口唇腫、糖尿病、肥胖症、出汗過多症等。
5. 因涉及骨的病素之影響而引起之病，包括：贅骨、贅齒、骨的刺痛及劇痛、爪的乾癬等。

6. 因涉及骨髓的病素之作用而引起之病，包括：視覺朦朧、喪神、眩暈、關節中生根部粗大之瘍、膿漏眼等。
7. 因位於精液的病素之惡影響而引起之病，包括：陰痿、勃起不能、精結石、混精尿、精液惡變等。
8. 因位於排泄道的病素之惡影響所引起的疾病，包括：皮膚的病害、排泄物的凝滯或過度暢通。
9. 因位於感官的病素之惡影響所引起的疾病，包括：感覺諸器官的作用障礙或不當的促進。總之，「當被激化的病素環流於體內時，與之接觸的組織受其影響而惡化，以此生病。」（《妙聞集》1, 24）

捌、印度醫學的「脈」與「穴」

詩頌曰：「研究皮膚之內身體所有部分的此解剖學領域，在『有關異物的學問』（外科學）之外的任何吠陀分支中，都沒有說明。故作為除去異物之人，一心想要獲得知識者，應以適當方法洗淨死體，解剖後仔細觀察。何以要如此？蓋因親眼觀察實物與學習醫典所述，此兩方面可以不斷地擴充知識故也。」

因此，可用纖毛甘蔗 (Saccharum Munja)、樹皮、吉祥茅及麻包裹肢體完備，非中毒、久病、高齡身亡，腸內糞便已被排泄的屍體，裝入籠中、綁上繩子、沉入流水位於日蔭下的停滯處，以使其腐敗。至七日之後，取出已充分腐敗的屍體，以茅根香、筍皮、刷子徐徐擦之。如前所述，以肉眼觀察始於皮膚的、從外部到內部的一切支節[56]、副支節[57]。(《妙聞集》2, 5)

上述印度醫學經典中有關「解剖」的記述，與中國醫學經典《黃帝內經》中所言「若夫八尺之士，皮肉在此，外可度量切循而得之，其死可解剖而視之」[58]極為相似。儘管古代的「解剖」水準不可與近代西方醫學同日而語，但相信由此獲得的形態學知識，對於多種古代醫學理論體系的建立，都曾發揮極為重要的作用。

P. Kutumbiah 所著《古代印度醫學》在評介古代印度的解剖學時，引用了兩位專家的看法：「印度解剖學，如 Garrison 直言不諱所敘述的那樣，是『人體的虛幻組織的奇妙羅列』」；「Neuburger 說：『印度解剖學的數字虛假，以多用五或七為其特徵』。」[59]應該說這兩位專家所觀察到的，是存在於古代解剖記載

56 支節 (anga)：四肢、頭、軀幹為身體的「六支節」，由此組成身體。

57 副支節 (praty-anga)：額、下顎、鼻、耳、指等。然 anga 與 praty-anga 在佛經中皆譯作枝、分、節、身分等，唯 anga 譯作「支」與「支節」、praty-anga 譯作「肢」與「肢節」是其區別。為避免混淆，故採用大地原誠玄氏的譯法，將 praty-anga 譯作「副支節」。

58 《靈樞・經水》。

59 P. Kutumbiah 著，幡井勉、坂本守正譯，《古代インド医学》(東京：出

中的兩個性質完全不同的問題。首先，諸如骨骼或肌肉的計數是否準確真實，實際上只有是在嚴格地從解剖學的角度看問題時才具有一定意義。例如在骨骼的計數方面，雖然存在與現代解剖學所述數字不能完全吻合的問題，但就這些畢竟較為直觀的人體組織而言，其間的差異可以說主要是由於計算方式不同造成的——在印度的古代醫學經典中，齒、爪、軟骨及長骨上的隆起，皆被視為獨立的骨骼；而計為「一塊」的足根骨，實際上是由多塊骨骼組成的。

而如 Garrison 所言「虛幻組織奇妙羅列」的問題，其原因就要複雜得多，因而也就成為一個值得注意並著力研究的問題。實際上不論是印度還是中國醫學，在人體形態學知識方面，都存在著「將實際所見與想像結合在一起加以描述」的現象[60]。而這一點在內部臟器與脈管系方面的表現，又在程度上有所區別。

臟器雖然隱藏在胸腹腔中，但相對而言畢竟還屬直觀——只要刳剖人體，即可見到。因此古代醫學對於位於胸腹腔中的臟器，大多都有較為準確的形態描述。只是在功能方面，由於受到認知水平的制約——沒有必要的生理、生化知識，所以出現了種種在近代醫學看來純屬荒謬的解釋。

同時也應想到，古代的醫者在人體上或在被解剖的屍體上，

版科学総合研究所，1980 年)，頁 85。

60 有關中國古代醫學在解剖性記述方面，如何將「實際所見與想像結合在一起」的問題，可參見廖育群，〈古代解剖知識在中醫理論建立中的地位與作用〉，《自然科學史研究》第 6 卷第 3 期（1987 年)，頁 244–250。

還會看到種種的「管道」及其內容物。這對於解釋構建人體的新陳代謝過程、構建生理學體系，無疑具有重要的意義。然而遺憾的是，在近代解剖學發展起來之前，任何一種傳統醫學都不可能依靠粗淺的形態觀察、在無法完整剝離脈管系統的情況下，真正弄清其本貌與功能。在這種情況下似乎唯有借助想像，來完成有關這些「管道」形態的描述，並對其功能做出「合理」的解釋。

正是由於解剖水平的制約、由於存在著「將實際所見與想像結合在一起的描述」，所以才會導致古代有關人體脈管系的記載中，勢必既有某些與現代解剖知識相吻合的內容，同時又存在著一些令當代醫學家感到無法理解的空中樓閣。從另一方面講，如果想要瞭解古代醫家如何將實際所見和想像結合在一起，來完成人體在新陳代謝方面的「形態與功能」的解釋框架時，「脈管系」可謂是最好的觀察對象，同時也可謂是最重要的內容。

一、心臟與臍——脈管的中心

印度醫學最重要經典之一的《闍羅迦集》，其第一卷〈總論〉第三十章〈關於根於心臟的十大脈管之章〉的開始處（第三～十四節），論述了與心臟相繫的十大脈管：

> 心臟連接著十條具有粗大之根的脈管，它帶來偉大的結果。據諸賢者云：mahat 與 artha[61] 為心臟的同義語。具有六支節的身體、意識、感覺機能、五種對象、伴有屬性的靈魂、

思考器官、思考的對象，皆依存於心臟。對心臟進行過認真研究者云：心臟恰如帳篷小屋的中心支柱，一旦受到損傷則失神；若被破壞則至死亡。原因是（與對象）接觸的意識及生命，依存於此處。且心臟又是最為重要的「活力素」的寓存之處，精神亦集中於此處。因而醫者們將心臟稱之為「mahat」與「artha」。脈管為十條，與稱之為「根」的心臟相連接，故被說成是「maha-mula」（大蘿蔔）。脈管運輸活力素，遍及我們身體的所有地方。

所有的生物依靠活力素活動、獲得營養。若無此活力素，所有的生物皆不能具有生命。活力素在發育的第一階段，是胎兒的本體，由此本體生「乳糜」。並在早期階段進入逐漸形成的胎兒心臟。一旦喪失活力素，則引起生命的消亡。由此成為位於心臟、支撐生命之物。這是生命的本體，氣息亦存在於此。此（活力素）帶來的結果眾多，如同樹木攜帶果實，運輸此活力素的脈管，被稱之為「擁有偉大果實之物」。因（脈管）「被充滿」(dham–)，故稱之為「dhamani」；因血液流動 (srvana)，故又稱「srotas」；由於

61 mahat 意為大、廣、高、深、長、粗；漢譯為大、廣大、巨大、極等。artha 的詞義甚多，如工作、目的、原因、動機、意思、利益、使用、財產、事件、場合等；漢譯為義、道理、利、用、法、事、物、體、境、求等等。據在 1060 年前後對《闍羅迦集》進行注釋的 Chakrapanidatta 云，只有在醫學書中，mahat 與 artha 才具有文中所言如此特殊的意思。參見矢野道雄譯，《インド醫學概論》，頁 231。

是流動性的物質 (sarana)，所以又被稱為「sira」。

對於如此之心臟，以及紮根於心臟的脈管，希望保護活力素之人，尤其應該去除使心臟受苦的原因。

且應多方尋求有益於心臟之物、有益於活力素之物、淨化脈管之物、以及精神的安定與知識。

心臟作為脈管系的中心，對於任何一位當代之人來說，都是最基本的生物學知識，甚至可謂常識。或許正因如此，每當醫學史家讀到上述這樣的古代文字記述時，都會立即對其「科學性」予以充分的肯定。並由此引出種種古代有關血液循環認識的論說。但如果老老實實地讀這段文字，只能客觀地得出以下結論：

1. 確實看到了心臟與若干大血管相繫的形態——狀如「大蘿蔔」。
2. 知道心臟對於生命存在的重要——受損則亡，這應該視為經驗之談。
3. 在功能方面，如關於脈管運輸活力素的種種論說，是印度醫學的獨特構想；以為身體、意識、感覺、靈魂、思考、客觀外物皆依存於心，則是古代的普遍觀念。

有意思的是，在上述這段專門論述心臟與脈管的經典文字中，如中國古代醫學經典一樣，都沒有言及心臟的跳動。就中國醫學而言，其原因在於血液流動、經脈之氣運行的動力，被認為是源於胃消化飲食後產生的能量或是肺的「橐籥」（風箱）之功[62]。而在印度醫學中，一些生理活動的動因，皆被視為源於「體風素」。

而在印度醫學的另一經典著作《妙聞集》中，不僅對於脈管系統的描述遠比《闍羅迦集》詳細，而且認為其中心是在「臍」。例如，《妙聞集》第三卷第九章在論述人體的 dhamani 時說，二十四條「經絡」從臍發源。只不過是其中上行的十條，在到達心臟後，別為三十條小的分支。第七章論述 sira 時亦說：人體的所有血管都是以臍為根本，由此向上、下、斜方分布。這或許與印度醫學詳於胎兒發育階段的觀察有關。

二、動脈、輸管、經絡——脈管系統

「脈」的形態是管道與通路，其功能是輸送某些五肢氣態或液態的物質。作為中醫的術語，「脈」包括直行的幹道「經」與橫行的支路「絡」；運行其中的是「氣」與「血」。西醫稱「脈管系」，包括動脈、靜脈與淋巴系統；運行其中的是血液與淋巴液。

印度醫學中相當於「脈」之概念的詞彙有幾個，包括 dhamani、sira、stotas、hira 和 snayu。據上節所引《闍羅迦集》中的有關解釋可知，「dhamani」[63] 源於（脈管）「被充滿」(dham-)；「sira」[64] 取意於「流動性的物質」(sarana)；「srotas」[65]

---

62 有關中國古代醫學何以不言「心跳」的問題，詳見廖育群，〈中國古代醫學對呼吸、循環機理認識之誤〉，《自然辯證法通訊》，1994 年第 1 期，頁 42。

63 《梵文詞典》云：dhamani 的詞義為吹奏、口笛、管、導管；於人體指脈管、血管、神經。

源於「血液流動」(srvana)。「hira」見於吠陀中，意指脈管。據前引 Kutumbiah 所著《古代印度醫學》介紹，研究者對於這些詞義的解釋持兩種態度[66]，其一是力圖按照當代解剖學加以釐定：「G. Sen 取 sira 為靜脈，dhamani 為動脈之說；B. Seal 云 sira 是動脈，dhamani 是靜脈與神經；K. L. Bishagratna 認為 dhamani 是動脈、神經與導管，sira 指其他的血管。」

而另一種觀點認為：應該站在歷史的、發展變化的立場上來看待這些詞彙的涵義。《阿闥婆吠陀》云：「汝不過是下半身的 sira，汝不過是上半身的 sira。又汝不過是正中（軀幹）的 sira。而汝不過是小的 sira、大的 sira……。」因此 Kutumbiah 認為：dhamani、sira 等不過是口徑不等的管腔而已，即粗的管道為 dhamani、其次為 sira、最細者為 snayu。

snayu 的基本詞義是腱、筋、筋肉、弓弦；但《梵文詞典》中亦釋為靜脈；另外，當其與表示振動的 spanda 連用時，意為「脈搏」，故又當是指動脈。由此可見，古人並未嚴格區分動脈、靜脈，甚至在脈管與筋腱之間也沒有明確的界限。

《阿闥婆吠陀》言：人身不過是大大小小的 sira；《妙聞集》中也說：此身體以這些 dhamani 而結成廣布的網狀。可見身體中

---

64 《梵文詞典》云：sira 的本義為流動；於人體指血管、靜脈；舊譯為脈。

65 《梵文詞典》云：stotas 的本義為流動，引申為河、流水、河床、奔流；於人體指管、穴、感覺器官；舊譯為流、流注、相續、駛流水。

66 P. Kutumbiah 著，幡井勉、阪本守正譯，《古代インド醫學》，頁 108–109。

的「管道」在印度人的思想意識中、在印度醫學的理論中，占據何等重要的地位。因此在考察印度醫學對於脈管系的認識時，與其將注意力集中在古代解剖水準高低的考察上，不如說更值得關注的乃是在此形態學基礎上構建起來的生理學方面的解釋——因為古代醫學基礎理論的構建，往往是以這些「粗淺的實際所見」與「豐富的想像」為基礎。然而欲要真正看清印度人所描繪的人體脈管圖畫，僅靠上述粗略的介紹是不夠的，必須認真讀一讀古代醫學經典中究竟是怎樣說的。

1. **dhamani**：《妙聞集》第三卷第九章名為〈dhamani 的詳說〉。大地原誠玄氏將 dhamani 譯為「經絡」；將 sira 譯為「脈管」（血管）；將 srotas 譯為「輸管」，以表其義、以示區別。至於是否合適，只能由讀者自己加以判斷。該章全文如下：

   一般認為，二十四條經絡從臍發源。有些人認為脈管 (sira)、經絡 (dhamani)、輸管 (srotas) 三者間並無區別，因為經絡與輸管不過是脈管的變態。然而這種說法並不正確。經絡及輸管，與脈管不同，其故何也？曰：因其特徵不同、因其根本明確、因其作用特異、因依權證故也；然因是等相互鄰接、因權證及作用相等、因諸種的作用微妙，故經絡、輸管、脈管之三者成為一體，其在各種功能方面亦無差別。

   然在以臍為本源的是等之經絡當中，有上行者十、下行者十、橫行者四。

   上行者，不斷運送聲、觸、色、味、香、吸息、呼息、呵欠、饑餓、哄笑、談話、涕泣等諸種（刺激或衝動），維繫身體。是等的經絡到達心臟，各分三叉、總數為三十。其中不斷運送體風素、膽汁素、黏液素、血液、乳糜者各二，總數為十，又通過其他八條感知聲、色、味、香。通過兩條發出言語，通過兩條發出聲音，通過兩條睡眠，通過兩條醒來，而兩條運送眼淚，兩條因運送母乳而依存於乳腺。此兩條在男子，從乳腺運送精液。是等上行經絡及其支脈共計三十得到了說明。通過這些經絡，臍的上部、腹、脅、背、胸、肩、頸、腕，得以保持養護。

於此有詩頌：「上行性經絡完全經營是等之作用。下行性經絡及其作用，予順次說明。」

下行性經絡向下輸送下風、尿、屎、精液、經水等。是等的經絡到達膽汁素的宿位，對於依靠熱而被消化的、存於該處的飲食精微——乳糜，進行不斷的輸送，使體（組織）變飽滿，並給予上行及橫行經絡，充實乳糜的據點——心臟；排泄尿、屎、汗；在胃與腸之間各分三叉，合為三十條。是等的經絡之中，運送體風素、膽汁素、黏液素、血液、乳糜者，各二，總計為十條。位於腸、運送食物者二，運送水分者二，終於膀胱、運送尿液者二，輸精管二，射精管二——在女子，此等運送稱之為月經的血液。兩條經絡結於大腸，排泄糞。其他的八條將汗賦予橫行的經絡。是等下行經絡的支脈總計三十條述完。通過這些經絡，臍的下部、腸、臀、尿、屎、肛門、膀胱、陰莖、下肢等得到支持與養護。

於此有詩頌：「下行性經絡完全經營是等之作用。橫行性經絡及其作用，予順次說明。」

橫行性經絡有四條，每一條分為成百上千的支脈。是等的經絡不能逐一枚舉，人體以這些經絡而結成廣布的網狀。是等經絡的口連接到毛孔。以此輸送汗液，又運送營養液而滋養內外的組織。且塗油、灌注、沐浴、塗擦的藥效，在皮膚時使其發熱，並通過這些經絡進入體內。再者，快與不快的觸覺亦是靠這些經絡感受。如此，是等四種橫行性經絡及由此而分布全身的支脈，得到了說明。

於此有詩頌：「如同蓮根與蓮莖原本就有孔腔，諸經絡中亦有孔腔，以此可使養液蓄積。五大所成的經絡，傳達位於五官的刺激，使達成五種感覺機能。(正常狀態下，此經絡)雖營根境相觸[67]的媒介，五大的結合破壞時則亡，唯留殘骸而已。」

以下敘述因輸管的根基受傷害而引起的症狀。是等的輸管輸送氣息、食物、水、乳糜、血、肉、脂肪、尿、屎、精液、經水。於此存在一個外科學上的論題，某大家認為：有眾多的輸管。上述運送氣息等的輸管種類繁多。其中運送氣息者為二，其根本為心臟和輸送乳糜的經絡，此輸管被刺傷之人，引起叫聲、屈垂、昏迷、眩暈、震顫，乃至死亡。運送食物者為二，其根本為胃和輸送食物的經絡，此處被傷害之

[67] 五官為「根」，被感知的物件為「境」。

人，腹脹、疝痛、食欲不振、嘔吐、渴、失明或死亡。運送水者有二，其根本為上顎及右肺，此處受傷害之人，渴，以及立即死亡。乳糜輸管為二，其根本為心臟與輸送乳糜的經絡，此處受傷害之人，生肺癆，又呈現如同氣息輸管受傷時的諸症候，遂致死亡。血液輸管為二，其根本為肝臟、脾臟及輸送血液的經絡。此處被傷害之人，導致肢體暗褐色、發熱、灼熱感、顏色蒼白、大量出血、眼充血。肉輸管為二，其根本為韌帶、皮膚及輸送血液的經絡，此處被傷害之人，出現腫脹、肌肉萎縮、靜脈瘤及死亡。脂肪輸管為二，其根本為臀部與腎臟，此處受傷害之人，招致出汗、肢體濕潤、上顎乾燥、患部腫大及渴。輸尿管為二，其根本為膀胱與陰莖，此處受到傷害之人，生膀胱閉塞、尿閉及陰莖麻痺。輸屎管為二，其根本為腸及肛門，此處受傷害者，導致便祕、惡臭、腸套疊。輸精管有二，其根本為乳房及睪丸，此處受傷害之人，導致陰痿、射精遲鈍，以及精液中混有血液。經水輸管有二，其根本為子宮及輸送經水的經絡，此處受到傷害的婦人，出現不妊症、交接不能及閉經。縫線被切斷，產生疼痛。膀胱、肛門受到傷害時的症狀，如前所述。為醫師者對於輸管受到傷害的患者，應採取「死馬當活馬醫」的態度。被箭等貫穿時，應依照針對創傷的處方進行治療。

於此有詩頌：「作為發於臍之『根本』、分布全身、營輸送之作用者，除脈管及經絡之外的，名之曰輸管。」

2. sira：《妙聞集》第三卷第七章〈sira 的記述與分類〉全文如下：

（人體）中有血管七百。恰若花園通過溝渠、牧場因灌溉渠道而濕潤一般，此身體依靠血管的收縮擴張等特異性而維持。這些血管的分支狀態恰如樹葉的脈絡，諸血管的根本為臍，由此向上、下、斜方分布。

於此有詩頌：「人體中存在的所有血管皆連接於臍，遍布於全身。人類的各種生氣宿於臍。臍通過血管而成為生氣的依存之所。諸血管集中於臍，恰如輻條集中在轂上。」

這些血管之中，有根本脈管四十，其中運送體風素者十，運送膽汁素者十，運送黏液素者十，運送血液者十。作為是等之體風素的輸送脈管，起於體風素之宿所者，有一百七十五；位於膽汁素宿所的膽汁素輸送管、位於黏液素宿所的黏液素輸送管、位於肝臟與脾臟的血液輸送管，亦分別同樣為一百七十五。如此，是等脈管的總數為七百。

輸送體風素的脈管在一側下肢有二十五。另一下肢及兩上肢亦可據此加以說明。然軀幹部有三十四，其中在骨盆部、分布於肛門及陰莖者八；兩脅各二；背六；腹六；胸十。鎖骨以上有四十一，其中頸十四；兩耳四；舌九；鼻六；兩眼八。如此，體風素輸送脈管的總數一百七十五得到了說明。

其他三種脈管的分類與此相同。唯一的例外是，膽汁素輸送管、黏液素輸送管及血液輸送管在兩眼為十、在兩耳為二。如此，是等七百脈管被歸類說明。

於此有詩頌：「體風素不斷通過固有的脈管時，諸運動無障礙、諸知覺作用無錯誤、其他的諸性質得發揮。然當變質的體風素侵入固有之脈管時，其人出現種種體風素性的疾病。膽汁素不斷通過固有的脈管時，容光煥發、食欲增進、消化良好、呈現無病的各種其他好的性質。然當變質的膽汁素侵入固有之脈管時，其人出現種種膽汁素性的疾病。黏液素不斷通過固有的脈管時，肢體滑澤、關節牢固、肌肉有力、呈現各種其他善的性質 。然當變質的黏液素侵入固有之脈管時，其人出現種種黏液素性的疾病。血液不斷通過固有的脈管時，可使各種體主成分充實、顏色變好、觸覺精確、並產生其他各種好的性質。然當變質的血液侵入固有之脈管時，其人出現種種血液性的疾病。至於某種脈管不僅僅是輸送體風素、膽汁素或黏液素，在此種場合，是等的脈管稱為『一般性輸送管』。原因是惡化、增大、成為滲透性的病素必然迷走於錯誤之路，故稱之為一切輸管也。此時體風素的輸送脈管，以體風素不充而呈暗紅色。膽汁素的輸管呈溫感與青黑色；黏液素輸管生冷、重、堅性；血液輸管生赤色、冷熱的中間性。以下我就為醫師者不可傷害哪些種類的脈管，若誤傷時必致殘疾與死亡，加以論說。智者應知四肢有脈管四百、軀幹一百三十六、頭部一百六十四。不可穿刺的脈管之數為四肢十六、軀幹三十二、鎖骨以上部位五十也。」

每一下肢有脈管一百。其中，保持（廣布於隆起頭的）網狀組織者一；位於內部者三，此中之二名為「腿夾」，另一名為「lohitākṣa」[68]，此四處不可穿刺。另一下肢及兩上肢亦可准此說明。如此，在四肢不可使用銳器的脈管數為十六。骨盆部有脈管三十二。其中不可使用銳器之處有八，即兩會陰與兩 katika-taruna[69] 的部位各有兩處。兩脅各有八條脈管，其中各有一條上行，應避開到達脅連接的兩條脈管。脊柱兩側有二十四條脈管，應避開左右各兩條上行的 urihati[70]。腹部亦有二十四，應避開其中位於陰囊上部、毛際兩側各兩條的脈管。胸部有四十，其中不可使用銳器的十四為位於心臟者二、位於乳房基部者二、位於 stanarohita[71]、位於腋窩急所及 apastambha[72] 者八。如此，位於背、腹、胸部，不可使用銳器的脈管數為三十二。

鎖骨以上部位有脈管一百六十四。其中之五十六位於頸。在此五十六之中，稱之為頸靜脈的急所八、稱之為前頸動脈與項動脈的急所四、頸關節急所二及孤獨靭帶急所二，應避之。如此，頸部不可穿刺的部分有十六。顎之兩側各有八條

68 katika-taruna：是下肢「急所」之一，詳見下節有關 marman 的說明。

69 詳見下節有關 marman 的說明。

70 urihati：乳房與脊柱間的兩側部，是背部「急所」之一，詳見下節有關 marman 的說明。

71 stanarohita：位於乳頭上方，是胸部「急所」之一，詳見下節有關 marman 的說明。

72 apastambha：位於胸兩側的體風輸送管，是胸部「急所」之一，詳見下節有關 marman 的說明。

脈管，應避開位於顎關節左右各兩條的急所。

舌中有脈管三十六，其中十六條位於舌的下部，而手術應避開食味輸送管二、言語輸送管二。鼻有脈管二十四，應避開其中與鼻接近的四條。又應避開位於上顎的一條脈管。兩眼有脈管三十八，應避開位於外眥的各脈管。

兩耳有脈管十，應避開左右各一之掌管聲音傳送的脈管。然就位於額之脈管而言，其中到達鼻及眼者有六十，應避開其中接近髮際的四條脈管。

兩渦狀急所中各一，及位於眉間的一條脈管，必須避之。兩顳顬有脈管十，應避開其中左右各一條位於顳顬關節的脈管。頭蓋中有脈管十二，應避開其中位於扛舉急所的兩條。位於界限急所的各一條及位於旋毛急所的一條，應避之。如此，位於鎖骨以上部位的不可使用銳器的脈管總數為五十。

於此有詩頌：「由臍發出的諸脈管分布於全身，恰如由蓮根歧出的莖、葉等覆蓋於水面。」

三、Marman——印度醫學的「穴位」

正如中國傳統醫學認為人體上有許許多多具有特殊意義的「點」——腧穴；正如無法用一句話簡單概括這個醫學體系所言「經脈」與「腧穴」的複雜關係，印度醫學同樣認為人體上存在著若干具有特殊意義的「點」——marman；這些「點」與dhamani、sira、srotas等印度醫學所言「脈管」系統間，也同樣存在著既有密切聯繫、又非完全隸屬的複雜關係。

marman 意為關節、（身體的）暴露或致命部分、弱或易受傷害的場所。漢譯為骨節、死節、要處、氣脈、心腑；或音譯「末摩」。佛經的翻譯者沒有將 marman 譯作「穴位」，表明他們清楚地知道兩者間的本質性區別。實際上印度的 marman 倒是與中國武林所言「穴道」的涵義多少有些相似。另外，在日本的柔道術語中，稱人體上受到傷害即可危及生命的重要部位為「當身」、「急所」。故日本的阿育吠陀研究者對於 marman，或採用音譯，或將其譯為「急所」。然而無論是日本的柔道也好，還是中國武術中的「點穴大法」，在其形成的過程中是否受到印度文化的影響；在日本的「當身」、「急所」，中國的「穴道」，以及印度的 marman 三者之間，究竟是毫無關係、還是有所滲透，都還是尚未充分研究的問題。

言歸正傳，還是看看印度的醫學經典究竟是如何論述 marman 的吧。《妙聞集》第三卷第六章名為〈有關各 marman 的敘述〉。為敘述方便，姑且採用「急所」代之。該章全文如下：

急所有一百零七個。這些急所分為五類。即肉急所、脈急所、纖維急所、骨急所及關節急所。

事實上，在肉、脈管、纖維、骨、關節急所以外，沒有其他名之曰急所者，原因是此五者之外，在任何地方都沒有發現急所。

肉急所十一、脈管急所四十一、纖維急所二十七、骨急所〔八、關節急所〕二十，故急所的總數為一百零七。

其中十一個位於一側下肢，另一下肢及兩上肢與之相同。腹及胸十二，背十四，頭上有三十七。

下肢急所：kshipra（拇趾與第二趾間）、足心、kurca[73]、隆起頭[74]、踝、腓、膝、ani（膝上部）、大腿中央、lohitākṣa（股關節附近的大腿部）、會陰是也。

位於胸腹部者：肛門、膀胱、臍、心臟、乳房的基部、stanarohita（乳房的一部分）、腋窩、apastambha（位於胸兩側的體風輸送管）。

背急所：katika-tarunam[75]、kukundaraya（坐骨上部與脊柱相接處的深凹陷）、內髖部、脅關節、urihati（乳房與脊柱間的兩側部）、肩胛骨及兩肩是也。

上肢急所：kshipra（拇指與食指間）、掌心、掌隆起、隆起頭、手腕、與腓相對應的前臂部、肘、肘上部、上膊中央、lohitākṣa（肩胛關節附近的上膊部）、肩胛關節部是也。

鎖骨之上部的急所：動脈 (4)、頸靜脈 (8)、頸關節 (2)、孤獨韌帶 (2)、鼻翼 (2)、外眥 (2)、渦狀急所（眉上凹陷部）(2)、扛舉（急所）(2)、顳顬 (2)、眉間 (1)、界限（急所）(5)、集中急所 (4)、旋毛 (1) 是也。

肉急所：跖掌的中央 (4)、腓及前臂對應部 (4)、肛門，stanarohita(2) 是也。

脈管急所：頸動脈 (4)、頸靜脈 (8)、集中急所 (4)、外眥 (2)、

73 大地原誠玄譯本中作「足跖隆起」，準確部位不詳。

74 如前所述，印度醫學往往將骨骼上的隆起部分視為一塊獨立之骨。

75 大地原誠玄譯本中作「薦腸關節軟骨」，準確部位不詳。

眉間 (1)、鼻翼 (2)、乳房的基部 (2)、腋窩 (2)、apastambha(2)、心臟 (1)、臍 (1)、脅關節 (2)、urihati(2)、lohitākṣa(4)、大腿及上膊的中央部 (4) 是也。

纖維急所：膝肘上部 (4)、會陰 (2)、腋窩關節部 (2)、跖掌隆起 (4)、隆起頭 (4)、膀胱 (1)、kshipra(4)、肩 (2)、孤獨關節 (2)、扛舉急所 (2) 是也。

骨急所：katika-taruna(2)、臀部 (2)、肩胛 (2)、顳顬 (2) 是也。

關節急所：膝 (2)、肘 (2)、骨界限 (5)、旋毛 (1)、踝 (2)、腕 (2)、kukundara(2)、渦狀急所 (2)、頸部關節 (2) 是也。

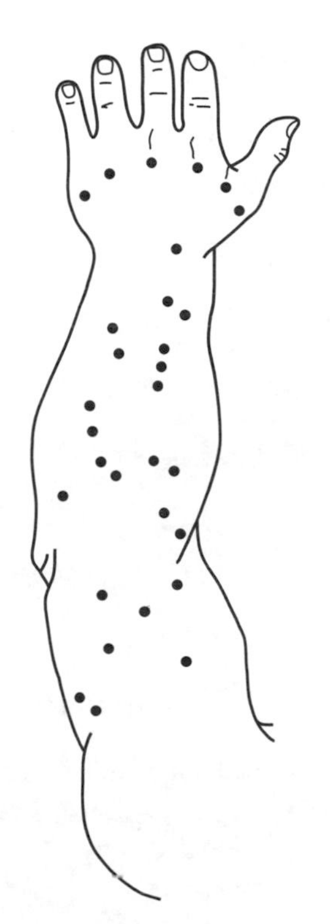

圖 15　前臂的「急所」

是等之諸急所分為五種：即死性、別時致命性、拔矢致命性、虛弱化性及疼痛發生性是也。其中即死性急所十九，別時致命性急所三十三，拔矢致命性急所三，虛弱誘發性急所四十四，疼痛發生性急所八。

於此有詩頌：「如果傷害了集中急所 (4)、旋毛 (1)、顳顬 (2)、頸靜脈 (8)、肛門 (1)、心臟 (1)、膀胱 (1)、臍 (1) 之諸急所，死於當日之間。若傷害了胸急所 (8)、骨界限 (5)、跖掌 (4)、拇與次指間 (4)、腓與前臂 (4)、katika-taruna(2)、脅關節 (2)、urihati(2)、臀部 (2) 之諸急所，經時而亡。拔除顳顬之上部（扛舉急所，2）、

眉間 (1) 的異物，馬上致死。lohitākṣa（四肢與軀體的交界處，4）、膝 (2)、大腿上臂的中央 (4)、跖掌隆起 (4)、會陰 (2)、肘 (2)、kukundara(2)、腋窩關節部 (2)、孤獨關節 (2) 頸部關節 (2)、、肩 (2)、肩胛 (2)、外眥 (2)、頸動脈 (4)、項動脈 (4)、鼻翼 (2) 渦狀急所 (2)，以上稱之為虛弱誘發性急所。踝 (2)、手腕 (2)、隆起頭 (4)，智者應知此八者為疼痛發生性急所。傷害 kshipra（拇與次指間）急所時，經時而亡。」

肉、脈管、纖維、骨關節的結合，名為急所。是等的急所原本分別宿有各種波羅那[76]（火等）。故急所受到傷害之人，各種的自性受到侵害。

即死性急所為溫乾性，火性急速衰微時，招致死亡。別時致命性急所為冷濕性及溫乾性，火性急速衰微、蘇摩性緩緩衰弱時，經一定時間而亡。拔矢致命性急所為風性，箭端淹沒、體風存於該急所之內時，性命猶存；拔除其矢（及其他異物）時，宿於該急所的體風立即逸出。故留有異物之人，可保性命；拔除者，死。虛弱誘發性急所為冷濕性，蘇摩以堅實冷性而為生命的支柱（停止於不完全性虛弱）。疼痛發生性急所以火性及風性為勝，此二性特生疼痛。或有人稱此疼痛為五大所成。

或有人云：由肉等五體成分全部增殖的結合，成即死性急所；

---

[76] 波羅那 (prana)：其義有二，一是指「五風」之中分布於口腔，司吞咽、呼吸者；在此指生命之氣、生機。據《闍羅迦集》第一卷第二十九章講，寓存如此「生命之氣」的場所包括兩太陽穴、三急所、喉、血、精液、活力素、直腸等十處。

五中缺一，或其一微弱的情況，成別時致命性；五中缺二的情況，成拔矢致命性；缺三的情況，成弱化性；唯一的場合，成疼痛發生性。苟如此，又當如何解釋骨急所損傷時的出血？

位於人體的四種（體風素、膽汁素、黏液素及血液）輸送脈管，主要滲透諸急所，使纖維（韌帶等）、骨、肉、關節飽滿，養護身體。如此當一個急所受傷時，增殖的體風素擴充於脈管。此不斷增殖的體風素引起身體上的劇痛。身體不僅因劇痛而煩惱，且導致意識被解消，乃至滅亡。故欲拔除異物者，當認真檢視急所，然後拔去異物。

其他之物（膽汁素等）亦可准此說明之。

刺傷即死性急所的周邊時，或經時而死。損傷別時致命性急所的周邊時，生弱化性異常。損傷拔矢致命性急所的周邊時，或生苦悶、疼痛。損傷疼痛發生性急所的周邊時，產生不太劇烈的疼痛。

即死性急所：一週內死亡。別時致命性急所：半月至一月內死亡。即使是在這種情況下，就時間而論，傷害到拇食指間的急所時，速死（七日以內）。拔矢致命性急所與弱化性急所的損傷過於嚴重時，往往死亡。

以下就各急所的位置狀態，分別述之。

位於足的拇趾與第二趾中間的急所名曰「kshipra」。若損傷，痙攣而亡。位於跖之中央、中趾延長線上的急所名曰「跖心急所」。若損傷，亦發疼痛而亡。位於 kshipra 上方內側者，名曰「足跖隆起急所」。傷及此處時，步履蹣跚、身體震顫。位於踝關節下兩側者，名曰「隆起頭急所」。損傷時引起疼痛腫脹。位於足與脛的關節處者，稱之為「踝急所」。若被傷害，引起疼痛、足麻痹或跛。位於小腿後方中央者，為「腓急所」。若受傷害，則因失血而亡。位於脛與腿的連接處者，名為「膝急所」。若受傷害，為跛。膝上三指處的兩側，有稱為「ani」的急所。若受傷害，生腫瘍、引起下肢麻痹。腿的中央，有「大腿急所」。因此處出血嚴重，導致下肢的萎縮。大腿的上部、股關節之下、腿的基部有稱之為「lohitākṣa」的急所。因此處失血，引起半身不遂。鼠蹊與陰囊間有名為「會陰」的急所。此處導致交接不能或精液缺乏。如此對下肢的十一個急所進行了說明，另一下肢及上肢可准此說明之。

位於下肢的踝、膝、會陰，分別相當於位於上肢的手腕、肘、腋窩關節部。恰如會陰存在於鼠蹊與陰囊之間，胸與腋窩之間有腋窩關節部。傷及此處時，造成種種疾病的發作。特別是在腕關節，呈現鈍麻；在肘關節為攣；在腋窩關節部為半身不遂。如此這般，可說明位於四肢的四十四個急所。

以下敘述胸腹急所的位置及狀態。排除下風及糞便、與大腸相接續者，為「肛門急所」。此為即死性。缺乏肉與血液、位於骨盆腔內的貯尿器，為「膀胱急所」。除結石以外的其他傷害，皆屬即死性；結石性潰瘍時，若兩方穿孔不可救。一方穿孔為尿漏性潰瘍。對此若竭力治療，可癒。在胃與腸之間，存在著脈管之本源的「臍急所」。此亦屬即死性。位於胸腔內兩乳房的中間、構成胃的門戶，純質、激質、翳質的寓存之所，是稱之為「心臟急所」。此亦為即死性。在兩乳房下二指寬處，兩側均有「乳房基部急所」。此處因內臟充滿黏液，引起咳嗽、呼吸困難而致死。兩乳頭上部二指寬處，兩側有稱之為「stanarohita」的急所。此處因內臟充血，引起咳嗽與呼吸困難而致死。在兩腋下、脅的上部，有「腋窩急所」。其處因血液變為膿汁的狀態而呈致命性。在胸的兩側，有運輸體風素的管，即稱之為「apastambha」的急所。其處因內臟充滿體風素，引起咳嗽、呼吸困難而導致死亡。如此，位於胸腹部的這十二個急所得到了說明。

以下就背部急所加以說明。在脊柱兩側，髖骨與骶骨相連處的二骨，是稱之為「katika-taruna」的急所。此處因失血而呈蒼白色、形容衰敗乃死。在腰的外後部、脊柱兩側，有不太深的，稱之為「kukundara」的急所。此處可致下體喪失觸覺、不能運動。髖骨的上方、被腸所覆蓋、以筋肉連結兩側的內面的部分，即稱之為「髖部」的急所。若此處受傷，下體腫脹、衰弱而亡。臀部與脅部的中間、由臀斜上，有稱之為「脅關節」的急所，若損傷其處，引起腹腔內溢血而亡。從乳房的基底部向後、脊椎的兩側有稱之為「urihati」的急所。此處受傷時，因嚴重出血引起諸病發作，導致死亡。在背的上部、脊椎兩側，有連接肩胛的兩個「肩胛急所」。此處受傷，導致兩上肢的麻痺或萎縮。在上肢的上部與肩之間，有連接肩胛與腋窩的「肩急所」。若此處受傷，引起上肢的麻痺。如此，是等十四個背部的急所得到了說明。

以下就存在於鎖骨之上的急所進行論述。氣管的兩側有四條動脈，其中之二，為前側動脈；其他兩條稱項側動脈。若此處受傷，導致失聲、嗄聲及味覺喪失。頸的兩側各有四條靜脈，此頸靜脈急所為即死性。位於頭與頸之連接部者，名之曰「頸關節急所」，此處若受傷害，生頭震顫。位於耳的背下方者，名之曰「孤獨靭帶急所」，損傷此處，為聾。自內外兩鼻孔開始、內面連續不斷地形成鼻腔之境者為「鼻翼急所」，若此處受傷則喪失嗅覺。位於眉的終端之下、眼之外側者，名之曰「外眥急所」，若此處受傷，導致盲或視覺障礙。位於眉之上方凹陷處者，名為「渦狀急所」，此處亦導致盲或視覺障礙。位於眉之終端的上方、耳與額之中間者，名曰「顳顬急所」，此處屬即死性。位於顳顬上部髮際者，名曰「扛舉急所」，異物穿入此處之人，或置之不動、或化膿後自然脫落，其人可活（反之，若除去異物，即死）。位於兩眉之間者，名為「眉間急所」，此處受傷與扛舉急所的情況相同。分布於頭的五個連接之處者，稱之為「界限急所」。若此處受傷，導致精神錯亂、恐怖、意識喪失，然後死亡。位於司鼻、耳、眼、舌營養之血管中心部的脈絡之匯合，名曰「集中急所」，如此之處有四，皆屬即死性。在頭蓋腔的上部、脈管連接、相當於旋毛的部位，名為「旋毛急所」。此處亦屬即死性。如此這般，是等三十七個位於鎖骨以上的急所得到了說明。

於此有詩頌：「（持銳器行手術時要避急所）應知：大腿、隆起頭、會陰、腋窩關節部、脅連接各一指；乳房基部、腕關節、踝各二指；兩膝與兩肘各三指。心臟、膀胱、足跖隆起、肛門、臍、頭部四（集中急所）、及五（界限急所）、頸部十二（動脈四、靜脈八）之諸急所，眾人云取自己曲掌的距離。其餘各處，概言之：應知需距半指的距離。外科醫云：持銳器行手術之人應吟味此規矩，避開急所。因傷害急所之側頗為危險，故實際上必須避開急所所在的部位。截斷諸人的手足時，血管收縮、出血少，如此場合患者蒙受無限的劇烈痛苦，亦如切斷枝條的樹木不致死亡。（與此相反）損傷 kshipra、足心、掌心時，大量出血，惡化體風素引起疼痛。如此急所受到傷害之人，恰如以利器損傷其根的樹木，將喪失生命。故對於 kshipra、足心、掌心受到傷害之人，應迅速在腕關節或踝關節部位行手足切斷。眾人云：諸急所占據外科學涉及對象的一半。原因是諸急所受傷之人，即日就會死亡。依靠良醫的技藝雖可保住生命，但無疑會給患者帶來（形態、機能的）不完全。不論是內臟、頭蓋被粉碎之人，還是身體的某一部分被利器傷害之人，以及腿、膊、手、足之部分或全部被切斷之人，如果是等之人所受傷害未侵犯急所，則生命不失。蘇摩、風原素、火原素、激質、純質、翳質，主要是存在於急所。而眾人的『個我』也宿於此處。故急所受到傷害之人不可生存。即死性急所受到侵犯時，出現感官對於各種對象喪失感受、意及覺的顛倒、種種的劇痛。別時致命性急所受到傷害時，患者的體主成分不斷減少，如此因體主成分的衰少而伴發疼痛，最終死亡。弱化性急所受到損傷時，可通過醫師之巧施以醫療，但不免身體的不完全。就拔矢致命性急所而言，其原因據前述可知。疼痛誘發性急所如受到傷害，產生種種的疼痛。如委付庸醫之手，則轉化成弱化性。應該知道因切斷、切開、外傷，或燒灼、破潰引起的損傷，如位於急所則出現相同的症候。損傷急所而危害甚輕或完全沒有，是絕不可能的事。概言之，急所受損之人，將成殘疾或死亡。宿於急所，增殖於體內的各種疾病，一般說來最難治，竭盡全力亦不過減輕其病而已。」

不僅人體上有「致命點」，在動物身上同樣存在。在魯桂珍、李約瑟所著《針灸：歷史與理論》中對此有如下記述[77]，使我們看到印度文化的又一側面：「在結束討論危險點以前，或許值得簡略的探討一下著名但常被遺忘的一件事情，動物身上的某些點——大象身體表面的 nila 或『神經中心』(nerve-centres)，馴象師用刺棒點刺這些點來控制大象的行動。這些點如果刺太深的話，就會造成象的死亡，為了某些原因，幾世紀以來它們一直是馴象師的秘密，但是 Deraniyagala 卻對它們極為瞭解。部分來自馴象師和傳統大象獸醫的直接數據，另一部分來自印度及錫蘭人的手稿。《亞洲的巨象》(*Asian Elephas maximus*) 一書（現存的兩本文獻之一）中，列有九十個不同的點，刺激它們會造成不同的結果，列表如下。」

1. 操控	7
2. 控制象身的運動	3
象鳴	2
頭頸肩膀前肢的動作以使爬上座位	14
後肢	4
跪著	4
躺下	1

[77] 魯桂珍、李約瑟著，周輝政、洪榮貴譯，《針灸：歷史與理論》(臺北：聯經出版事業公司，1995 年)，頁 314–315。

走向前	11
停止	13
轉向	5
向後走	1
3.起身或是運動	7
4.驚嚇	6
5.使痲木	1
6.死亡，用以殺死大象	14

四、刺絡——放血療法

中國傳統醫學的經脈學說、以及諸多腧穴的記述，無不與針灸療法具有密切的關係。尤其是穴位，簡直就是為了針灸療法而存在的。那麼，在印度醫學中的情況又是如何呢？

在佛經中可以看到不少有關針灸的記載。例如《長阿含經》、《法華經》、《圓覺經》、《成實論》、《灌頂經》等等。然而據福永勝美的研究，在上述佛經的原本中，並沒有涉及針灸療法的任何文字。足見佛經有關「針灸」的記載，大多是在譯經過程中，為達到使國人易於理解而加以改訂、潤色所造成的結果[78]。

然而如果從歷史的角度來看問題，事情就總是並非如此簡單。首先，如果我們放棄針灸療法的當代定義，退回到以《黃帝內經》

[78] 福永勝美，《仏教医学事典》，頁 200–201。

有關「九針」形制與用途的記載為立足點，去觀察、比較該時代的「中國針灸」與「印度外科」，那麼倒是可以說兩者之間存在著許多相同或相似之處。因為「九針」原本就是各種外治器械的集合。換言之，相對於「毒藥（藥物）治其內」而言，針灸療法的原始本質乃是針對皮、肉、筋、脈的外治之法。從這一立場出發，佛經將印度醫學的所謂「外科」——以「銳器」施加人體的種種外治法——譯為「針灸」之術，也未嘗不可。另一方面，如果考慮到中國的針灸療法具有許多獨特之處——以經絡學說為基礎、以人體腧穴為媒介、有關係到氣血補瀉的種種手法等等，那麼與印度醫學的外治之法又有本質的區別。因為在印度醫學中，即使是與針灸療法最為近似的「刺絡」，其本質也僅僅是「放血療法」。

《妙聞集》第一卷第十四章在討論「血液的性質」時談到：「以銳器刺絡之法中包括『亂刺』與『靜脈穿刺』兩種」；並說：「有刺絡習慣之人，決不生皮膚病、結節腫、腫瘍及其他因血液而生之諸病。」第八章〈刺絡法〉詳細介紹了刺絡療法。

幼兒，老人，瘠瘦之人，因外傷而衰弱之人，臆病者，極度疲勞之人，因性交、酒精、旅行而衰弱之人，酩酊者，用吐劑、下劑、行非油性灌腸與油性灌腸之人，熬夜之人，去勢者，虛弱者，懷胎者，或惱於咳嗽、呼吸困難、肺癆、高熱、痙攣、半身不遂、禁食、渴、失神之人，不可行刺絡法。其靜脈原本不可穿刺者；雖可穿刺，但肉眼難於看清者；雖可看清，但無法包紮繃帶者；雖可綁縛繃帶，但不見隆起者，不可施以刺絡。

依靠刺絡可以治療的疾病，業已〔在第一卷第十四章〕述過，在是等場合及非化膿性和化膿性諸病，可按照預先演練，行適當的刺絡。

雖屬禁行刺絡的各種疾病，但若為中毒及危機的場合，亦當大膽地施以刺絡。

應對患者施以塗油、罨法，給予具有對抗病素之不調效能的、富含流動性的食物，或令飲酸粥。令患者在適當之時來到醫師身旁，或坐或立。醫者閉氣凝息，以布、絹、革、樹木韌皮或蔓生植物的纖維，不鬆不緊地適度綁縛，接近身體的局部，在前述部位，持刀縱向刺絡。

過寒之日、過熱之日、大風之日及陰天之日，或對於無病之人，絕不可行刺絡。

使應接受刺絡的患者面向太陽，坐在高度為 aratni（肘至小指端的距離）的椅子上，使屈雙腿正坐，兩肘置兩膝關節之上，將拇指握於掌心的雙拳置於兩側項上，將〔綁縛膝肘關節的〕布帶纏在項與拳上，其兩端由立於患者背側的助手伸開的左手握住，然後醫師應對助手說：「為使靜脈凸起，以右手不鬆不緊地壓住布帶」；「為使瀉血變得容易，將繃帶壓在背上」。而使受術者口中吸滿空氣、屏住呼吸。此為行口腔之外的頭部刺絡法時的繃帶使用法。

刺足之絡時，使足確立於平坦的場所，另一側的足稍屈、抬高，用繃帶將應刺之足的膝關節以下部位蓋住，以兩手壓住踝，用布條等綁縛刺絡部位之上四指處，然後可行足之刺絡。刺上肢時，使受術者坐在適當的椅子上，令安坐之人將兩手的拇指握於拳內，與前述同樣綁縛刺絡部位之上四橫指處，可以穿刺腕的靜脈。坐骨神經痛與 viśvāci（腕及背的麻痺）時，分別將膝及肘置於屈位〔行之〕。腰、臀部、背、肩的場合，應舉背、低頭、坐位，伸展其背而行之。腹與胸的場合，使擴胸、抬頭、展體〔而刺絡〕。兩脅部，令以兩腕支撐身體〔而刺絡〕。陰莖，使陰莖屈下〔而刺絡〕。舌下，舉舌、握住舌尖〔而刺絡〕。上顎與齒根，張口〔刺絡〕。應如此體會利用綳帶及其他手段使靜脈顯露的方法，且在考慮患者體質與病的種類後，施以刺絡。在多肉部位，應將銳器刺入僅如麥粒的深度；其他場合，以 vrihimukha（米粒狀套管針）刺入如半個麥粒或米粒的深度。在骨上，可用 kuthārika（斧形銳器）刺入半個麥粒的深度。

於此有詩頌：「雨季的無雲之時、夏季的涼爽之時、冬季的日中之時，可穿刺。這稱之為適於刺絡的『三時』。通過正確投下銳器之刃，突然噴血、然後血止，如此可謂得靜脈刺絡之宜。如同從紅藍花的花中最初流出黃色的液體，被穿刺的靜脈先流出的是惡血。就失神者、戰慄者、疲勞者、渴者而言，即便穿刺也不會流血；無法使脈管隆起及不用綳帶而行穿刺時亦是同樣。對於瘦人、多病素之人、陷入人事不省狀態者，可日二次、或一次、或隔日而行刺絡。即便病素尚有殘留，明醫亦不可使之過度出血，毋寧用鎮靜劑治療殘留的病素。就強力之人、多病素之人、成年之人而言，可以將 prastha[79] 視為放血的標準量。」

足熱、足麻痺、膊痙攣、瘭疽、丹毒、急性痛風或風濕、踝

79 舊譯為升、斤、一升。然印度古代的度量衡，與中國古代一樣很難確定其實際的量。

痛、乾癬、足皸裂等，可在 kshipra（拇趾與第二趾間）急所上二指處，以米粒狀套管針穿刺靜脈。象皮病可按照在該病治療法條下所述之相同方法，施以刺絡。膝關節炎、下肢單側麻痺、下肢雙側麻痺、以及其他源於體風素的各種疾病，可取踝上四指處刺絡。頸腺腫時，取腓心下二指處。坐骨神經麻痹，取膝關節上或下四指處。甲狀腺腫，可在大腿基部的靜脈行穿刺。另一下肢與兩上肢亦如此說明之。

然在脾臟病時，特取左腕肘關節的內側、腕的中間或小指與無名指的中間。肝臟肥大症、黏液素性腹水時，亦可如此在右腕刺絡。又有人推薦咳嗽、喘息時，亦在此右腕中央刺絡。橈骨神經麻痺，同於坐骨麻痺的處理方法。伴有下痢的疝痛，取髖周圍二指的位置。包莖、輕性下疳、suka 蟲[80] 的侵害，取陰莖中央。陰囊水腫，取陰囊的側部。腹水，取臍下左側四指。內部膿瘍及脅腹劇痛，在左脅取腋窩與乳房間。膊萎縮與痙攣，亦有人提倡應穿刺位於兩肩內部的靜脈。三日熱，取位於肩胛間連接之中間的靜脈。四日熱，取位於肩胛關節下、任何一側的靜脈。癲癇，可穿刺顎關節附近的中心靜脈。癲狂，取位於顳顬與額之髮際的關節處的靜脈。舌病與齒病，取舌下靜脈。上顎病，取位於上顎的靜脈。耳痛及耳疾，取遍布於耳上的靜脈。嗅覺喪失及鼻病，取鼻端的靜脈。內障眼、眼瞼炎等眼病及頭病、adhimantha（劇

---

[80] suka 的本義為（穀物的）「芒」、（蟲的）刺，漢譯「麥王兒」。《妙聞集》第四卷第二十一章為〈suka 病治療法〉（目錄中作〈suka 蟲引起的疾病〉），但文中並未介紹 suka 為何，只是介紹了各種「疹」的治療方法。

烈的眼炎）等，可穿刺位於鼻周圍、額、外眥的靜脈。

以下就「不完全刺絡」加以論述。不完全刺絡包括以下二十種：不良穿刺、過劇穿刺、彎曲穿刺、壓潰穿刺、碎挫穿刺、不出血穿刺、激發性穿刺、內障性穿刺、乾涸性穿刺、收縮性穿刺、顫動性穿刺、非脈隆性穿刺、截脈性穿刺、斜行性穿刺、劣惡性穿刺、禁止性穿刺、動搖性穿刺、乳牛性穿刺、反覆性穿刺以及肉、脈管、纖維、骨、關節諸急所的穿刺。

以微細的銳器在靜脈進行穿刺，出血不明顯、出現疼痛與腫脹者，為「不良穿刺」。穿刺度過大時，引起內出血或出血過多者，為「過劇穿刺」。「彎曲穿刺」，亦是如此。以鈍刀破之，傷口寬闊者，為「壓潰穿刺」。銳器未到達血管，反覆損傷其兩邊者，為「碎挫穿刺」。因寒冷、恐怖失神而血不出者，為「不出血穿刺」。以具有大而尖銳的銳器進行穿刺者，為「激發性穿刺」。穿刺到血管內，但出血少者，為「內障性穿刺」。貧血性患者，體風不充者，為「乾涸性穿刺」。以正常穿刺的四分之一度、且出血極少者，為「收縮性穿刺」。因繃帶的位置、狀態不良，使得血管震盪、無法迫血外出者，為「顫動性穿刺」。「非脈隆性穿刺」亦是同樣。血管被切斷，大量出血，引起活動停滯者，為「截脈性穿刺」。斜向使用銳器，穿刺不充分者，為「斜行性穿刺」。使用有缺點的銳器，造成多處傷害者，為「劣惡性穿刺」。不應以銳器進行穿刺，而強行者，為「禁止性穿刺」。〔因患者的手足活動〕無法確實刺絡者，為「動搖性穿刺」。因頻繁觸動應刺絡的部位，造成多處刺痕、流血不止〔恰如牝牛之乳房〕者，為「乳牛性穿刺」。因使用微細的銳器，而使血管被屢屢切斷者，為「反覆性穿刺」。在肉、纖維、骨、脈管、關節的急所進行穿刺，導致疼痛、羸瘦、殘疾或死亡。

於此有詩頌：「通刺絡之道者，難得也。因為靜脈原本為可動性的，如魚遊轉也。故人應小心地接收穿刺。患者的身體委付庸醫所持之刀下，不僅有危險，且引起諸多的併發症。較之於油藥、膏藥等治療，毋寧說依靠適當的刺絡可使諸病迅速地鎮靜。外科學書云：刺絡為治療的一半。這恰如適當的灌腸在內科療法中。」

接受了塗油、罨法、吐劑、下劑、非油藥灌腸、油藥灌腸、刺絡的患者，在力量恢復的一個月之間，必須慎避憤怒、努力、性交、晝寢、〔過度〕談話、體操、騎乘、起坐、散步、寒氣、曝於風日，以及不調合的食物、不適於保健的食物、不消化物。此乃斯道中某些人的意見也。對此可詳見後述。

於此有詩頌：「可按照惡血的深度，用各種管、角、葫蘆、水蛭等除去之。要除去濃厚狀態、鬱積深部的惡血，以水蛭為適當。惡血彌漫於周身時，以管；又惡血存於皮膚時，以角與葫蘆為適當。」

玖、味的理論

梵文 rasa 一詞的涵義為：草木的汁液，果汁；流動物，液體，水；〔某物的〕本質、精髓；乳糜；水銀；一劑湯藥；妙藥；一份毒液；味，風味；味覺器官，舌；味覺的對象物；〔對於某種味道的〕欣賞、喜好；欲望；愛情；快樂；歡喜；魅惑；情趣，情緒，情感等等。舊譯為：汁、漿、精、淳、味、美味、嗜於味、飯食、六味（甘、酸、鹹、辛、苦、澀）[81]。

在阿育吠陀中，某些時候 rasa 是指名列七種體組織之第一位的「乳糜」；有時是指味覺所能品嘗到的辛、甘、酸、苦、鹹、澀等各種味道。從理論上講，兩者之間並不矛盾——因乳糜來源於飲食物中的精微，而飲食物的精華即其中的「味」。

其實，在中國古代醫學中也能看到類似的理論，例如在今本《黃帝內經》中有：「飲入於胃，游溢精氣」（《素問・經脈別論》）；「穀始入於胃，其精微者，先出於胃之兩焦，以溉五臟」（《靈樞・五味》）；「水穀皆入於口，其味有五，各注其海」（《靈樞・五癃精液別》）等等。然而與印度醫學中有關「味」的論說相比較，則顯得簡單得多——只有基於五行說的「五味」，並與五臟相配、應用於藥物理論，但卻看不到諸如阿育吠陀中對於「味之種類」的熱烈討論，以及食物中隱藏的「潛在之味」、及食物消化後所形成的「後味」等一些富含哲理且十分有趣的概念。

[81] 參見荻原雲來編，《漢訳対照梵和大辞典》（東京：漢訳対照梵和大辞典編纂刊行会，1940–1943 年）。

一、味的種類

辯論，是古代印度研究學問的重要方式之一。聖教，是指遵照權威的論說[82]。《闍羅迦集》在論說「味的種類」時，將這兩種方式結合在一起——先是眾人各抒己見，然後是尊者阿低離的教誨：

> 巴墮拉卡比亞 (Bhadra Kapya) 說：「味只有一種。賢者視其為與五種感覺對象中之味覺的對象有關之物。而此不外是水。」
>
> 婆羅門的迦庫恩德亞 (Sakunteya) 說：「味有兩種，即 chedaniya 與 upasamalnya。」
>
> 馬烏墮嘎魯亞 (Maudgalya) 說：「味有三種，即 chedaniya 與 upasamalnya，以及具有這兩種性質者。」
>
> 卡烏西卡（Kusika=Hiranyaksa）說：「味有四種，即味美而有益之物、味美而無益之物、味不美而有益之物、味不美又無益之物。」
>
> 頗羅墮 (Bharadvaja) 說：「味有五種，即屬『地』之物、屬『水』之物、屬『火』之物、屬『風』之物、屬『空』之

---

[82] 認識事物的方法，在因明學中稱為「量」。包括，(1) 聖教量：又作正教量、至教量，以聖人所說量邪正也；(2) 現量：如以眼識見色、以耳識聞聲；(3) 比量：如見煙知有火，以已知比顯未知之法也；(4) 比喻量：比喻之法，如云人生之無常，如水泡之無常。

物。」

既是王、又是聖仙的瓦魯尤瓦塔 (Varyovida) 說：「味有六種，即重性之物、輕性之物、冷性之物、熱性之物、潤性之物、乾性之物。」

毗提 (Videha) 國王尼米 (Nimi) 說：「味有七種，即甘、酸、鹹、辛、苦、澀、kṣāra[83]。」

巴底迦 (Badisa = Dhamargava) 說：「味有八種，即甘、酸、鹹、辛、苦、澀、kṣāra 及不定。」

Bahlika[84] 地區的醫者坎卡亞那 (Kankayana) 說：「味之種類無限。原因在於其基體、屬性、作用、風味的差別是無限的。」

聽完眾人的觀點後，尊者阿低離說：「味僅是甘、酸、鹹、辛、苦、澀六種。〔巴隨拉卡比亞所言〕水是此六種味的母體。〔迦庫恩德亞所言〕 chedaniya 與 upasamalnya 是味的兩種功能。〔卡烏西卡所言〕 味美與味不美，是好惡的問

---

83 kṣāra：腐蝕性的、刺激性的、含鹽分的，如硝石、鹼等。漢譯為烈灰汁。矢野道雄的譯注為「廣義指所有具收斂性的物質。狹義指用收斂性植物的灰製成的鹼性藥劑。代表性的藥劑是以大麥芒為原料製成的 yavaksara」。

84 古代國名，即「大夏」(Bactria)。在興都庫什山與阿姆河之間，即今阿富汗北部和烏茲別克、塔吉克的一部分。首都為巴克特拉（《元史》作巴里黑）。大夏的藝術、建築、錢幣和文字等深受希臘文化的影響。西元一世紀大夏的勢力範圍擴大到印度的西北部，此後成為佛教的一個中心。

題；有益與無益是效力的問題。另外〔頻羅墮所主張的〕根據五大要素的分類，是基體的問題；這些基體因本來的性質、變化後的性質、複合的方式、場所、時間等而不同。此被稱之為實體的基體中的屬性 (guṇa)，乃〔瓦魯尤瓦塔所言〕重性、輕性、冷性、熱性、潤性、乾性等等。再者，由於是『腐蝕性的東西』，所以稱之為腐蝕劑 (kṣāra)，這不能算進味中，毋寧說是從各種味中產生出的實體。這是具有以辛味與鹹味為主的多種之味、成為兩種以上感官對象、依靠工具〔人為性地〕製造出來的東西。〔因此，尼米王的分類亦不恰當。〕再者，〔巴底迦所言〕『不定的性質』只有在關係到味之元物質的水，或涉及『潛在之味』[85]，以及具有『潛在之味』的物質時才是妥當的；味本身並不具有『不定』的性質。又〔像坎卡亞那將味的種類〕說成無限，也是不恰當的。因為無限的不過是基體〔的種類〕。實際上每一種味〔的不同〕乃是基於基體等的樣態之不同，這些（後者）的區別是無限的。味自身的不同，在〔基體等的〕不同之外則喪失了根據。這是從〔味所〕依賴之物相互組合形式多樣的角度講，而不等於說〔味的〕屬性與本性是無限的。因此，我等亦在關注〔複合與組合〕之原因的情況下，論說沒有相互複合之六種味的種種特徵。」

（《闍羅迦集》1, 26）

---

[85] anurasa：潛在之味，是指確實存在，但因其他味過於強烈而無法被舌所感知的「味」。

味，雖然只有六種，但經過組合，則可形成六十三種變化。即：

一種單獨……6	二種組合……15	三種組合……20
四種組合……15	五種組合……6	六種組合……1

味的不同，除了與其「本質」及「組合」相關外，還與「場」和「時」有關。例如葡萄生於不同地區而有甜酸之異；芒果小時苦、大時酸、熟時甜等，即是「場」與「時」的影響。

六味因為組合方式的不同，雖然已然形成了六十三種變化，但如果考慮到確實存在，只不過因其他味過於強烈而無法被舌所感知的「潛在之味」[86]，則成為無數。實際上，由於還有「中度」或「極度」之類程度的問題，所以阿育吠陀認為：味的種類，超越了可以計算的範圍。

懂得味之分類的人，為瞭解疾病分類之人。他在各種疾病的原因、症候〔的判斷〕和治療中，不會失敗。(《闍羅迦集》1, 26)

二、味的基質

作為食物及生物的體力、容色、活力之本源——其所具有

86 早期的註釋者 Chakrapanidatta 舉例說：「濕的蓽茇具有明顯的甘味，但乾燥的蓽茇卻有辛味。故『辛』才是蓽茇的味。『甘』為『潛在之味』。然而葡萄等無論是在濕的狀態下，還是乾的狀態下，皆呈甜味。在這種情況下，〔認識上〕沒有矛盾，『甘』就是其味。」

> 的「味」，有六種之別，但此等之味並非僅限於食物，而是存在於任何之物。(《妙聞集》1, 1)

正是因為作為人體營養來源的飲食物具有不同之「味」，所以才由此決定了飲食之物（包括藥物）的種種不同性質；而飲食物本身的形成，又是以他物為營養，並由此決定了飲食物本身的性質。然他物復以他物為營養，最終自然就追溯到構成萬物的本源「五大」中所含的「味」：

> 甘味所成，由多地、水之質；酸味所成，由多地、火兩性；鹹味所成，因水、火兩性為盛；辛味所成，因風、火兩性為盛；苦味所成，因多風、空兩性；澀味所成，由多地、風兩性。(《妙聞集》1, 42)

歸納其中所言味與五大的關係，則成表 13。另外，《妙聞集》第一卷第三十七章〈論土地的性質〉也是從「五大」之德的角度立論，歸納而成表 14。從總體上講，印度醫學認為規定飲食物與藥物性質的最根本因素，是生長環境的水土因素。換言之，由於生長在不同土地上的植物、動物，具有不同的「味」，所以具有不同的性質。這一點可以說是阿育吠陀藥物理論的最重要基礎，例如《叢林與肉類的香味》[87] 這部研究印度傳統醫學的專著，就是

[87] Francis Zimmermann, *The Jungle and the Aroma of Meats: An Ecological Theme in Hindu Medicine*, Berkery: University of Califoria Press, 1987.

將「動物－生活環境－藥性」之間的聯繫[88]視為阿育吠陀的精華所在。

表 13　六味中的優勢元素

味	甘	酸	鹹	辛	苦	澀
優勢元素	地、水	地、火	水、火	風、火	風、空	地、風

表 14　土壤的性質與特徵

性質	特徵
自性最優	多石，堅，重，暗色或黑色，多喬木及穀物
水性最優	地味膏腴，有冷性，近水，多潤澤的穀草、柔軟的樹木，色白
火性最優	雜色，含輕石，所生樹木的嫩條稀小、且呈淡黃色
風性最優	乾燥，灰色或灰褐色，所生樹木多枯瘦、幹有空洞、少汁液
空性最優	土質柔軟，平坦，多孔，暗色，含無味之水，遍生汁液缺乏的樹木，多為高山生樹木

這種究極式的理論探索，使得「味」以及影響「味」之形成的因素無處不在。例如在論述風的性質時說：

[88] 在《闍羅迦集》中對於構成食物與藥物之一大類的「動物」，採用了下述的分類方式：(1) Prasaha：以強力、暴力捕食；(2) Bhusaya：地穴中居住；(3) Ānupa：沼地居住；(4) Jaleja：水居；(5) Jalecara：棲於水邊；(6) Jāṅgala：居於乾燥的陸地；(7) Viṣhkara：以嘴爪到處覓食；(8) Pratuda：啄木求食。

> 東風為甘、濕、鹹性；生濃重、溫熱；致使血液、膽汁素增殖。
>
> 南風為甘性，不會導致消化不全。帶有澀性、輕揚，在諸風中為最優，有益於眼，使力增強，可醫治血液與膽汁素的不調，促進體風素的增長。
>
> 西風為苛性、明澄、荒烈、嚴峻，掠奪脂質與力，使黏液質與脂肪變乾燥，使人的生氣凋萎，身體乾枯。
>
> 北風為濕性、軟性、甘性，帶澀味，且有冷性，不促使疾病變化。而在正常狀態下，可增進濕潤與力。對於瘦人、肺癆患者、中毒者特別有益。(《妙聞集》1, 20)

在論述「季節養生」時說：

> 時 (kāla)，為獨立自存者，始、中、終不絕，味之成壞、人之生死亦依存於此也。北行期為冷季、春季及夏季。在這些季節，日光為優勢，苦、澀、辛味愈發變得有力，一切生類之力衰減。(《妙聞集》1, 6)

甚至在討論燒灼法時說到火的性質，亦認為：「以火激烈刺激人的血液，因此衝擊而使人體的膽汁素被刺激」的原因是「火與膽汁素，在力、味、實體方面，兩者為相等之物」。(《妙聞集》1, 12)

「自然醫學」(Naturopathy) 是存活於當代印度的傳統醫學體系之一。其核心為飲食療法，故有「菜食醫學」之稱[89]。據多年留學印度的稻村晃江介紹，「自然醫學」在當代印度的三所學院中擁有四十五名招生名額；七所醫院和一百六十張病床；四十三個診療所[90]。然這一醫學體系的源頭，可以說仍舊是在阿育吠陀之中。因此當代的研究者認為，阿育吠陀的價值在於：「實際上，無論是誰都能從阿育吠陀中得到益處。作為偉大的元科學之一，阿育吠陀不僅對臨床醫生、專家有用，甚至家庭主婦都能從中汲取有價值的見識。」其原因中即包括：「儘管藥與食物的習慣不同，但其原理不變」；「強調攝取有益健康的飲食物」等等[91]。

三、味的功能

味的重要，在於各種「味」所具有的功能。《妙聞集》第一卷第四十二章〈論味的種類〉中詳細論述了六味的性質，以及六味與體風素、膽汁素、黏液素之間的關係。

1.六味的功能：

(1)**甘味**：賦予滿足，使愉悅、飽滿，賦予活氣，使口內產生黏著感，並使黏液素增生。

甘味能夠增強乳糜、血、肉、脂肪、骨、骨髓、活力素、

---

[89] 丸山博，《アーユルヴエーダへの道》，頁 11。

[90] 見稻村晃江為其所譯《アーユルヴエーダ 日常と季節の過ごし方》一書寫的〈譯者前言〉，頁 35。

[91] Bhagwa Vaidya & Manfred M. Junius 著，幡井勉譯，《入門アーユルヴェーダ》。

精液、乳液，使視力增強，毛髮發育良好，顏色與皮膚之色變好，增強體力，使傷口癒合，血液及乳糜淨化，適於老、幼、負傷者、虛弱者，是蜂、蟻等的最喜好之處，消除渴、失神、灼熱感，使六根清靜，促使內臟寄生蟲的發生。甘味雖有如此性德，但若過度耽嗜時，則生咳嗽、呼吸困難、劇烈的腸鳴、嘔吐、口甘、嗄裂聲、內臟寄生蟲、甲狀腺腫等，同樣也可導致腫瘤、象皮病、膀胱及肛門的障礙、眼炎等。

⑵**酸味**：使齒齗、唾液分泌，且食欲振奮。

酸味具有溶解性，助消化，鎮靜體風素的不調，通利順調，賦予內臟溫感、身體表面涼感與濕潤，概言產生快感。酸味雖有如是性德，若僅耽嗜大量的酸味時，齒齗、眼閉、皮上粟起，黏液素被解消，身體弛緩。同樣，因酸味具有熱性，故可引起負傷、火傷、咬傷、骨折、腫脹、扭傷、變位，毒蟲之尿侵襲、或毒蟲匐行部位，或切斷、切開、穿刺、脫臼等部位化膿；賦予咽喉、胸及心臟部位，燃燒般的感覺。

⑶**鹹味**：賦予食欲，促進黏液的分泌，賦予柔軟性。

鹹味為淨化劑，助消化，具有溶解性與濕潤性，使身心寬和，又有熱性，與其他所有的味不兼容，可洗淨腸腔等，使身體柔軟。鹹味雖有如是性德，若專於此而耽嗜過度時，生肢體搔癢、蕁麻疹、腫瘍、皮膚的顏色變壞、陰痿、感官障礙、口眼的炎症、大出血、惡性痛風、風濕及吐酸。

⑷**辛味**：刺激舌尖，引起戰慄、頭痛、流涕。

辛味為健胃劑，助消化，促進食欲，為淨化劑，可抑制肥滿、倦怠、黏液素不調、內臟寄生蟲、毒、癩性皮膚病、搔癢，解消關節韌帶的強直，為結痂劑，對於乳汁、精液及脂肪有害。辛味雖有如是性德，若專此濫用時，可至眩暈、精神錯亂，咽喉、上顎及唇乾，肢體發熱，力量喪失，引起震顫、疼痛、刺痛，以及手足、脅、背的體風素性劇痛。

⑸**苦味**：在咽喉產生乾涸感，使口腔內的黏氣消失，增進食欲，且恰因發抖而感到快樂。

苦味調治惡化病素，增進食欲，為健胃劑、淨化劑，可治療搔癢、蕁麻疹、渴、失神、熱病，淨化母乳，減少屎尿、汗、脂、膏、膿汁的量。苦味雖有如是性德，若專此濫用時，可使肢體、項部喪失感覺、痙攣、顏面麻痹，產生劇烈頭痛、眩暈，如截之痛及口中惡味。

⑹**澀味**：使口中變乾、舌頭變硬、咽喉收緊，產生心臟痙攣與壓迫感。

澀味具有收斂性，癒傷，為止血藥、淨化（消毒）劑、溶解劑，具有吸收性、壓出性、傷面乾燥性。澀味雖有如是性德，如濫用之，生心臟疼痛、口渴、腸鼓、言語不遂、項筋麻痺、肢體震顫、傷部搔癢、肢體屈動攣縮。

在《闍羅迦集》第一卷第二十六章中，可以看到與上述幾乎一樣的論述，由此可見兩者在有關「味」的認識方面，看法基本是一致的。

2.六味與三病素的關係：

甘、酸、鹹除體風素之不調；甘、苦、澀除膽汁素之不調；辛、苦、澀除黏液素之不調。體風素為風性，膽汁素為火性，黏液素為水性也。

冷、乾、輕、淡、排泄障礙，是體風素性質的特徵。澀味與體風素同族。澀味通過其冷性，增強體風素的冷性；通過其乾性，增強體風素的乾性；通過其輕性，增強體風素的輕性；通過其淡性，增強體風素的淡性；通過其排泄障礙性，增強體風素的相應性質。

熱、苛、乾、輕、淡，為膽汁素所具性質的特徵。辛味與膽汁素同族。辛味通過其熱性，增強膽汁素的熱性；通過其苛性、乾性、輕性、淡性，增強膽汁素的苛性、乾性、輕性、淡性。

甘、濕、重、冷、黏，為黏液素的特性。甘味與黏液素同族。甘味通過其甘性，增強黏液素的甘性；通過其濕性、重性、冷性、黏性，增強黏液素的濕性、重性、冷性、黏性。辛味與黏液素異族。辛味通過與黏液素相反的性質，即辛性，壓倒黏液素的甘性；通過乾性、輕性、熱性、淡性，壓倒濕性、重性、冷性、黏性。以上所述不過是其一例。

3.合食禁忌：

關於各種「味」的相互關係，《妙聞集》第一卷第二十章從食物是否皆為利弊兼具這樣一個辯題切入，引出了有關食物性質、配合宜忌的種種論說。其主要依據，仍舊是以「味」為基礎，並引申到「效」（功效）與「化」（消化）兩方面：

甘、酸，及甘、鹹，在味、效兩方面不兼容；

甘、辛，在味、效、化三方面皆不兼容；

甘、苦，及甘、澀，在味、化兩方面不兼容；

酸、鹹，在味上不兼容；

酸、辛，在味、化兩方面不兼容；

酸、苦，及酸、澀，在味、效、化三方面不兼容；

鹹、辛，在味、化兩方面不兼容；

鹹、苦，及鹹、澀，在各方面皆不兼容；

辛、苦，及辛、澀，在味、效兩方面不兼容；

苦、澀，在味的方面不兼容。

詩頌曰：「如上所述，從效能的角度觀之，不兼容之物對於保健是絕對不適宜的；其他之物則應知具有適與不適的兩重性。在飲食方面不注意味、效等的不兼容性的人，招致疾病、感官衰弱，以至死亡。或攝入了在味等方面不調合的食物，且又未能排出體外者，則引起病素的紊亂而生病。要治療因攝入不調合食物而引發的疾病，可用瀉下劑、吐劑、中和劑或適當的有效之物。消化力旺盛之人、年輕人、胖人、好運動之人、健壯之人，因習慣或攝入少量不調合之物，不致引起大的危害。」

只有在瞭解上述有關食物「味」、「效能」、「消化」的理論之後，才能理解何以會有飲食配合的種種禁忌。研究古代飲食禁忌者，往往很難理解許多在實際生活經驗中一起使用並無害處的食物，何以在古人眼中、在古代的醫學著作中，皆被列為「合食禁忌」。

4.毗梨耶、消化後味、所生：

「毗梨耶」與「味」的關係，有些像中國傳統醫學藥物理論中所說的「四氣五味」或「性味」。四氣，指某種藥物所具有的「寒、熱、溫、涼」性質；五味，即可以被感官直接感知的「辛、甘、酸、苦、鹹」等味道。「消化後味」這一概念，是站在「味」是作用的基礎這一立場上，根據消化之後產生的作用來反推其味，而不是指味覺器官直接感受到的味道。味，可以理解為是物〔與感覺器官〕接觸時被感知的東西；後味，是作為〔消化吸收這一〕行為的結果而被感知的東西；毗梨耶，是從與味覺器官接觸到〔被消化吸收〕定著於身體之間〔的作用〕。

某些人說毗梨耶為溫和、過激、重、輕、濕、乾、熱、冷等八種；又有些人說是冷與熱兩種。但毗梨耶者，乃是「據此發揮某種作用」那樣的東西[92]。所有的作用都是通過毗梨耶構成，如果沒有毗梨耶則什麼都無法進行。

《闍羅迦集》第一卷第二十六章以一些具體的例子來說明這

92 注釋者云：「味為直接知覺的對象，而毗梨耶靠直接知覺不能被認識，僅僅是通過根據結果的推理 (anumana) 而被認知。但後味可以在一定程度上直接知覺。」引自矢野道雄譯，《インド醫學概論》，頁 185。

一問題：味與消化後味皆是「甘」的食物，其毗梨耶為「冷」。同樣，味與消化後味皆是「酸」的食物，其毗梨耶為「熱」；為「辛」之物亦是「熱」。

如此，消化後味與毗梨耶沒有矛盾之食物的性質大略，同樣可以通過上述有關味的教說來說明。例如牛乳、酥、cavya 和白花藤等，凡與之相類的其他東西，醫者可准其各自之味加以說明。〔然味之狀態〕雖為「甘」、「苦」、「澀」，但亦有毗梨耶為微「熱」性之物。例如五大根[93]及沼澤地棲息動物的肉。岩鹽之味雖為「鹹」，但毗梨耶卻不是「熱」；庵摩勒雖然味酸，但也不是「熱」。再有牛角瓜 (Calotropis gigantea)、沉香、心葉青牛膽雖為「苦」，但卻被認為是「熱」。

某種東西具有酸味，亦具有凝固性；而某種酸味之物卻具有分裂性。例如 kaplttha（Feronia elephantum，木蘋果屬）具有凝固性，庵摩勒具有分裂性。

雖言辛味之物「妨礙作為男性的機能」，但蓽茇與乾薑〔具有辛味卻〕為強精劑。澀味之物具有固定性、為「冷」性，但訶梨勒卻並非如此。因而並非所有的東西都能以上述有關味的說教來說明。可知即便是味同，亦可如此這般地因「物」而致性質不同。

在具有乾性的味中，以澀味的乾性為最強，辛味次之，苦味

---

93 矢野譯注引英譯本云：五大根為 kanthakarika（黃果茄，*Solanum xanthocarpum*）、goksura（蒺藜，*Tribulus terrestris*）、prsni（紫錐菊，*Uraria lagopodioides*）、brhati（刺天茄，*Solanum indicum*）、saloparni（鉤毛莢山螞蝗，*Desmodium gangeticum*）五種藥。

的乾性最弱。同樣，在具有熱性的味中，就熱性這一點而言以鹹味為最強，酸味次之，辛味最弱。在具有濕性的味中，就濕性這一點而言以甘味為最強，酸味次之，鹹味最弱。在冷性方面，澀味、甘味、苦味，分別依次為最強、次之、最弱。在重性方面，甘味為最強，澀味次之，鹹味最弱。關於輕性，酸味、辛味、苦味依次變強。但也有人認為：輕性之物的最弱者為鹹味。即鹹味既可言是重性，亦可言是輕性，但無論如何都是最弱者。

以下述「後味」的特徵。

辛味、苦味、澀味的後味主要是「辛」；酸味的後味狀態亦是「酸」；甘味與鹹味的後味狀態為「甘」。

甘、鹹、酸三味因具濕性，故一般認為可使屁、尿、便的排泄變得容易。辛、苦、澀三味因具乾性，故被視為可使屁、尿、便、精液的排出變得困難。

辛味因以「風」為優勢，故在後味狀態下可殺精子、使尿與便閉止。甘味在後味狀態下，使尿與便大量產生，有害於黏液素與精液。酸味在後味的狀態下，使尿與便大量產生，使膽汁素增大。其中，後味狀態的甘味為重性；另一方面，辛味與酸味與此相反。後味之狀態的強、中、弱，亦可根據「物」之性質的不同加以判別。

然而僅有這些概念還不足以構建完滿的理論，為了解釋某些例外，又思辯性地引入了一個「所生」(prabhava)[94]的概念：

---

[94] prabhava的意思為卓越的；由……引起（或）發生；具……而開始；在……之中（或）之上。舊譯為生、所生、從所起、從智所起。又有起

然而當承認味、後味、毗梨耶皆相同，但作用卻不同時，這被說成是由於「所生」的不同。例如白花藤與 danti（*Baliospermum axillare*，斑籽木屬）皆是辛味，在後味的狀態下也是辛味，其毗梨耶是「熱」，但〔與白花藤不同〕，danti 有催下性。這是由於「所生」〔的不同〕。

「以毒制毒」，這是因為有「所生」這樣的原因。又某物在身體中逆行，某物順行，這也是由於「所生」引起的不同。又飾於身體的寶石類的各種功能[95]，亦是通過「所生」而成立，此「所生」被認為是不可思議的。

以上借助正確的例子說明了後味、毗梨耶與所生。某物通過味行其作用，某物靠毗梨耶，某物通過性質，某物靠後味，還有的東西通過所生起作用。

味等四者之力相等時，後味壓倒味，毗梨耶壓倒味與後味，所生壓倒味、後味與毗梨耶——此乃其自然狀態下的力。

源、根源、存在的原因、出生地的意思。舊譯為生、所生、極出生、力。矢野譯注云：「繼味、後味、毗梨耶之後，提出 prabhava 這一新概念，是由於有許多以上述三概念無法解釋的問題。解釋的理論確立之後，當以此無法說明時，引入新的原理乃屬當然，但這並不會導致前此的體系完全倒塌。這是印度保守性思辯的特徵。體系不會有大的改變，在不斷引入新的要素的過程中逐漸充實。」見矢野道雄譯，《インド醫學概論》，頁 175。

[95] 對於印度人來說，飾於身體的物件並非僅僅是為了裝飾，還有預防疾病、保護身體不受外敵侵害的作用。

在中國傳統醫學中，實際上也存在著同樣的問題。例如：「諸花皆升，旋覆獨降」——基於模擬建立起來的藥物理論認為，所有的花都具有「升」的性質與作用，但旋覆花卻具有「降氣」的作用。然而在中國方面，我們卻看不到有人要對這一違反普遍規律的特例做出某種理論解釋，只需要有一句經驗性的總結就足夠了。

拾、對於病人的告誡

「文化」的本義是「以文化人」，即不斷的教化過程。在醫學領域中，也存在著對於病人進行教化的過程。例如當西方醫學傳入之後，中國民眾從「寧死不開刀」、「身上不能缺點兒什麼」的極端恐懼態度，到普遍瞭解、能夠接受手術療法的過程，並不是醫療技術本身的發展過程，而是文化的過程——接受西方醫學、被其所化的過程。然而從另一方面講，從古代的「知識權威」到當代的「科學權威」，又都足以導致民眾對醫學的絕對與盲目信任，甚至病人及家屬連瞭解自己的病情與治療過程的權力都沒有。而在當代西方世界，這種將自己完全委付醫生、由醫生決定自己命運的時代已經過去——民眾被告知：你有權瞭解自己的病情、選擇治療的方法。

《漢書・藝文志》在著錄各種醫學著作之後，表現出某種不信任的態度：「有病不治，常得中醫[96]」，在阿育吠陀中也同樣可以見到許多對於病人的告誡。以下從兩大經典中各舉一例。

> 即使是劇毒之物，也可根據使用方法而成為最佳的藥物。〔反之〕雖然是藥物，一旦使用錯誤，則變成劇毒之物。因此企盼長壽與無病的賢明之人，決不可接受由不通道理之醫者處方的藥物。(《闍羅迦集》1, 1)
>
> 若為醫師而無智、貪欲（吝惜藥品、器具、助手等設備費）、對於受術者沒有友人的安慰之語，施術時因恐怖、狼狽及其他各種事情而惡劣地施行手術，可至引起其他疾病。欲求生存之人，應猶如面對猛烈的毒蛇一般，遠離大概不熟知鹼、銳器、火及藥品之使用方法的醫師。如此醫師的手術明顯傷害急所、關節、靜脈、神經（腱、韌帶）、骨。接收愚醫手術的患者，可剎那間，或早晚被奪去生命。對於手術極度拙劣，以至術中以銳器自傷而自殺的惡醫，希求長生、用心深遠之人應遠離之也。(《妙聞集》1, 25)

---

[96] 此處之「中醫」，是「中等之醫」的意思。

八　科

印度醫學分為「八科」，這也就是婆拜他綜合《闍羅迦集》和《妙聞集》而成的第三部經典，之所以名之曰《八支集》與《八心集》（或《八科精華》）的原因所在。

據《妙聞集》講，梵天創造了百章、十萬詩頌的阿育吠陀後，

> 見人類壽命短暫、理解力匱乏，故減縮其為以下之八科學：一、一般外科學，二、特殊外科學，三、體療法，四、鬼神學，五、小兒科學，六、毒物學，七、不老長生學，八、強精學[1]。

然後，至聖不滅的迦尸國王德罕溫塔里又對「八科」的內容做了如下所述的簡略介紹。

1. 一般外科學：謂去除種種之草、木片、石、沙塵、鐵、土、骨、毛、爪、膿汁、分泌物、胎兒等異物之醫療器械的用

[1] 見第一卷第一章〈吠陀的起源〉。

法、腐蝕法、燒灼法及腫瘍診斷法。

2. **特殊外科學：**謂治療鎖骨以上，即與耳、眼、口、鼻等相關諸病的方法。

3. **體療法：**謂關係全身之病，即熱病、下痢、大出血、肺癆、瘋癲、癲癇、癩病、泌尿病等的治療方法。

4. **鬼神學：**對於因鬼神所致精神疾患，以祈禱、咒語或供物來撫慰惡靈，使其遠離之法。

5. **小兒科學：**育兒法、母乳消毒法，以及治療因惡質乳汁或羯羅訶所致諸病的方法。

6. **毒物學：**講述如何中和因被蛇、昆蟲、鼠等咬、刺傷時出現的中毒症狀，以及諸種毒物或食物混合食用引起的中毒症狀的解毒辦法。

7. **不老長生學：**健腦、強壯、保壽、祛病之法。

8. **強精學：**使精液量微者變充足、質惡者變純淨、凋萎者增殖、微力者育成，使性欲旺盛之法。

《闍羅迦集》第一卷中，也同樣記述了八科的構成。但如此劃分的「八科」究竟始於何時，並不清楚。據日本學者的研究，在原始佛典及初期耆那教經典中八科尚不齊備，僅見列舉五科，而缺少「毒物學」、「長生不老學」、「強精學」。《闍羅迦集》和《妙聞集》這兩大號稱內、外科完整體系的經典著作，也沒有完全涵蓋八科的各個方面。

從總體上講，「體療法」基本上相當於今日所言內科學；「特殊外科學」的治療範圍是以頭為中心，即鎖骨以上的部分，因需要使用特殊的器械，而從「一般外科學」中獨立出來。內、外兩科（包括疾病的劃分與相應的治療方法），無疑是醫學構成中最重要的兩大科目。而其他一些醫學的分科，實際上往往可以被包容在這兩大科目之中。例如中國古代將內科與兒科分別稱為「大方脈」與「小方脈」，以為兩者間的區別不過是用藥劑量有所不同，而在理論上並沒有什麼本質的差異。又如阿育吠陀從總體上講，都可以說是教人如何「長壽」[2] 的學問，《闍羅迦集》開篇的第一句話就是：

> 那麼現在講述由「〔希望〕長壽」〔一語開始的〕章吧，尊貴的阿底離說。

第四章論述五十類藥物時，其第一類就是「長壽藥」；其他諸如：

> 沐浴，大可清潔、強精、長壽；身著清潔的衣服，受人喜愛、尊敬，得長壽；身上帶香料與花飾，刺激性欲、芳香籠罩，有益於長壽；身上戴寶石的裝飾，賦予富裕感、幸

---

[2] 然而長壽的標準為何呢？關於這一問題，注釋者 Chakrapanidatta 說：人類的壽命在往昔的黃金時代 (krta-yuga) 為四百年，按照銀的時代 (treta-yuga)、銅的時代 (dvapara-yuga) 之序各減百年，在現今鐵的時代 (kali-yuga) 為百年。《梨俱吠陀》及《阿闥婆吠陀》中亦可見「百秋」這樣的說法。

> 運、長壽；經常保持兩腳和分泌之路清潔，有益於智力，賦予清淨性與長壽；修理頭髮、鬍、爪甲，賦予豐滿性、性欲、長壽；持杖，穩定身體，懲罰敵人，支撐身體，增壽；適量攝入的食物，必然賦予食入之人體力、容色、幸福與長壽。(《闍羅迦集》1, 5)

因此，在此我們只重點介紹內科與外科。

壹、一般外科學

德罕溫塔里在解釋一般外科學何以在阿育吠陀八科之中名列首位的原因時說：

> 1.凡外科性處治，以迅速為貴；2.運用鈍器、銳器、腐蝕法及燒灼法，需要技術；3.與所有的其他門類相通。故此門類為常住[3]、吉祥，通天，賦予光榮，使長壽，給予生計者。(《妙聞集》1, 1)

而對於醫生來說，掌握外科療法，尤其是「手術」技藝，不僅可

[3] 法無生滅變遷，謂之「常住」。

以獲得現世的利益，來世還可升入天堂：

> 外科醫師依靠其手術獲得有利的立足之地，得到德、財、顯赫名譽及善人的至高讚賞，來世即可得生於天。(《妙聞集》1, 25)

一、手術八法

《妙聞集》第一卷第二十五章名為〈八種外科手術法〉。所謂「八種外科手術」，即：切除、切開、亂刺 (lekhya)、穿刺、拔除、刺絡、縫合、包紮。其適用症與操作要點如下。

1. **切除法：**可使用切除法者為：痔瘻，黏液素性結節腫，母斑，瘤腫，痔核，表皮贅生物，骨與肉上的異物，黑子，上顎肉腫，上顎腺腫，腱、肉、脈的壞疽，蟻冢狀小結節，sataponaka（痔瘻的一種），急性扁桃腺炎，陰莖膿瘍、肉腫，智齒阻生。
2. **切開法：**可使用切開法者為：深部膿瘍，除全病素複合性之外的三種結節腫，丹毒，陰囊腫，腹股溝與腋窩的結節狀腫瘍，尿崩症引起的癤腫[4]，腫脹，乳房疾患，陰莖膿疱瘡，眼瞼囊腫，足部潰瘍，瘻瘍，兩種喉頭腫，陰莖小膿疱

4 眾所周知糖尿病易生癰，故此處之尿崩症似應為糖尿病。蓋兩病皆見多飲多尿也。

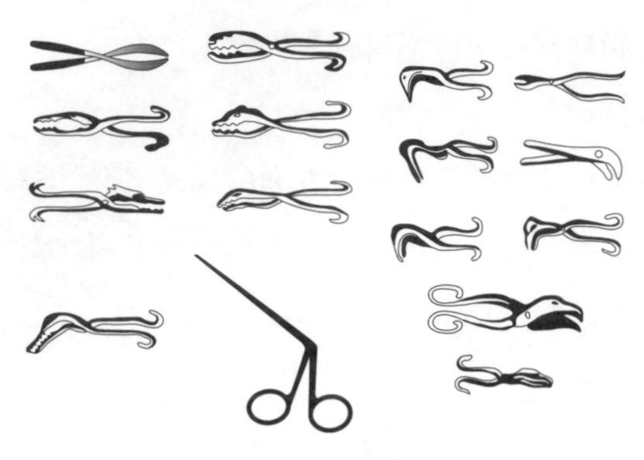

圖 16　手術器械

疹，陰莖潰瘍，多種的輕症，上顎腫及齒齦腫，扁桃腺腫瘍，硬性咽頭腫，其他已成膿的腫瘍，結石引起的膀胱病，脂肪引起的某種腫瘍。

3.**亂刺法：**可使用亂刺法者為：四種咽喉炎，白斑，癩，舌下腫瘍（蛤蟆腫），脂肪引起的劇烈的齒齦腫瘍，結節腫，眼瞼腫，舌腫，痔疾，圓斑狀癩，贅肉，隆肉等。

「亂刺」的原文為 lekhya，有造成傷口、刻劃、書寫等多種涵義。此處是指以銳器刺、劃出淺而面積較大的創面。故大地原誠玄譯作「亂刺」。八法之中，唯有此「亂刺」一法，似乎在中國古代的醫學文獻中找不到與之相當的描述與記載。但 1960 年代，曾廣泛採用以烏賊骨磨瞼結膜，來治療青少年中流行的砂眼病。此實即「亂刺」之法的應用。但我們並不清楚何以會在當時突然流行這種治療方法。

4.**穿刺法：**可使用穿刺法者為：各種靜脈、陰囊水腫，腹水。可使用探針法者為：瘺瘍，含有異物、有異常瘻管的創傷。

5.拔除法：可使用拔除法者為：三種砂石——牙石、耵聹塊、尿石，異物，死胎及堆積在直腸的糞便。

6.刺絡法：可使用刺絡法者為：除源於全病素之外的五種深部膿瘍（體風素性、膽汁素性、黏液素性、血液性、外傷性），各種癩性皮膚病，體風素性疼痛性的局部腫脹，耳垂的潰瘍，象皮病，膿毒症，源於各病素的瘤腫，丹毒，結節腫，生殖器的炎症性腫瘍，乳腺病，腹股溝與腋窩腺腫，齒槽膿瘍，咽喉腫，棘狀舌苔，齲齒，膿血性齒齦腫，伴有惡臭的出血性齒齦膿瘍，壞血病，疼痛性齒齦膿瘍，源於膽汁素、血液、黏液素的口唇病，及大部分的輕症。

關於刺絡法，在前述「刺絡——放血療法」一節中已有詳細介紹。

7.縫合法：可使用縫合法者為：源於脂肪的膿瘍破口後，已盡可能除去了內容物者；突發性，尤其是位於可動連接部位的創傷。鹼、火、毒傷，傷口內有空氣流動者，又瘍內含有血液或異物時不宜採用縫合法，此時必須妥善清除與洗滌。若不清除患部中的塵埃、毛髮、爪及可動性骨片等，可形成腫物、使化膿、產生種種的疼痛，故必須除去此等的外物。應抬高這樣的腫口，置於適當的位置，以細線縫合。又可以 asmantaka（黃花羊蹄甲，*Bauhinia tomentosa*）的

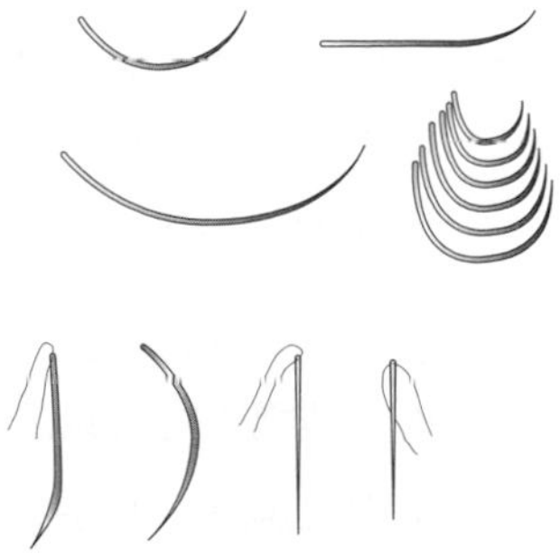

圖 17　縫合用針

樹皮製成的纖維，或麻線、亞麻線、弓弦的纖維、馬尾毛，或 murva（虎尾蘭，*Sansevieria roxburghiana*）、心葉青牛膽的纖維徐徐縫合。

縫合法又有以下四種樣式：交叉狀縫合、吊繃帶狀縫合、連續縫合、斷續縫合。可在適當的場所適當地使用。

體內肉少之處及關節處，宜用長二指的圓形針；肉多之處，宜用長三指的三角形針。急所、陰囊、腹部，宜用弓形彎針。此三種針必須具有尖銳的前端、適當的形狀。其針頭應製成圓形、與茉莉花梗的前端粗細相等。手術時必須將針從距離傷口不遠不近的地方插入。距離傷口過遠時，產生疼痛；過近時導致針腳綻開。

縫合之法的運用，在中國不知始於何時。東漢末年的名醫華佗以手術療法聞名，有縫合手術切口的記述，但在醫學文獻中，似以成於隋代的《諸病源候論》中有關「金瘡縫合」的較為明確的記述最為知名。然眾所周知，自東漢至隋唐，中印之間的交往頗為頻繁。是否在外科技術方面存在借鑒，則不得而知。

8. **包紮法：**將適當縫合之處用亞麻布與棉覆蓋，可用 priyangu（沙棘，*Aglaia roxburghiana*) 的果實、方鉛礦、甘草、rodhra（珠仔樹，*Symplocos racemosa*）的樹皮粉末全面撒布。或撒布 sallaki（齒葉乳香樹，*Boswellia serrata*）果實的粉末、或燒亞麻布的粉末，然後適當施以繃帶，並應就食物及其他攝生法加以注意。

手術操作不當，會造成種種醫源性的損傷。例如：利器的操作不達其度，或過度，或誤斜其方向，及術者自身的過傷，被稱之為八種手術中的四類災害也。

眩暈、囈語、卒倒、昏睡、肢體運動、反射性運動、發熱、肢體弛緩、失神、體風素性劇痛，流出色如洗肉水的液體或血液，所有感覺器官終止與對象的交涉，此乃五種急所（關節、脈管、纖維、骨、肉）受到傷害時的症候。

脈管被切斷或切開時，大量洋紅色的血液流出；而且因傷形成的惡化體風素，可引起種種疾病。纖維被切斷的人，佝僂彎曲、肢體弛緩、運動不能、劇痛。可動或不可動關節受到傷害時，腫脹、極度腫大、劇痛、衰弱，以關節的腫痛及功能喪失為其特徵。骨受傷害時，劇痛晝夜不休、渴、肢體弛緩、浮腫且痛。筋肉的急所受到傷害時，觸覺喪失、色變蒼白。

如同當今的手術療法並非一次都能解決問題一樣（尤其是再造成型手術），阿育吠陀亦指出：

> 就「時」而言，有一次手術治好病者，亦有通過兩次、三次，乃至四次之手術而治癒者。

二、術前準備與術後護理三階段

一個完整的手術過程，除手術的操作過程外，還包括術前準備與術後護理。當醫生需要為病人施以某種手術時，應該首先做好以下準備工作。

應準備下述之物：鈍器、銳器、腐蝕劑、火（燒灼劑）、棒、吸角、水蛭、葫蘆、探針、棉、布、線、葉、繃帶、蜜、酥、脂肪（膏）、乳、油、點眼劑、煎藥、塗擦劑、泥膏、扇、冷水、熱湯、鍋等。並且需要選擇好態度親切、志操堅定、身體強壯的助手數名。同時還要擇良辰吉日，以酥、麥、飲食物、寶玉，敬獻火神、婆羅門僧、醫師等，奉供物、行祝禱，向婆羅門僧贈施物；給患者易消化的食物，使面向東方縛其手足。胎位不正、腹部腫脹、痔核、膀胱結石、痔瘻、口腔病的場合，應使患者禁食後施術。

術後護理包括以下一些內容：

行手術後，以冷水慰患者，從各方向按壓患部的周圍，以指揉膿瘍，製煎藥洗之，以布拭水，大量塗布胡麻的泥膏、蜜及酥，且將以淨化劑浸濕的捻子插入傷口。如此塗敷泥膏，以粗、滑適中的厚布置其上，加繃帶，燃燒鎮痛與除魔用的香，以除魔的咒文守護之。

如此，混合安息香的樹脂、沉香木、娑羅雙樹的樹脂、菖蒲根、白芥子的粉末、鹽、nimba（苦楝，*Melia azedarach*）的葉，浸以酥，可以此薰蒸。而以殘留的酥塗布患者的緊要的生活器官。撒布從水瓶汲取的水，唱如下咒文：「為防吉遮 (Kṛtyā) 與羅剎的惡靈，我行除魔的儀式，梵天對此給予了允許。梵天及諸神常可撲滅攻擊汝的龍、畢舍遮、干闥婆、卑帝利、夜叉、羅剎等。夜行於地上與空中者，又家居於諸方位、受汝恭敬者，可守護汝。

以生於梵天的牟尼、天界的王仙為首，至一切山河、大洋，皆可守護汝。風神可守護呼吸作用，蘇摩可守護運動及循環作用，雙神可守護排泄作用。電神可守護發聲作用，雷神可守護消化作用，因陀羅可守護力，摩奴[5]可守護項筋與智慧。干闥婆可守護汝之愛，因陀羅可守護汝之勇，婆樓那之王可守護汝之慧，大洋可守護汝之臍盤。太陽可守護汝之眼，方位之神可守護汝之耳，月可守護汝之意，星常可守護汝之形，夜可守護汝之影。水可使精液洋溢，（藥）草可促進毛髮的成長。空可守護汝的孔竅，地可守護汝的身體。火神可守護頭，毗濕奴可守護汝之膽勇，最勝人守護雄健的氣象，梵天守護汝之自我，極星可守護汝之眉。因是等的神靈，特別恆存於汝之體內，常守護著汝，故汝可得長壽。梵天及其他諸天，可祝福汝；日月及那羅陀 (Nārada)、帕爾瓦塔 (Pārvata) 二仙，可祝福汝。伴隨火神、風神、因陀羅的諸神，梵天所創造的守護神，亦可常為汝祝福，可使汝之壽命延長。可常癒諸疾病，使汝無苦痛。蘇婆訶。」

是等的曼怛羅退治名為吉遮的惡靈所引起的疾病，然今予通過唱之以守護汝，可獲長壽。

應如此使受到守護的患者進入病室，授以養生法。第三日應更換繃帶，第二日不可急於解繃帶。若第二日解除繃帶時，將使其癒創期延長，並產生劇烈的疼痛。此後應考慮病素、季節、患者的力等等，就煎藥、軟膏、繃帶、食物及攝生法加以教導。若

5 Manu：神話中的人類始祖。世界在每一劫末，人類全部滅絕；新的一劫開始，人類由摩奴重新創生。

操之過急時，可至內部的病素不癒，其原因是：即使是稍許的缺點，也可導致內部產生深瘍、疾病復發。

總之，「腫瘍應使內外一起徹底治癒。雖然創已癒，但在達到健常安定的狀態前，應避免不消化物、劇烈運動、性交、狂喜、憤怒、恐怖。醫師在冬季、冷季與春季，應每三日更換一次繃帶；在秋季、夏季和雨季，則隔日更換。急病時，醫生不必拘泥此規矩，應如房屋失火般地迅速治療。」

若手術後，該部位的疼痛困擾患者，可在患部注以加入甘草的微溫之酥，痛即鎮靜。

三、鈍器 (yantra)

yantra，意為無刃的外科工具——鈍器。據《妙聞集》第一卷第七章介紹，鈍器有一百零一種，分為以下六型：

1. **鉗子類：**長十八指，即約 1.1 尺，有形如獅、虎、狼、熊、豹、鷹、隼等之口的端，其基部以扁豆狀的兩頭釘固定，其頭部彎曲為鉤狀，此等器械可用於拔除深至骨的異物。
2. **鑷子類：**分有柄、無柄兩種，皆長十六指，即約 1 尺。此用於取位於皮、肉、筋、脈上的異物。
3. **顎狀或鑰狀物：**長十二指，即約 7.5 寸許，形如魚之顎，分單、複兩式，此用於取位於外耳、鼻腔的異物。
4. **管狀物：**其種類繁多、用途各異。或一端開口，或兩端開口。此用於取消化道及諸孔竅的異物，或檢查患部，或供吸血用，或使其他手術變得易於操作。是等的鈍器，按照管孔的口徑及其用途，粗細與長度各異。此等鈍器可用於痔瘡、痔核、腫瘍、膿瘍、灌腸、尿道注射、陰囊水腫、腹水、薰香吸入、尿道狹窄，還包括用葫蘆、角製成的「吸角」，後面將就此等器械詳加述說。

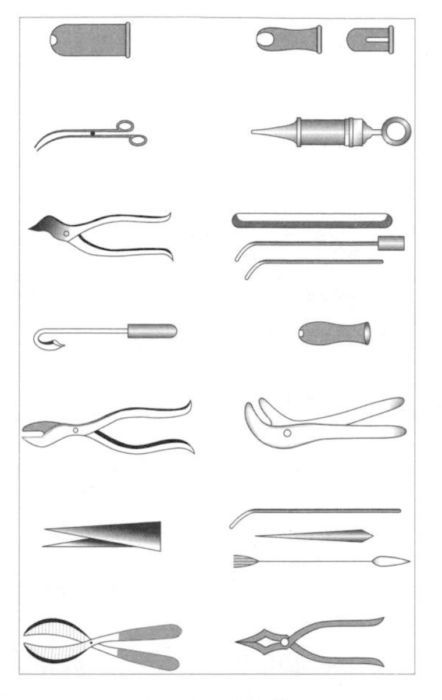

圖 18 鈍器

5. **棒狀物**：亦有多種，其用途亦多樣，而其粗細及長度取決於適合不同的用途。其形狀有下述四種，即：(1)蚯蚓狀，(2)箭羽狀，(3)蛇頭狀，(4)鉤狀。第一種用於探膿瘍；第二種用於切開患處、壓出異物；第三種用於搖動異物；第四種用於鉤住異物，以便取出。要去除孔竅中的異物，用前端如半個扁豆大、微彎的器械兩件。拭取膿汁時，用前端以棉包裹者六根。要塗抹腐蝕劑時，以前端如匙的臼狀器械三根。行燒灼法時，用棒狀物六根，其中三根頂端為鉤狀，三根形如 jambu (*Eugenia jambolana*) 的果實。要除鼻腔腫瘍，用一根頂端如半個棗核大、中央凹、邊緣銳的棒。點眼用者，兩側皆圓如豌豆，前端如花蕾。用於尿道洗滌者，圓，粗如 mālati (*Agnosma saryophullata*) 花梗的上部。

6.輔助用品：包括：線、繩、繃帶、革、樹皮、藤、布、圓礫及石、槌、掌與跖、指、舌、齒、爪、口、毛、馬韁、樹枝、唾、pravahana（催吐、催下、催嚏藥）、安慰患者之物、磁石、腐蝕劑、燒灼用品等。

屬於第一型者有二十四種，屬於第二及第三型者各兩種，第四型二十種，第五型二十八種，第六型二十五種。這些鈍器主要是以鐵製作，沒有鐵時也可以用與之類似之物代替。這些工具的前端，大多與各種猛獸、猛禽之嘴吻的形狀相似。故鈍器之端可按照動物的嘴形，或依據醫書所示、師所傳授、及其他鈍器的形狀適當地製作。又應使其柄亦甚堅固，形狀恰到好處。

鈍器的使用方法，被稱之為「鈍器術」，包括以下二十四種：1.搖動異物，然後拔除；2.將油注入膀胱、眼等處；3.以繩等進行綁縛；4.為拔除刺，而使局部隆起、切開；5.擴張與收縮；6.使異物從某處移至另一處，或搖動；7.旋轉「鈍器」；8.使露出；9.手壓，以使膿汁排除；10.洗淨膀胱、直腸等管腔；11.使刺入筋、肉的異物游離；12.取出異物；13.使異物上浮；14.使凹陷的顱骨等凸起；15.壓下隆起的骨折之端；16.顱骨按摩，及全身按摩；17.探查異物穿入的路徑；18.以吸角、葫蘆或口，吸出惡乳、惡血等；19.以蚯蚓狀探針探查瘻管或異物之所在；20.割斷顱骨等；21.使彎曲之物變直；22.以水洗滌患處；23.用管將催嚏劑吹入鼻腔；24.從眼中等處拭去異物。

由於侵入人體的異物千變萬化，所以賢醫應依靠自己的智慧、考慮其具體的情況，選擇鈍器的使用方法，此乃不易之規。

四、銳器 (śastra)

śastra 意為刀、矢、武器，相對於無刃的「鈍器」(yantra)，śastra 是有刃的器械，大抵可說相當於今日所言 「手術刀」。「外科手術」(śastrakarman)、「外科醫」 (śastra-karman-krt) 等語詞皆源於此 。《妙聞集》第一卷第八章說「銳器」包括以下二十種： 1. maṇḍalāgra（有圓頭的器械）； 2. karapātra（鋸）； 3. vriddhipatra（形如一種植物之葉的器具）； 4. nakhaśastra （截爪小刀）； 5. mudrika（戒指小刀）； 6. utpalapatraka （蓮花狀的器械）； 7. arahadhara （單刃器械）； 8. sūci （針）； 9. kusapatra （狀如 「吉祥茅」 之葉的器械）； 10. āṭimukha（狀如鳥嘴的器械）； 11. śarārimukha（狀如蒼鷺之嘴的剪刀）； 12. antarmukha （半月形、內側有刃的剪刀）； 13. trikurcaka （由三根組成的 「亂刺」 刀）； 14. kuṭhārikā （斧形器械）； 15. vrıhımukha ； 16. āra （狀如鞋匠所用縫皮之針的器械）； 17. vetasapatraka（狀如一種藤葉的器械）； 18. vaḍiśa（具有銳鉤的器械）； 19. dantaśaṅku（去除齒垢、牙石的器械）； 20. eṣaṇi（探針）。

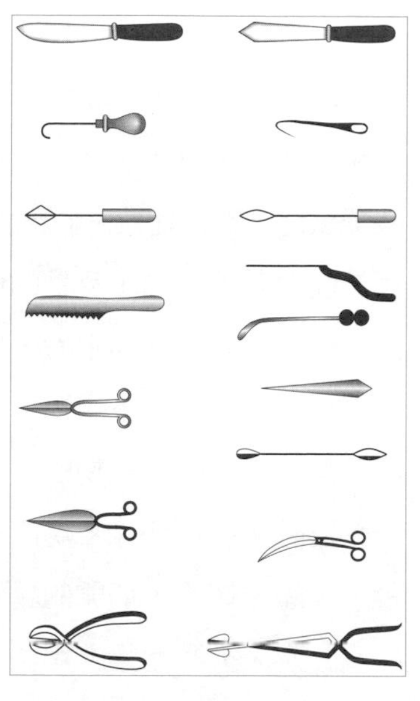

圖 19 銳器

第 1、2 兩種用於切除、切斷及亂切；3 至 7 可用於切除與切開；8 至 13 用於排膿、放血，針還用於縫合；14 至 17 和針用於穿刺；18、19 用於拔除；20 用於探針檢查法。

具有良好的手柄，以優質的鐵製做，其刃銳，形好，尖端精巧，見之不生恐怖，如此之銳器為完善之物。彎曲、刃鈍、缺損、刃粗、過大、過小、過長、過短，此八者為銳器的缺點。浸濕這些器械時，用鹼性藥、水及油三種之一。其中，浸於鹼性藥液者，用於箭與其他異物，及骨的切斷。浸於水中者，用於切除肉、切開或劈割時。浸於油中者，用於靜脈穿刺及切斷神經等。

代用銳器有如下之物：竹、水晶、玻璃、紅玉、水蛭、火、腐蝕劑、爪、某些植物的葉片。對於幼兒以及懼怕銳器者，或沒有銳器時，欲行切除及切開，醫師可用竹、水晶、玻璃、紅玉四種。拔除、切除、切開的場合，若用之得當，亦可以爪為之，有關腐蝕劑、火及水蛭的用法，詳見後述。病在口腔及眼瞼時，可以用植物的葉片刺絡。沒有探針時，可用毛髮、手指、嫩條代替。會手術的醫師常可獲得治療的成功，因此必須堅持不懈地努力，以使銳器的使用達到熟練。

五、腐蝕劑 (kṣāra)

腐蝕劑較銳器、代用銳器更顯重要，在阿育吠陀中屬於占有重要地位的一種特殊藥物。因為用腐蝕劑不僅可以行切除、切開、亂刺術，還可去除病素之不調；且可供特殊治療用。

Kṣāra的語根源於kṣar（融解、融開而消失），以及kṣam（導致傷、害）。腐蝕劑因與種種的藥品結合，而除病素之不調；色白，故具冷濕性。但又具有冷濕性所無法包攝的燒灼、化膿、裂開之不可抗力。故腐蝕劑實為乾熱性藥品中最重要之物，具辛性、暖性、鹼性、化熟性、腐蝕性、消毒作用、瘢痕形成作用、乾燥作用、止血作用、亂刺作用；對於寄生蟲、不消化便、黏液素不調、毒、脂肪過多等具有削減作用，但過用時可破壞精液。

腐蝕劑分內服、外用兩種。外用指治療癩病及各種皮膚病、白皮病[6]、圓斑性皮疹[7]、痔瘻、腫瘍、惡性潰瘍、瘺瘡、疣、痣、黑子、雀斑，及外部的惡性腫瘍、毒等。此外，口腔疾患中的舌下腫瘍、舌上膿瘍、齒齦腫瘍、外傷性齒根鬆動、三種咽喉炎等七種疾病時，可作為「代用銳器」使用。內服用於治療：gala（出現吞咽困難的疾病；或因過量飲用毒物引發之病）、gulma（脾腫大；或其他腹部腫脹）、腹水、消化火停滯、消化不良、食欲不振、便秘、尿砂、尿石、內部的惡性腫瘍、寄生蟲、毒、痔核等。腐蝕劑不適用於大出血性、熱病、膽汁質人、幼兒、老人、弱者、眩暈、酩酊大醉者、失神者、黑內障或與之相類的患者。內服腐蝕劑的製法與外用相同——將（特定的藥用植物）燒成灰，以水濾之。

腐蝕劑分軟、中、峻三種，欲製此之人，於秋之吉日，齋戒沐浴後，選生於山脊中吉祥之地、未受傷害的、壯年的大

6 據字面意思推測，似為白癜風。

7 據字面意思推測，似為牛皮癬。

asitamuskaka (*Schrcbera swietcnioides*)，薰香祓清，翌日砍伐。念下述咒語：「汝，具有火力之物喲；汝，具有偉大之力喲；汝之力不可喪失；吉祥之物啊，不要滯留此地；汝助成我業，然後汝到天國！」再以上千的紅白兩色之花行「護摩」供奉，然後將這種樹木劈成適當大小的塊，堆在背風的場所，投入石灰石，以胡麻莖點火。火滅後，將木之灰與石灰礫分別收集起來。也可以相同的方法燃燒 kutuja（錫蘭水梅，*Wrightia antidysenterica*）、palāśa（紫鉚，*Butea frondosa*）、娑羅雙樹、刺桐、vibhitaka（毗黎勒，*Terminalia belerica*）、aragbadha（阿勃勒，*Cassia fistula*）、tilvaka（珠仔樹，*Symplocss racemosa*）、五葉藤、印度茉莉、喜馬拉雅杉、相思子等的根、果實、葉、枝。

取 1 drona（29.756 公斤）量的如上所制的鹼性灰，與六倍的水或牛尿混合攪拌，濾過二十一次，將其濾液置大釜中，煮時以勺徐徐攪拌。其液成透明、赤色、苛性、黏滑時，汲入大塊的布中，濾之，去殘渣，再將此濾過液煮沸。可從如此製得的鹼性液中取出 1～1.5 kudava（0.467 公斤）的量。

然後將各 8 pala（0.117 公斤）量的 kaṭaśarkarā（刺果蘇木，*Cassalpinia bonducclla*）、前面揀出的石灰礫、介類、螺類，以鐵器燒赤熱，投入前面取出鹼性液體中，使成粉末。將此粉末加入 2 drona 量的鹼性液中，煮時注意經常攪拌。必須注意使其不過於濃厚或過於稀薄。如此充分煮過後，從火上取下，裝入鐵製的壺中，掩其口，秘藏之。此即中度的苛性鹼也。不混入燒的介、螺等其他之物的煮製液，為軟性的苛性鹼也。

將 danti (*Croton polyandrus*)、印度茉莉、dravanti（斑籽木，*Croton polyandrus*）、langalaki（嘉蘭，*Methonica sperba*）、putika (*Caesalpinia Bonducella*) 的嫩芽、talapatri（仙茅，*Curculigo orchioides*）、vida（暗赤色的鹽）、suvarcika（碳酸鈉）、kanakaksiri（貓蛛花，*Cleome felina*)、阿魏、菖蒲、viśa（印度烏頭，*Aconitum ferox*）分別製成細末，以各 sukti（約 58 公克）的量製成混合劑。煮此等混合劑而成峻性的苛性鹼。根據疾病的性質與患者的力，適當地使用這三種腐蝕劑。若藥力弱時，為加強藥力，可加注強鹼液。

使用腐蝕劑時，令患者坐在背風、日光不直接照射、人不得進入的場所，診察患者的患處，摩擦其處，搔傷之，然後以棒塗腐蝕劑。等待說一百句話所需要的時間。

塗了腐蝕劑的患部呈黑色，是奏燒灼之效的表徵。此時在酸味類的藥品中加入酥和甘草，將其貼在該部位具有鎮痛作用。然若病根牢固，因腐蝕藥之燒灼所產生的疼痛不易停止時，可將下述軟膏塗布在該處。即可將等量的發酵酸粥之渣滓、胡麻和甘草，磨碎、混合後塗布患處。在混有甘草的胡麻泥膏中加入酥，再加上具有酸味、苛性與熱性的酸粥一起使用，有治因腐蝕藥引起之傷的效果。具有火一般性質的腐蝕劑，何以會被火性的酸粥所中和？如果你這樣考慮，那就聽我說明之：腐蝕劑含有除酸以外的所有味。即雖然是以辛味為主，但潛在之味含有鹹味。此帶苛性的鹹味若與酸味結合，則解除苛性、顯著地賦予甘味。恰如以水滅火一樣，依靠此甘味的性質，使痛得到鎮靜。

燒灼適當時，疾癒、輕快、汁液分泌停止。燒灼不充分時，引起疼痛、搔癢、麻痺，疾病增長。燒灼過度時，發熱、腫脹、皮膚發紅、汁液流出、肢體劇痛、虛脫、煩渴，或陷入昏迷，或導致死亡。因鹼性燒灼產生的傷，應依照病素的性質及病的性質如何施以治療。弱者、幼兒、老人、怯者、全身浮腫患者、腹部腫脹患者、大出血性患者、孕婦、經期婦女、高熱病患者、泌尿病患者、暴躁之人、肺癆所致羸弱之人、被渴困擾之人、陷於失神狀態者、去勢者、睪丸及子宮的位置向上方或下方翻轉者，不可行腐蝕劑治療。與之同樣，急所、靜脈、神經、關節、軟骨、縫合、動脈、喉頭、臍、甲床（nail matrix，指甲下的部位）、陰囊、孔竅、肉少部位及兩眼，不可用腐蝕劑燒灼，但眼瞼之病不在此限。又即使是以腐蝕劑可治癒的病，若是被全身浮腫、骨痛、厭食、心臟與關節疼痛所困擾的人，亦不得以腐蝕劑治其病。

> 腐蝕劑若由愚蠢的醫者使用，恰如毒、火、利刃、雷奪人性命一般。若由賢醫適當地使用，可迅速猛烈地退治疾病。
> （《妙聞集》1, 11）

六、燒灼法

《妙聞集》在強調了腐蝕劑比銳器更為重要之後，又說：火在治療上可以說比腐蝕劑更為重要。原因在於以火燒之，病不會復發。靠藥物、銳器、腐蝕等無法治癒的疾病，可以火治之。

使用燒灼法時，首先需要準備以下用具：

蓽茇、山羊糞、牛齒、śara、棒、探針、鐵或其他金屬製品、蜜、糖蜜、脂油類。其中，蓽茇、山羊糞、牛齒、śara、棒、探針用於皮膚；燒灼用棒、鐵及其他金屬製品用於筋肉；蜜、糖蜜、油脂類供燒灼靜脈、神經、關節、骨之用。

燒灼法可用於夏秋兩季之外的任何季節。雖在夏秋，對於不斷迫近危險、唯燒灼法可治的疾病，可針對病症使用燒灼術。不論哪種疾病，不論是何季節，皆可在攝入黏滑性食物後，行燒灼術。但難產、膀胱結石、痔瘻、口腔病，應在不攝入食餌的情況下行此手術。或如某些人所云：燒灼術有皮膚燒灼與筋肉燒灼兩種，然在靜脈、神經、關節、骨上，亦可施以燒灼。

燒灼皮膚時，發出一種聲音與惡臭，可以看到皮膚的收縮。燒灼筋肉時，呈鉛灰色、略微腫脹、產生疼痛，而傷處變乾且收縮。燒灼靜脈及神經時，其傷處呈黑色、膨隆，而汁液的流出停止。燒灼關節與骨時，局部變粗糙、呈赤褐色，創口粗硬。

患頭病及 adhimantha（眼炎的一種）時，可在眉、額、顳顬部位燒灼。患眼瞼之疾時，可用浸濕胭脂液的棉花覆蓋眼睛後，燒灼睫毛根部的孔。當皮膚、筋肉、靜脈、神經、關節及骨，出現體風素性的劇痛時，患部筋肉變硬、無感覺時，腫、痔核等，關節及靜脈切斷時，以及因瘺瘍引起大量出血時，亦可行燒灼術。燒灼術因病患部位不同，分為下述四種，即：⑴圓形，⑵點狀，⑶搔痕狀，⑷斑狀——此四者為燒灼法的分類。

適當地燒灼之後，塗以蜜、酥製成的膏藥。膽汁質之人、內出血的患者、下痢患者、因外傷而從體內拔除（異物）之人、弱者、幼兒、老人、怯者、苦於多發膿瘍之人、禁用發汗法者，不可施以燒灼法。

燒灼有焦性燒灼、不完全燒灼、完全燒灼、過度燒灼之四種。其中，甚焦、變為壞顏色者，為焦性燒灼。若出現可怕的膿疱，感到如燃之熱，色赤，化膿而痛，長久始癒者，為不完全燒灼。完全燒灼：燒灼不過深，色如成熟的 tala（棕櫚果，*Borassus flabellifer*）的果實，形好，伴有前述的特徵。過度燒灼時，肉垂，體弛，靜脈、神經、關節、骨的破壞嚴重，劇熱、灼熱感、煩渴及失神等相繼出現。而其傷雖經久癒合，但瘢痕的顏色不好。故以上四種火力燒灼的症候，為醫師完成自己技術的目標[8]。

七、演練方法

醫學既是科學，更是一門實用性極強的技藝。尤其是外科，從書本知識到實際操作之間，還有很長的一段路要走。《妙聞集》第一卷第九章〈演習法章〉所述內容即是有關醫師應如何指導學生演練手術技藝。

作為學生，即使已學習了所有的醫書，為師者還應令其實習。師應實地對如何做切斷等手術，如何使用油劑及其他藥劑進行指

8 詳見《妙聞集》第一卷第十二章〈火力燒灼法〉。

導。否則，雖然是「精通」醫學之人，若不經實地修業，也只會紙上談兵。

可用冬瓜、葫蘆、西瓜、胡瓜、甜瓜等，演示諸種切斷術、授以割去或圓切之法。師應指導他們利用革或膀胱製作的囊、注滿水或泥後，演習切開術；在鋪開的毛皮上，演習亂刺術；在死家畜的靜脈或青睡蓮上演習穿刺術；在遭蟲害的木材、竹、nala（卡開蘆，*Phragmites karka*）的稈、乾葫蘆的口上，演習探針術；在菠蘿蜜、苦瓜的果肉上，或死家畜的牙齒上，演習拔除術；在塗有蜜蠟的棉板上，演習排膿刺絡法；在薄而結實的布片兩端，或軟皮革的兩端，演習縫合術；在人偶的六肢（頭、身、四肢）、小肢（額、鼻、頤、指、耳等）上，演習綳帶術；在軟的肉片上，演習耳朵的包紮；在青睡蓮的莖上，演習關節的包紮；在柔軟的肉片上，演習燒灼與腐蝕術；在充滿水的水瓶的側口、或葫蘆之口上，演習具有導管的（尿道、陰道、子宮）注射器、灌腸器的插入術。

賢醫如上所述在適於演習用的物體上，按照規定進行練習，在手術時則不會有失誤與不知所措的現象。因此欲熟練掌握銳器、腐蝕、燒灼之手術者，應在上述物體上練習各種手術。

貳、特殊外科學

「鎖骨以上之病，即有關耳、眼、口、鼻等各疾患的治療方法」，在印度醫學中被納入「特殊外科學」的範疇。以「金針撥障」而聞名的印度眼科，即隸屬於特殊外科學中。此外，接鼻、補唇等手術也引人注目。

一、眼　科

在印度悠久的歷史中，人們對「眼」這一器官一直非常重視，被認為是其文化中的傳統與特點。因而種種保護性措施與治療方法亦應運而生。據印度醫學史家研究，在巴利語佛典中用作保護與治療之眼部塗藥的成分及使用方法，與古代醫學著作所載極為相似，但是眼部的外科手術療法卻唯見於醫學著作，未被佛教正統接受[9]。從這一同、一異，可以看出古代印度醫學如同任何其他一種傳統醫學一樣，既有植根於民族性、傳統文化中的一面（更為準確地說，古代醫學本身就是構成傳統文化的要素之一）；同時又顯示出醫學在自身發展過程中所形成的特殊性，即必然要成為

[9] Kenneth G. Zysk 著，梶田昭譯，《古代インドの苦行と癒し：仏教とアーユル・ヴェーダの間》（東京：時空出版，1993 年），頁 136。

超越民俗、常識的知識與技術體系。

1.關於《妙聞集》眼科十九章：《妙聞集》雖然號稱是外科學的完整體系，但在前五卷的一百二十章，即一般認為出自蘇斯魯塔之手的部分中卻未見有關眼病的系統論述。第六卷〈補遺篇〉的一～十九章專述眼科，言其源出自毗提(Videha)國王，稱：「特殊外科學書中載由毗提國王所述七十六種眼病」；又言所述是依「達醫（毗提王）之所云」。據考證，此毗提王與北印度著名的眼科創始人尼米(Nimi)是同一人物[10]。在《妙聞集》的現存最早注釋本，即生活於十二世紀的達拉那注本中，注者對眼科源流有如下解說[11]，其中亦提到尼米：

> 迦尸國王德罕溫塔里將外科學授弟子十二人。其中，蘇斯魯塔等七人得授稱之為「salya」的特殊外科學；餘五人（Bhoja、Nimi、Kanakyama、Gargaya、Galava）得授含有眼、耳、口、鼻等鎖骨以上部位之療法的、稱之為「salakya」的特殊外科學。恰當此時，Videha、Satyaki、Shaunaka、Kalaka-bhatta、Chakahushyena 及 Krishnatreya 等人所著六種「特殊外科學書」(Salakyasastra) 風行於世。

---

[10] G. Mukhopadhyaya, *History of Indian Medicine*, Vol. 2 (Calcutta: Calcutta University Press, 1926), p. 334.

[11] P. Kutumbiah 著，幡井勉、阪本守正譯，《古代インド醫學》，頁 258–264。

此外，婆拜他與摩陀婆 (Madhava) 亦屬知名者。

對於這段文字應該注意的是，蘇斯魯塔等七人得授之「salya」，無論是從詞義上講，還是從前後文的邏輯性上講，都應是「醫學八支」中的「一般外科學」；其餘五人得授之「salakya」才是「特殊外科學」。兩者相合，即廣義「外科」。故與其說這段話是講眼科源流，勿寧說是勾勒了整個外科的傳承。要之，《妙聞集・補遺篇》既然成於蘇斯魯塔之後，就有可能是綜合這些「特殊外科學書」而成。其眼科十九章，雖稱「七十六種眼病」之論是源於毗提王（或 Nimi），但並不等於所有內容均出於此。文中屢屢提到「專門家」對某病如何說；治療方法亦是「或用」某某方法迭出，這些都是綜合整理而成的表現。文中提到的婆拜他，著有《八科精華》，乃折衷早期兩大經典《闍羅迦集》與《妙聞集》而成；摩陀婆著《病因論》，成書更晚。兩書雖均言及眼疾的分類、診斷與治療，但顯然是以《妙聞集・補遺篇》的有關論述為基礎。據印度醫學史家 P. Kutmbiah 言，印度「現在仍使用著的眼科治療，多是依據《妙聞集・補遺篇》」[12]。由此可見，研究這十九章眼科專論對於瞭解印度眼科學是十分關鍵與重要的。

2.眼的解剖、生理、病理：《妙聞集》從眼球「狀如牝牛之

[12] P. Kutumbiah 著，幡井勉、坂本守正譯，《古代インド医学》，頁 258–264。

乳頭、橫徑二指寬」等一般性描述開始了眼的形態學論述。其中最重要的內容是謂眼的構成有五「輪」(mandala)、六「聯接」(sandhi)、六「膜」(patala)。五輪即同心圓排列、依次相接的睫輪、瞼輪、白輪、黑輪、瞳輪。六聯接為：睫、瞼間，瞼、白間，白、黑間，黑、瞳間，內眥，外眥。六膜：包括瞼部二（即瞼的外部皮膚與內面結膜）、球部四（從外向內計有四層），可怕的「內障」病即發生於球部四膜。此四膜的第一層是「含有視覺作用媒介物質之血管中的血液，和存在於皮膚中的漿液」的存在之處。據現代眼科學知識可知，這基本上可說是指角膜與房水。第二層由筋肉構成（當係虹膜）；第三層由脂肪構成；第四層產生於骨，此第四膜（晶狀體）的厚度為「是等之物」[13]的五分之一。血管、睫、脂肪、晶狀體的性能以黑白聯接處為最優；存在於晶狀體附近的液體（房水）在此聯接部與靜脈相通。當疾病侵害眼之四膜時，便會產生視覺障礙。在第一膜時，視物不清；在第二膜，見蚊、蠅等，並會產生視遠為近、視近為遠等種種視覺錯誤；在第三膜會出現視上不見下、如有物遮等現象；在第四膜，稱晶狀體混濁，嚴重時「失明」（全視覺喪失），但有時仍對光線有感知（能見三光，稱為nilikākāca）。這一差別（能見三光，或不見），據中國的眼科著作記載，是鑑別可否採用「撥障術」的關鍵。如果「瞳孔

[13] 此「是等之物」未明言是指何而言，但從現代解剖學看，晶狀體的厚度約為從角膜到眼底總長的五分之一。

無垢」而視覺有障礙，則被解釋為超自然的病因所致（兩種「外因性」眼病之一）。

五輪、六聯接、六膜的形態學認識，成為依部位對眼病進行分類的基本依據，從後述七十六種眼病分類中可以清楚地看到這一點。其中又以有關眼球四膜的論述尤顯重要，因為只有對眼球內部（主要是從角膜到晶狀體部位）的組織結構及病理變化有較清楚的瞭解，才有可能產生針撥內障的手術療法。

在眼之生理方面，較中國醫學更顯簡單，只有哲學性的一般解說。即眼由「五大」生成（肉——地大；血——火大；黑睛——風大；白睛——水大；淚管——空大）。當曝於火熱日曬後驟入水中，凝視遠方，晝夜休作不時，悲嘆、憂愁、激昂、煩悶，房事不節，過食酸粥、酸乳、扁豆、綠豆，生理衝動受到抑制，發汗，塵、煙侵襲，嘔吐受阻或濫用吐劑，淚流受阻，視微細之物，等等原因使維繫人體正常生命活動之三要素——體風素、膽汁素、黏液素，被激化而轉化成病素後，諸病素沿上行性血管達到眼部時，種種眼疾即會發生在五輪、六聯接、六膜諸部。這些即是「內因」性眼病的病因、病理。此外還有兩種「外因」性眼病：有相性（外傷或頸部受熱）、無相性（因視神仙、夜叉等所致）。

3. **眼科疾病：**當出現視物不清，眼睛開閉困難、混濁、焮腫、溢淚、渣垢、灼熱、乾燥、充血、刺痛、頭重等前驅症狀時，賢醫當能據症辨病。概言之，眼病計有七十六種。在不

表 15 七十六種眼病的病因分類

病 因	病 種	性 質		
		不可治	慢性病	可治
體風素	10	4	1	5
膽汁素	10	2	2	6
黏液素	13	1	1	11
血液	16	4	1	11
混合病素	25	4	2	19
外因	2	2		

同的章節，可見這些眼病的病因分類（表 15）、病位分類（表 16）、治則分類（表 17），但總數均為七十六種。這無疑是最直接秉承「毗提王所述七十六種眼病」之論。其中「慢性病」這一概念，大地原誠玄譯作「輕減性」，是其涵義之一，即「患此類疾病之人，通過適當治療可維持生命」[14]，但最根本的涵義還是在於說明此類疾病不可徹底治癒，將纏綿終身。為便於完整瞭解「七十六種眼病」，故綜合各章內容做成表。其中，大地原誠玄的譯名較能體現梵文病名的原義。例如 srava 具「流」、「出血」、「流產」之義，大地原誠玄譯作「淚漏」；另外，在 K. S. Mhaskar 所著 *Ophthalmalagy of the Ayurvedists* 中，「使用了與阿育吠陀最為接近的現代病名，對部分眼病名稱進行了釐定」，例如他將各種 srava 稱為單純性與化膿性淚囊炎、急性與慢性單純性淚囊炎[15]。二者各有

14 《妙聞集》第一卷第二十三章。

所長，故一併錄之以資參考。

表 16　七十六種眼病的病位分類

病位	聯接部	眼瞼	白睛	黑睛	全眼	瞳孔	（外因）
病種	9	21	11	4	17	12	2

表 17　七十六種眼病的治則分類

治則	切開	切除	亂刺	刺絡	非手術	不可治	慢性病（無治療）
病種	5	11	9	15	12	17	7

4.眼科的手術療法：凡動用刀、針等器械者，謂之手術療法。包括亂刺、切開、切除、刺絡、撥內障諸法。分述如下。

⑴亂刺法：第十三章專論此法。即在患者用過油脂、吐、下劑之後，於無風吹、日射、火熱之室中，以左手拇、食二指外翻眼瞼，用微溫濕布先行罨法。然後用銳器或某些植物的尖銳之葉行亂刺 (lekhya)[16]。出血停滯後再行罨法，並以雞冠石、綠礬、岩鹽、黃鐵礦粉摩擦；洗淨後注入酥，一如創傷處置法。三日後再行罨法、滴注具刺激性的眼藥。若創面無出血、癢、腫脹，如爪之平滑，為亂刺適度、正確。如有出血、充血、腫脹、晶體混濁及異物感等

[15] P. Kutumbiah 著，幡井勉、阪本守正譯，《古代インド醫學》，頁 258–264。

[16] lekhya 有造成傷口、刻畫、書寫等多種涵義。此處應指以銳器刺、劃出淺而面積較大的創面。故大地原誠玄譯作「亂刺」。

等症狀，則屬治療不徹底，施油脂後再刺。如出現瞼外翻、睫毛脫落、劇烈出血伴疼痛，為亂刺過度，此時宜罨法、油脂及驅風藥調理之。

⑵**切開法**：第十四章專論此法。即在施罨法後，用銳器在患部穿細孔，撒上岩鹽、綠礬、蓽茇等製成的粉末，塗蜜、酥後包紮。重症（如瞼的大結節腫），在切開後，可用鹼或火燒之。

⑶**切除法**：第十五章詳述各病的切除之法。概言之，即在患者食用油質食物後，先小心地以岩鹽粉末塗擦患處，並行罨法。然後用鉤將贅生物鉤起，如是翅翳則以穿線之針捕捉之，輕輕拉起後切除；如是硬化血管則以稱之為「maṇḍalāgra」的圓頭銳器搔除之。切除後再用 salaka（探針）進行燒灼。《闍羅迦集》第一卷第十二章在介紹燒灼法時談到其優越性在於「以火燒之，病不會復發」。

⑷**刺絡法**：刺絡即瀉血，為「八種手術」之一。然雖有多種眼病是以刺絡為主要療法，但在〈補遺篇〉眼科十九章中卻未見專論此法的章節。這或許暗示著「刺絡」是一種廣為人知、使用比較廣泛的民間療法。這一點從本書論血液問題與刺絡法時說：「有刺絡習慣之人，絕不生皮膚病、結節腫、腫瘍及其他因血液而生之各種疾病」[17]，可窺一斑。

⑸**撥內障之法**：在源於毗提王眼科有關「七十六種眼病」的

---

[17] 《妙聞集》第三卷第八章。關於眼病，其中談到：「眼病可刺位於鼻周、額、外眥的靜脈。」

基本論述中，由各種原因引起的「內障」均被視為無治療對策的慢性病。然第十七章在述完瞳孔部各種可治之病的治療方法後，對六種「內障」亦列舉了種種治療方法。如「人們說可用刺絡法放血，且可常服混合有瀉劑的熟酥」；並搜集了大量「專門家」所述、對治療內障有效的內服外用方劑。這種前後矛盾，應該看作是〈補遺篇〉吸收多種「特殊外科學書」內容的具體表現。但更值得注意的是，此後作者完全拋開了「尊貴的毗提王」與「專門家」，聲稱：「讓我來說明用於治療黏液素性失明的外科療法」——即撥內障之法。由於無論是人稱，還是治療方法均與前此之述完全不同，故應該看作是眼科發展中出現的新事物。在唐詩、宋詞、佛典中雖可見與此相當的「金篦術」一詞，但卻未言具體方法，唯有在讀了《妙聞集》後方知其詳：

若存在於視官之病素呈半月、汗滴、珍珠狀，或堅固、或中央薄凹凸不平，或有多樣之條紋，如不見疼痛、充血，則智醫擇不寒不熱之時節，施油脂、罨法後，取坐位、綁定手足。於黑睛與外眥之中間、不上不下、兩側相通之自然性孔隙處、避開血管，以有麥粒狀端的銳針，左眼用右手、右眼用左手進行穿刺。有液體流出和一種音響，是穿刺正確之徵。達醫注人乳於穿刺處，不拘病素如何，且先置銳針不動，外以對鎮靜體風素不調有效之嫩葉適當施以罨法。然後以銳器尖端亂刺水晶體，塞住對側鼻孔後猛烈吸氣，可除去生於晶狀體之黏液。若晶狀體無雲、無太陽輝又無痛，則知刺法正確。待能見到外物之形色，則徐徐退出銳器。塗酥，繃帶包紮。

此後為術後保養、種種穿刺不當及救治措施的詳盡說明，略而不贅。

5.非手術療法：當對中醫的治療方法進行分類時，最簡單莫過於分為內治與外治。但此法在討論印度眼科療法的分類時卻意義不大，因為他們注重以是否使用刀、針作為治則分類的依據。至於說某些在我們看來只宜內服方有療效的東西（例如肉湯、粥），在此卻既可內服也可外用；油脂內服、外用，同樣是淨化作用；以動物肝臟治夜盲，亦是可吃可塗。從本質上講，他們注重的是只要將某物施加於人體、病灶之上，即可起到治療作用，而且施加的方式是以外用為主。因而從總體上講，內服藥不是治療的主體。例如在體風素引起的各種「眼炎」的治法中，除採用屬於手術療法的刺絡外，還有罨法、脂油灌腸適當催瀉、薰蒸、吸煙、催嚏、頭部注油、肉汁與酸粥洗眼、油脂浸布覆蓋、眼軟膏、丸形眼藥等法供選用，而所謂內服之藥唯可見「食後飲三果煎汁混煮之酥，或單飲熟酥」；服「驅風藥」、「與第一族藥共煮之牛乳」；及兩個植物藥組成的方劑[18]。因此只宜用「手術／非手術」作為印度眼科療法的基本分類。其義與近代醫學「外科手術／保守療法」的分類十分相近。

在七十六種眼病中，有十二種可治之疾限定以非手術療法治之。但這並不等於說非手術療法只用於這十二種眼病。適用手術療法的各種眼病同樣採用非手術療法（如上舉體風素眼炎之例）。實際上除淚漏外，包括內障等不可治之疾在內的各種眼病，都有關於非手術療法的記述。至於說「淚漏」（各種淚囊炎），這種看來並不十分可怕的病為何沒有治療之策，只能推測是因為淚管成於 「空大」 ——在印度的哲學思想中，「空大」代表未分化的本始階段。

內容最豐富的是各種罨法用藥、催嚏藥、洗眼藥、點眼藥、軟膏、丸形眼藥、滋養藥的方劑構成與加工方法。例如適用於血液性眼炎、夜盲症的軟膏均各有十一種；用於膽汁素性眼炎的軟膏、點眼藥亦有十餘種。關於方劑構成的理論，書中將眼軟膏與蒸藥的配製原則歸納為：

⑴**鎮靜（脂潤）性：**以甘味與油脂為之。如此類蒸藥是以富含脂肪之動物的肉、骨髓、脂肪與甘味藥調製而成。適用於極端缺脂、乾燥性眼病患者。

⑵**稀釋性：**眼軟膏以除甘味之外的其他五味為之；蒸藥用野獸肝臟、肉、鐵粉、銅、貝、珊瑚、岩鹽、烏賊骨、酪、乳清等為之。適用於多脂性病變，可使病素稀釋後從眼鼻通道中流出。

---

18 詳見《妙聞集》第六卷第九章。

⑶**治療性**：以澀味、苦味與油脂配軟膏；以人乳、獸肉、蜜、酥、苦味藥配蒸藥。能提高視力。

藥物的容器、敷藥用具亦需以同樣性質之物為之。即：甘——金；酸——銀；鹹——角；澀——銅鐵；辛——貓眼石；苦——青銅。以「六味」言藥性，是印度醫學的基礎理論之一，但藥物作用的認知與使用方法必然不會與「味」的理論盡合。這一點在中國醫學方面也是同樣。

較具特色的是稱之為「Tarpaṇa」的療法。Tarpaṇa 意為「使滿足」、「以供物使神滿足」、「滋養物」、「飯」等，大地原誠玄譯為「飽眼藥」，中文或可譯為「滋養藥」，但從其用途來看卻非如此。其方法是在眼周塗濕綠豆粉，中央注滿以溫水稀釋的酥油上清液，到達睫毛周圍。保持時間為「三百語至千語之長」（視病位而定：聯接部三百，瞼百，白睛五百，黑睛七百，全眼一千）。如此睡醒後，眼無分泌物、鮮明、病感消散、運動輕快、具滿足感為治療得當。從各病之下的具體記述看，所用液體並非僅是油脂，亦含有各種具針對性的藥物成分。但從總體上看，不妨說這也是油脂療法的一種，體現了印度醫學好用油脂的特點。此外，在血液性眼病中還有以蛭吸血的方法，這也是印度醫學的特色之一。雖然從形式上講與刺絡瀉血有些相似，但因未用刀針，故不歸於「八種手術」之一的瀉血療法中，而是名之曰「水蛭療法」[19]。

二、穿耳、接鼻、補唇

《妙聞集》第一卷第十六章名為〈耳垂的穿孔法及綳帶法〉。耳垂穿孔，在當今固然僅僅是為了懸掛耳環——為了美的追求，而在古代似乎具有更加重要的作用。

> 為了〔針對惡靈〕的護身和裝飾，小兒生後六七個月時應該穿耳垂。男兒先右，女兒先左。

而庸醫行此術時，可能會傷及血管與稱之為 kalika、marmarika、lohitika 的東西，這是十分危險的，會造成腫脹、疼痛、發熱（感染），頭痛、頸肌強直、痙攣（破傷風）。

> 詩頌曰：如此被割之耳，因病性流體元素或外傷，會裂成兩叉。請聽我為汝講解吻合之法。

因損傷情況的不同，耳垂的吻合之法多達十五種。這也就是需要詳細講述「綳帶法」，以及在第一卷第九章中，特別強調要「在軟的肉片上，演習耳朵的包紮」的原因。

本章除教授如何穿耳以及如何處理因此造成的耳外傷之外，

[19] 詳見《妙聞集》第一卷第十三章。

還涉及接鼻與補唇兩種外科手術。兔唇，是見於世界各地的一種先天性疾病，中國古代的醫書中也很早就有關於如何修補兔唇的記載；而接鼻則是由於削鼻在古代印度是一種刑罰，也是復仇的手段，所以需要安裝假鼻。

> 關於接續被切之鼻的方法：為醫師者取樹葉度量需移植肉之部分的大小。在一端懸著的狀態下，從頰側剝取與其寬度相當的犬肉，在損傷部的周圍施以亂刺，速以鈍器挾持，按照恰當的接肉法，小心地進行移植。不要有凹凸，然後將兩根管子插入鼻孔、使其隆起。將 pattaṅga（蘇木）[20]、甘草、rasāñjana（印度伏牛花）[21] 的粉末撒布其上。適當地以棉覆蓋，不斷地用純淨的胡麻油注於其上。令患者飲酥，當其充分消化之後，按照醫方的規定給予油質下劑。雖已癒合，或癒合一半時，（其形不適當時）應再度切落，肉不足者可努力使之增加；過度者可減少至正常狀態。
> 在〔修補裂〕唇的場合，只不過是不使用管，其他一如造鼻術之法。充分掌握此等技術之人，具有為王治療疾病的資格。

儘管手術方法敘述得非常詳細、合理，似乎成功地完成了「接鼻」之術，但狗肉如何能長到人身上？對於具有現代醫學知識的人來

[20] 學名 *Caesalpina sappan*。

[21] 學名 *Berberis asiatica*。

說，在無法解決排異反應的問題時，這無疑只是「紙上談接」。

然而在卡斯蒂格略尼所著《世界醫學史》中卻不存在這一問題。因為在該書的引用中，上述文字中的「從頰側剝取與其寬度相當的犬肉」變成了「在頰上照樣切下一塊皮來」。因而對這一手術給予了極高的評價，稱：「印度醫學史中最有趣的一點是民間外科的發達，其中最有價值的為鼻成形術。」並說：「鼻成形術在印度起源很早。現代歐洲人行鼻成形術大約是學自印度人，但是如何傳去的則不清楚。……最早的關於鼻成形術的出版物是雕版的書，1794 年韋爾斯 (Wales) 在孟買出版，其中有一幅圖畫，描寫一印度醫師自病人前頭部切下皮膚，製一假鼻，安放在削鼻的印度人的鼻根上。報告此手術法的雜誌上，說此種手術常見於印度，

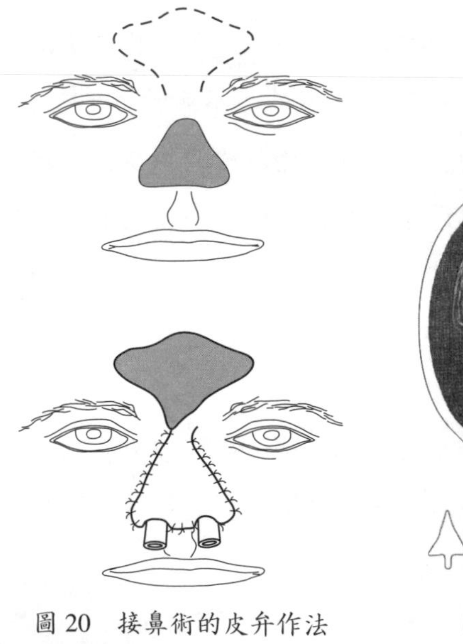

圖 20　接鼻術的皮弁作法

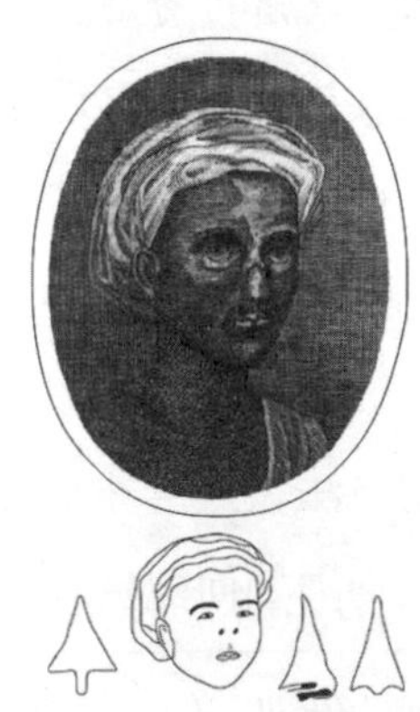

圖 21　接鼻

並詳細記載手術的方法，從插圖上便可以知道。據醫生們和其他方面的報告，均認為這種手術起自何時已不能知，普通是由陶工擔任，手術結果總是很好。手術法照例是父子相傳；用剃刀做手術，需要一小時半。」[22]

參、內　科

嚴格地講，在各種傳統醫學體系中都不具有明確的「內科」與「外科」概念。尤其是沒有類似近代西方醫學「以手術療法為核心」那樣的「外科學」(surgery)。中國方面雖然很早就有「外科」這一醫學分科，並出現了許多以「外科」為名的醫學專著，但實際上中醫的外科大多是以論述瘡瘍之疾的治療為主要內容；其治療手段也包括藥物與刀針兩方面。

就「內科」而言，儘管在中國歷代的醫學分科中從未出現過「內科」這一名稱，但事實上畢竟存在著將疾病界分為內、外兩大部類的思想觀念。這種沒有「內科」之名的「內科知識體系」，所關注的問題基本上是軀體內部的疾患，而並不在意「內治」還是「外治」[23]；是藥物還是其他物理手段[24]。從這一點講，中國

[22] Arturo Castigliconi 著，北京醫科大學醫史教研室主譯，《世界醫學史》(北京：商務印書館，1986 年)，頁 92。

[23] 其典型代表可舉明代醫家吳師機所撰《理瀹駢文》為例。該書原名《外

傳統醫學的「內科」或許與近代西方醫學 internal medicine（內科）的概念比較接近。而在印度醫學方面，如果因《闍羅迦集》表現出一種對藥物療法的徹底追求，而承認其為「完整的內科體系」的話，那麼就可以說：印度醫學內科的最主要特點是「以藥物為主要治療手段的知識體系」。在這個「內科」體系中，並不存在要將發生在軀體表面的疾患劃歸「外科」的意識，一切疾病都可以通過藥物來解決。從這一點講，印度醫學的「內科」或許與英語 medicine 一詞既有「藥（劑）」之義，又有「內科」之義十分接近。

《闍羅迦集・總論》（第一卷）的若干章節中，對於所謂內科性的、藥物性的治療方法，進行了詳略不等的論述。於此可窺印度醫學「內科療法」之概貌。

一、根本性五療法

在《闍羅迦集・總論》的第二章中，稱頭部淨化、吐、下、油性灌腸和非油性灌腸等五種治療方法為 Pañcakarma。矢野氏譯注云：這是阿育吠陀的根本性「五種療法」；有時亦包括放血[25]。

治醫說》，核心內容是通過在體表施藥的方法來治療內部的疾患。

[24] 例如「針」與「灸」。當然，針灸療法在早期主要是著眼於相對「臟腑」而言的「外部」疾患。在漫長的發展歷程中，針灸療法才逐漸成為一種具有特定內涵的獨立的治療方法。

[25] 矢野道雄譯，《インド醫學概論》，頁 21。

應該看到這一多少有些「發揮」的注釋，代表的乃是後人的看法——由於「油性灌腸」也好，「非油性灌腸」也罷，無非都是灌腸療法，因而被「合併同類項」後，加上了「放血療法」。

然而在以內科（藥物療法）為主的《闍羅迦集》中，對於放血療法沒有任何具體的論述。只是在第二十五章列舉醫療行為與醫藥用品中的「最優事物」時提到：「附屬性外科器具中，以蛭為最優。」由此不難看出《闍羅迦集》對於外科器械的態度——即便是在承認「排除膿血」的合理性時，也沒有青睞於「銳器」。從而與《妙聞集》中不僅有關於以葫蘆、角、蛭吸血之方法及其理論基礎的詳細介紹，還廣泛採用「銳器」放血的治療方法，形成了鮮明的對照。「根本性五療法」的大要如下。

1. **頭部淨化 (sirsavirecana 或 sirovirecana)**：在本章有關「根本性五療法」具體內容的論說中談到：對於鈍重感、頭痛、鼻炎、半身不遂、（頭部的）寄生蟲病、癲癇、嗅覺喪失、精神錯亂，可採用胡椒、芥子、鬱金、乾薑等二十三種植物藥、兩種鹽進行頭部的淨化。實際上，從後述各種療法的介紹中可以看出，凡直接施加於頭部的措施，均是為了清除頭部的病素，因此可以說均屬頭部淨化的範疇。據 Kutumbiah 的《古代印度醫學》言，「頭部淨化」有四種方法：
   (1)用寬 4～5 英寸的熟皮革纏繞在頭的周圍，並以軟膏密封下緣，然後在頭上形成的空間中注滿微溫之油。
   (2)直接將油或其他液體澆注在頭上。
   (3)將用油浸過的布貼在肩胛骨上。

⑷僅按摩頭部。

2.吐法 (vamana)：在「膽汁」、「黏液」兩大病素增大的情況下，以及胃部發生疾患時，醫生應在不損傷身體的前提下，使用甘草等十種植物藥作為催吐劑。另外在名為「應備之物」的第十五章中，不僅談到醫者應常備催吐藥與催下藥，以備急需之時有錢無市，而且還詳細介紹了具體的用法。即在患者服用催吐劑後，要觀察 1 muhurta（時間單位：三十分之一日）；如果出汗，說明病素減弱；毫毛立起，說明病素從其所占領之處離開；動悸、唾液流出，說明病素上升。此時，讓患者躺在高與膝等、備有舒適床單、枕、被、靠墊的床上。將痰盂置於附近；令不致使患者產生害羞感、而且是其喜歡之人，按住患者的頭與臍、支撐側腹部、撫摩背部。然後令患者「張開口、唇、喉，不必過於勉強、但要促進逐漸產生的嘔吐感。吐物接近喉、頸部卻吐不出時，稍將身體彎曲，用剪短了指甲的兩根手指或蓮莖刺激一下喉部，以加速嘔吐。」患者照此做則可有效地達到催吐的目的。然後應仔細觀察嘔吐物。因為有經驗的醫生通過觀察嘔吐物的特徵，能夠瞭解到所行嘔吐法是「適度」，還是「過度」或「不足」；再者，通過觀察嘔吐物的狀態，可知道疾病的性質，以決定下一步的治療措施。因此必須仔細觀察嘔吐物。

催吐法運用適度、過度、不足的表現分別是：

⑴使用不足時，無論怎樣（刺激）均不能產生嘔吐，只有藥物吐出而不伴有應被吐出之物，及根本不出現噁心、嘔吐感。

⑵使用適度時，則會在一定時間後產生嘔吐，並不伴有劇烈的痛苦；病素有條不紊地離開人體，回復到正常狀態。唯應知道，在使用適度的情況下，亦因病素之量的多少不同而有劇、中、弱三種區別。

⑶使用過度，則會出現混有泡沫與血、狀如孔雀尾羽上花斑之色的嘔吐物。

3. 下法 (virecana)： 在本章中只談到，對於發生在腸部的疾病，採用訶梨勒、庵摩勒、菖蒲、葡萄等十五種植物藥作為催下劑是有效的。另外在第一章中羅列了五種鹽、八種尿、八種乳、二種樹皮、十種果實、十一種根藥均可用作或配伍於下劑之中。

4. 兩種灌腸法 (basti)： basti 原義是指動物的膀胱，因灌腸器用此製成，故亦指灌腸器與灌腸療法。灌腸分兩種：一是僅用油劑，稱之為 anuvāsana；另一種即非油性灌腸劑，亦稱之為乾燥灌腸（āsthāpana 或 nirūha）。本章論「根本性五療法」時說：針對尿便停滯的非油性灌腸劑，使用蓖麻等二十種植物藥，及油脂類[26]和鹽類藥物是有效的。用這些藥物亦可製成油藥灌腸劑[27]，有壓制「風」的作用。

---

26 第一章中所列可用於非油性灌腸劑的藥物為果實類、乳類、鹽類。故疑此處當為「乳類」。

27 第四章所列五十種藥物分類中有「油灌腸補助藥」，應與此同義。即在油性灌腸劑中可加入植物藥。

二、淨化劑

上述五種療法（乃至包括放血）的基本共性在於：都具有淨化身體的作用。這與印度醫學認為軀體性疾患主要是由風、膽、痰三病素引起的理論具有密切的聯繫。即當風、膽、痰三「要素」異常增大時，便轉變為「病素」，導致軀體性疾病。此時，應該採用淨化之法使其回復到正常水平、平衡狀態。因此「淨化劑」亦被作為一個十分重要的概念提出，而「根本性五療法」乃是實現這一目的的重要手段。

然而正如中國古代醫學經典是彙集不同時代、不同作者的論說而成，故在不同篇節中某一概念的涵義可能不同，且某一概念的涵義因時代不同亦會有所變化一樣，「淨化劑」一詞與「淨化療法」在古代印度醫學中同樣可有種種解釋。例如《闍羅迦集》第十六章列舉病素增多時的種種表現，指出：對於這樣的人，催吐性或催下性淨化劑是有效的。因此在一定的時間，應該服用淨化劑。因禁食、消化劑而受到制壓的病素，在一定的時間會再度增大，但用淨化劑治療則不會復發。或許是基於這一論說，古代的注釋者 Chakrapanidatta 對第四章標題「六百種淨化劑及其基礎」的注釋為：「淨化劑一詞，可理解為下劑與吐劑」。矢野道雄的「譯注」釋第二十二章中所言「四種淨化法」為吐劑、下劑、灌腸與吸入藥的使用。

但實際上第四章所云「六百種淨化劑」，並非局限於吐、下兩種用途的藥物。而是包括依照用途分為五十類的五百種藥物。其中談到：「淨化劑的六種基體為乳液、根、皮、葉、花、實」；「kaṣāya[28] 有五種『根源』——甘藥、酸藥、辛藥、苦藥、澀藥，這是如火氏教說中的術語」。「六百種淨化劑」中包含有長壽藥、滋養藥、強壯藥、駐顏藥、不老藥、疲勞恢復藥等各類藥物，甚至可以說是含括了所有治療用途的五十類、五百種藥物。所以這裏所說的「淨化劑」，只能理解為是以所有的疾病為對象，而將克病的藥物從總體上稱之為「淨化劑」。換言之，即「藥所以去病也」。這種思想或許是來源於早於闍羅迦的如火氏。另外，從此章所述五百種藥物基本上都是植物藥這一重要特徵，亦可看到印度古代醫學原本是以植物藥為主體的基本特點。而在中國最早明確記載自然物產治療作用的《山海經》中，卻是動物藥多於植物藥。

總之，由「淨化」思想衍生的淨化劑、淨化療法是一個高度概括的術語。在下述各種療法中仍能看到這一思想的具體表現——淨化作用。

三、發汗法 (svedana)

《闍羅迦集》第二章中說：「通過使用油劑與發汗劑，可使病

[28] kaṣāya 原義是指收斂味、澀味，但在此處正如原文所言——是如火氏教說中的一個特殊術語。kaṣāya 含鹹之外的其他五味；有五種劑型——鮮汁、丸劑、湯劑、冷水浸泡液與熱水浸泡液；包括依用途分為五十類的五百種藥物。

素顯在化，然後揣度量與時間，再採用根本性五療法。」但在第十五章講述如何建築病室及應備齊之物後，卻說：「此後，以前述油劑法與發汗法進行適宜的治療。」可見在不同的章節中，各種療法的地位與重要性是不同的。而所謂「前述」，即題為「關於汗法之章」的第十四章。該章全面介紹了發汗法，主要包括以下內容。

1. **適應症：**感冒、咳嗽、呃逆、呼吸困難、倦怠、耳和頭痛、聲啞、發音困難、部分性或全身麻痹、半身不遂、身體彎曲、便祕、排尿困難、呵欠、腹背硬直、坐骨神經痛、尿痛、睾丸肥大、風濕、足腿疼痛、肢端疼痛、腹冷與痙攣、鈍重感、感覺麻痺等。
2. **準備工作：**發汗之前先用油劑，使「風」得到抑制；大小便、精液絕無停滯。接受發汗療法前，應在心臟部位放置冷的珍珠首飾、冷的盤子，或浸濕的蓮葉，並將手捂在上面。用清潔的布、大麥粉糊等保護眼睛。
3. **十三種發汗法：**

⑴**溫濕布發汗法：**用溫濕布製成裝有胡麻、小豆、米、酥、胡麻油、肉等的袋子，適用於「體風素」性病人；如裝入有殼大麥、小石、砂、鐵粉等，則適用於「黏液素」性病人。亦可不包入藥物，唯用溫濕布進行發汗。

⑵**溫床發汗法：**在床上鋪穀類與豆類的秸、殼，再鋪上以糖蜜、酥、三辛、碎肉、乳、飯、胡麻等製成的溫濕布；患者全身適量塗油後，躺在床上；蓋上絹布、毛毯等，再蓋

上蓖麻葉進行發汗。

(3)**導管發汗法**：在壺內裝入具有發汗作用的藥物，在蒸汽不外溢的情況下煮沸。患者全身塗上具有除去「風」之作用的油劑，通過導管引出蒸汽進行發汗。

(4)**噴灑發汗法**：將具有制壓「風」性疾患的藥液，噴灑在塗擦了適當油劑、裹上布的患者身上，進行發汗。

(5)**浸浴發汗法**：將具有制壓「風」性疾患的藥液與牛乳、油、酥、肉汁混合在一起，加入沸水，然後令患者浸泡其中。

(6)**「火之屋」發汗法**：以黏土製成一圓形小屋，中間為高與人等、填滿炭火的黏土罐；患者塗油、著衣、進入小屋，進行發汗。

(7)**巨石發汗法**：用具有除「風」之效的木柴，將長如患者身高的巨石燒熱，然後裹以毛毯；患者適當塗油後，裹以毛皮或絹布，橫臥石上發汗。

(8)**溝發汗法**：懂得土地之「宜」與「不宜」的醫生，擇「宜」之地挖溝，溝中置炭，溝上設床；然後令患者橫臥床上進行發汗。

(9)**小屋發汗法**：製成不高、不大、圓形、無窗、厚壁的小屋，屋內置床，床周放滿盛有炭火的缽；令塗好油的患者登床發汗。

(10)**地面發汗法**：與「巨石發汗法」同，唯以地面取代巨石而已。

(11)**壺發汗法**：將裝滿制壓「風」之煎劑的大壺埋入土中一半，其上置床；患者塗油後臥其上，將燒熱的鐵球或石塊投入壺中，以此進行快速發汗。

⑿**穴發汗法**：在無風、吉祥的土地上挖一大與床等，深為床之兩倍的穴，穴內置作為燃料的牛馬之糞，將床嚴實地安置其上；塗過油、穿好整潔衣服的患者臥於其上發汗。

⒀ **Holāka**[29] **發汗法**：將乾燥的動物糞便堆積如床之大，點燃之後待煙冒盡，置床其上；塗過油、適當著衣的患者臥於其上可快速發汗。

4. 發汗法的分類：發汗法可據局部或全身分為兩類；又可據潤性或乾性分為兩類；再者則是據有無「火」的要素分別為兩類。上述十三種發汗法皆屬「基於火之特性」的發汗法，與之相應的是運動、暑熱、厚被、空腹、飲酒、恐怖、憤怒、溫濕布（應是不以火進行加熱者）、爭論、太陽之熱——十種不具火之特性的發汗。

瞭解印度古代醫學的發汗方法後，則自然不難看出其與中國古代醫學發汗法的種種差異。如此又給研究者留下兩個值得注意的話題：一是漢唐以來中國醫學中不難見到類似發汗方法的應用，是否與交流的影響有關？二是假定承認存在著這種傳播，那麼國人又是如何看待這些不同於己的發汗方法？在以發汗法為主要療法之一的東漢醫學經典《傷寒論》中，有眾所周知的若干告誡「火」法的條文，如：「太陽病，發熱而渴，不惡寒者，為瘟病。……若火熏之，一逆尚引日，再逆促命期」；「傷寒脈浮，醫

29 一種蒸汽浴，透過燃燒的灰燼產生的熱誘導出汗。

以火逼劫之，亡陽，必驚狂」；「被火者必譫語」；「以火熏之，不得汗，其人必躁，到經不解，必圊血，名為火邪」；「太陽病中風，以火劫發汗……其身發黃，陽盛則欲衄，陰虛則小便難」等等。這些「火劫」之法究竟是指自古流傳的「灸法」等等，還是針對諸如上述「火之屋」發汗法那樣的發汗之法而言？均是值得深入研究的問題。

四、六大療法

「六大療法」是指《闍羅迦集》第二十二章中所言除去、增加，乾燥、油劑，發汗、靜固，這三組涵義對立的療法。書中強調：「懂得這六種療法的人，才是真正的醫生。」六大療法實際上包含多種具體的治療手段，可以看作是對治療方法的歸納、總結與埋論性解釋的完成。

1. **「除去」療法 (langhana)**：為動詞 langh-（除去）的派生語。義為「除去營養、肥滿，及其方法。」形容詞「輕」(langhu) 亦是這一動詞的派生語。其定義為：「凡使身體產生輕快感的，即可稱之為 langhana」。四種淨化法[30]、乾渴、強風與熱氣、消化劑、禁食、運動均屬此種療法的範疇。

   當三病素增大明顯時，體質好者應採用淨化劑；中等量的膽汁、黏液病素，首先使用消化劑；輕度量的病素，通過禁

30 譯注釋為吐劑、下劑、灌腸劑、吸入藥。

食、乾渴[31]進行治療；病素之量中度、而體力好者，採用運動、熱氣、強風治療。此種療法宜在冬季進行——這是印度醫學強調「時」的一種表現形式。

2.**「增加」療法 (brnhana)：**是動詞 brh- 的派生語。義為「給予營養、肥滿及其方法」。形容詞「大」(brhat) 亦是這一動詞的派生語。其定義為：「凡使身體產生『大』的，就是 brnhana」。

對於虛弱之人，宜在夏季採用此種療法。給予患者在一定場所[32]、充分成長、未中毒矢的鹿、鳥、魚肉；肉汁等易消化（性質屬「輕」）之物，亦屬此種療法；沐浴、輕按摩、睡眠、甘味、油性灌腸劑、牛乳、砂糖、酥之類，均屬此種療法。

3.**「乾燥」療法 (ruksana)：**是動詞 ruks-（使乾）的派生語，與油劑的概念相對立。其定義為在：「凡產生乾、燥、純，即為 ruksana」。

辛、苦之味，收斂性物，不節制房事，除去油的點心，素油（胡麻油）炸製的食品，蜂蜜等均屬此療法。用於分泌物增多、病素強烈、急所之病、大腿麻痺等。

4.**油劑療法 (snehana)：**其定義為「使浸透油，變得柔軟、

---

31 《醫心方》卷一引《南海傳》云：「故世尊親說《醫方經》曰：……若覺四候乖舛，即以絕粒為先。縱令大渴，勿進漿水，斯其極禁一日二日，或四朝五朝，以差為期」等，可參。

32 即「緣起」好的地方——吉祥之地。

濕潤者為油劑」。其具體內容另有一章詳細論述，即題為〈關於油劑之章〉的第十三章。構成油劑的原料分為動物性與植物性兩大類。不同的油劑具有各自的特點，例如胡麻油最能賦予體力，蓖麻油作下劑最優，酥能使與之配伍的其他藥物充分發揮作用。酥、胡麻油、脂肪、髓，被認為是油劑中最好的東西。

油劑適用於：風、膽性體質與風、膽性疾病之人；希望提高視力及其他感覺功能者；瘦、弱、老、幼之人；希望長壽、豐滿、多子之人；希望獲得消化力、活力、記憶力、智慧、燃燒力、理性之人；以及有燒灼感，或苦於外傷、毒、火傷之人。油劑是印度醫學中極具特色、且十分重要的療法。因此屬於油劑範圍內的藥物種類及組成的方劑，均相當豐富；且服用方法亦十分講究。如與米飯、粥、蔬菜、肉等的配合使用法有二十四種；因六味的組合又有六十三種不同；服法有一日消化量（基本量）、半日消化量（中間量）、四分之一日消化量（少量）三種；療程分為三日、七日兩種等等。

5. **發汗法：**凡能消除硬直、鈍重感、惡寒、引起出汗的稱為發汗劑。其具體內容詳見上一節。

6. **「靜固」療法 (stambhana)：**來源於動詞 stambh-（使固定）。英譯本譯為 astringent therapy（收斂療法）。但這易使人誤以為有針對分泌物增多之義。其定義為：「使運動的、不安定的東西靜固下來」。凡是具有液體性、微細、流動性和冷卻作用的藥物，及甘、苦、澀味的藥物，都屬此療法。

本章最後說:「由於病素的組合方式是多種多樣的，因此療法也是多種多樣的。但正如風等（三病素）不超過『三』這個數字一樣，治療方法亦不超過『六』這個數字。」由此可知，「六大療法」當屬最高層次的總結了。

五、保健療法

《闍羅迦集》第五章在講述「食物應該適量」的問題後，又從「給人以健康」的願望出發，介紹了以下一些有益的治療與保健方法。

1. **點眼藥 (añjana)**：常用方鉛礦的眼藥有益。為促進眼的分泌，每五日或八日應該用一次植物製眼藥。
2. **吸煙 (dhūmapāna)**：以味道好的上等藥物與油脂、酥、蜜，製成油性捲煙，吸入其煙是有益的。方法是先將藥物與砂糖磨成糊狀，塗於葦莖上，待乾後抽出葦莖，通上煙管，塗上油，再點燃。吸煙要成為習慣，並在八個特定的時間進行。因為在這些時刻可以看到風、痰的增大——沐浴後、食後、磨舌後、嚏後、磨齒後、使用嚏劑後、點眼後、睡眠後。有自制力、堅持這樣作是有益的，能免除鎖骨以上發生風、痰性疾患。

   吸煙可以治療：頭部鈍重感與疼痛、眼痛、鼻炎、咳、喘逆、口臭、牙痛、咽炎、禿頂、倦怠、精神錯亂、嗜臥等各種頭頸胸部疾患，還能增強毛髮、感覺器官的功能與發聲。

從總體上講，吸煙，或稱吸入劑，是頭部淨化的要法。

3. **鼻黏膜刺激劑 (aṇutaila)：**稱之為 aṇutaila 的鼻黏膜刺激劑是用二十七種植物藥加入（備好之油）百倍的水，熬至油的十倍量時再加油一起沸騰十次，然後加入等量的山羊乳。當頭部用過油劑與發汗劑後，以棉棒敷三次，三日或七日為一療程。按規定使用此法之人，不損眼、鼻、耳；髮不變白、變褐，不脫且密。又能治療項強、頭痛、顏面麻痹、鼻炎、半身麻痹、頭顫諸疾。可使頭蓋部血管、關節、腱得到增強，面色和悅，聲滑而大，全部感覺器官清澈、有力，鎖骨以上不生疾病。

4. **塗油：**常用油劑潤濕頭部者不生頭痛、不禿、不脫髮或變白，可使感覺器官維持正常功能。頭部塗胡麻油可以安眠。常向耳內注油，不生「風」性耳疾，亦不發生項顎部痙攣，且可保持聽力。觸覺產生於皮膚，而「風」在皮膚最為顯著，因此塗油對皮膚最為有益。有塗油習慣的人，即使受到外傷、跌打、勞累，也不會有大問題，且能保持體力、美容貌、抗衰老，保持良好的觸覺。身體塗油，能消除惡臭、鈍重感、倦怠感、癢、汗濁、食欲不振。足部經常塗油則不會硬直、疲勞、麻木，且變得柔軟有力。

5. **含漱：**希望口腔清潔、芳香、有食欲者，宜含（若干）植物的果汁、葉、乳液。保持含「胡麻油製漱水」的習慣，可使顎部有力、顏面肌肉發達、味覺發達、增進食欲、聲音洪亮，又能使齒不變弱、食酸不倒牙、不口乾唇裂等等。

6. **磨齒**：一日兩次，用前端壓碎（裂）、具澀、辛、苦之味的「楊枝」，不弄痛齒齦地拭磨。可以除去口臭與汙物，治療味覺、食欲障礙。

7. **刮舌**：舌根部積存的汙物妨礙呼吸、產生異臭，因此必須清除。工具以彎曲的金屬製成，前端為弧形。

8. **沐浴**：具有清潔、強精、長壽、除去疲勞與汙穢、恢復體力等功效。

9. **其他**：清潔的衣服，可以長壽；香料與花飾，刺激性欲、長壽、獲得力量與豐滿、改善情緒；寶石裝飾，長壽、舒適、增加活力素；洗腳，使分泌之路通暢、益智、長壽；理髮、剃鬚、剪指甲，有益於性欲、豐滿與長壽；穿鞋，有益於足部感覺、增強性欲與體力、消除足部疲勞；打傘，給予力量、防止風熱塵水之害；持杖，支持身體、增壽。

六、塗藥與濕布療法

前面已經說過，中國古代的「外科」，有相當一部分內容是有關各種皮膚病的治療。但在印度醫學中，這部分內容卻出現在所謂「內科的完整體系」──《闍羅迦集》中。該書第三章介紹了三十二種最好的粉狀塗藥與濕布藥。所謂粉狀塗藥，即是將若干種藥物（植物與礦物）加工成粉末，用芥子油等油類調拌後塗於體上，或直接將粉末撒布在塗過油的患者體上。主要用於治療皮膚病，但也有用於治療「風」、胸痛、毒等疾患或出汗過多的塗藥。在《闍羅迦集》中，礦物藥所占比例極少，而且基本上都是用於針對皮膚病的塗藥。但在其後的時代裏，礦物藥逐漸被廣泛應用於內服藥中，一般認為這與中國醫學的影響具有一定關係。

以各種藥物製成的濕布，除治療皮膚病外，還可用於驅風、逐寒、治療痛風與頭痛、體臭等，又作為冷卻法與發汗法使用。如果是採用經過加熱的濕布，則稱之為「溫濕布」。濕布療法在中國古代醫學中稱之為「溻」，研究者以為始見於晉代醫家葛洪的《肘後方》。

由於自然萬物，沒有不可為醫家所利用者，故「藥物」之數已不可勝數；更由於各種藥物的組合變化無窮，所以歷代方書所載的「方劑」早已可謂汗牛充棟。古往今來，雖有不少注重「驗方」、「祕方」；甚或在臨床治療中，以能恪守古方斤兩不變而自詡的醫家，但終歸難免「匠人」之譏。實際上，高水準的醫家於解危救難之際、傳經布道之時，所強調的乃是「寧失其方，毋失其法」。就中國傳統醫學而論，其藥物療法的百般花樣，經後人歸納總結而稱之為「八法」（汗、吐、下、和、溫、清、補、消）。同樣，印度醫學中色彩紛呈的「方」與「藥」，也被印度的智者歸納成為「根本性五療法」、「六大療法」等若干基本法則。如果不是著眼於醫學技藝的實際效用，真的想在印度醫學的方藥中發現某種可以攻克癌症、愛滋病的祕方，而是從文化的角度出發，將其作為另一種生命科學的知識體系來考察，那麼只需瞭解其內科與藥物的治療「大法」也就足夠了。這樣，或許更可收到提綱挈領、執簡馭繁之功。

肆、強精法

> 雖然印度一位最偉大的導師曾規勸人們行「中庸之道」[33]，但他的後代並非總是遵行此道，嚴格的禁欲和縱情的享樂這兩種極端往往並行不悖。[34]

眾所周知，產生於印度的佛教，為了使芸芸眾生從無邊的苦海中解脫出來，不僅要求他們拋家棄子、割捨一切身外之物，而且對於關係到人類繁衍的本能要求──「性」，以及由此而生的甜蜜愛情，亦加以嚴格禁止。或許是應了「物極必反」那句老話，到了八世紀前後，在這片無欲無愛的淨土園中，居然長出了大事男女交合的「密教」。

一般認為，密教的興起是受到印度教性力派的影響。「密教與印度教一樣十分崇拜女神，認為性力是宇宙根本原理，智能和力量的集中表現，男女和合才能獲得宗教的解脫和無上的福樂」；「印度教性力派把『雙身』（交合）看作是修行者的重要修行方法，從而建立了『輪座』（男女雜交）等等密儀，這些思想和實踐

[33] 據譯者云，此「最偉大的導師」是指佛教的創始人釋迦牟尼，他主張人們實行「八正道」這種中庸之道，以得到解脫。

[34] Basham 主編，《印度文化史》第一章〈緒論〉，頁 8。

也為密教所攝取，並且還有許多創造。」[35]

據說對於「性力」的崇拜，在印度河文明時期就已存在。雄雄勃起的男性生殖器被看成是力的象徵，所以才會出現石製的男性生殖器。「以石材仿製的勃起的男性生殖器，在印度稱之為『linga』[36]。據說這象徵著濕婆神的生殖力，即使是現在，也仍然是民眾信仰的對象。特別是在南印度，聽說有許多『linga 攜帶者』，將小型的 linga 作為護身符帶在身上」[37]。

在涉及各種文明中的「性」話題時，研究者大多不忘論說這是源於原始的「增殖儀式」。即希望通過男女的交合行為，「感動」在想像中具有與人相同之思維、性格的天地也不斷地施雲布雨、進行交合，以繁衍出豐富的衣食所需之品。但同時也不應忘記，人類在生理與精神兩方面對於「性」行為本身所具有的強烈需求。中國古代的「房中術」，從一開始就與自然萬物的增殖（包括人類自身的傳宗接代及農畜產品兩方面）沒有任何關係，除了講究以此強身、祛病的一面，則是對於「性藝術」、「性享樂」的追求。印度亦不例外，因為「性愛」在印度被列為人生的三大目的之一[38]。

---

[35] 呂建福，《中國密教史》（北京：中國社會科學出版社，1995 年），〈黃心川序〉，頁 4。

[36] linga 意為印、記號、象徵、證據等；濕婆神的男根；（相對於物質之身體的）微細身（是粗大可見之身體的不滅性根源）。

[37] 定方晟，《インド性愛文化論》（東京：春秋社，1992 年），頁 150–152。

[38] 定方晟，《インド性愛文化論》，頁 6。

對於「性力」的重視，自然會導致相關「方術」的產生。印度醫學「八科」中的「強精學」可謂其具體表現。可以說這也才是本書所關注的問題。

《妙聞集》第四卷第二十六章〈強精催淫療法〉全文如下：

> 作為健康的青年，若常用催淫法，則一年四季每日性交亦無妨。年老而希望性欲旺盛者、欲得婦人長久之愛者、耽於女色以至衰弱者、去勢之人、陽痿之人、好逛之人、有財產者、青春溢於容貌者、多妻妾者，催淫劑用之有效也。因經常性、習慣性持續使用催淫劑之人，恰如種馬一般性欲旺盛、能使女子得到滿足，故稱「催淫劑」（Vājīkaraṇa，意為：產生如馬那樣生殖力的東西）。各種繁雜的飲食物、愉悅聽官的語言、使皮膚觸覺爽適之物、滿月之夜、妙齡的情人、媚耳之歌、蒟醬[39]（嚼煙草用）、酒、花鬘、消除心靈障礙，可使男子性欲旺盛。然因不快的狀態損傷欲求快樂之意，以及因與厭惡之女交接而引起的〔病態〕，稱之為「精神性陽痿」。因過度常食辛、酸、溫熱、鹹性食品，出現冷濕性體主成分的衰減，此稱之為「副次性陽痿」。有房事過度之習慣，又不採用催淫療法而行交接，導致勃起不能者，此為源於「精液衰滅」〔的交媾無力〕。因陰莖的嚴重症候及切斷急所，亦可產生第四種「男根損傷性」陽

[39] 亦稱蔞葉，常綠木本植物，莖蔓生，葉橢圓，花綠色。果實有辣味，可用來製醬。

痿。生來即為生殖無力者，稱之為「先天性陽痿」。體壯之人，因從梵行的角度而抑制興奮的情欲，所引起的第六種陽痿，可以看作是由於「精液凝化」。因先天性無力與急所切斷引起的「無力」，為不可治性。對於其他「可治性」的病症，應遵循「原因對治」之道。以下述催淫法。將混有岩鹽的胡麻、綠豆、八角金盤或粳米的粉末，以名為paunaraka的甘蔗汁浸濕、攪拌成糊狀，加豬脂與酥煮之，製成溫粥。食此，男子可與百名婦人相交。在牛乳中煮山羊的睪丸，屢投胡麻的粉末使之飽和，與此胡麻一起食以恆河產海豚的脂膏煮製的點心，可奇異地與百名婦人相交。加入蓽茇與鹽的山羊睪丸，與乳、酥共煮，食之者可與百名婦人相交。在酥中煮等量的蓽茇、綠豆、粳米、大麥、小麥粉末，製成小點心。若食此後飲加入砂糖的甘味牛乳，其人可如雀一般連續性地交接十次。將充分磨碎的八角金盤粉末，以該藥用植物的汁液浸濕數次，然後將此與酥、蜜混合，含此之人可得與十女子交接。與此相同，可將庵摩勒的粉末以該植物的榨汁漬數次，然後與砂糖、酥、蜜混合，含之後飲牛乳。依此方法，雖八十歲的老翁，在性方面返老還童如青年。在酥中，與蓽茇、鹽一起煮山羊的睪丸或海豚的睪丸，食此有速效的催淫作用。若食蟹、龜及鱷的卵，亦有同樣效果。或又可飲水牛、牡牛、山羊的精液（精巢）。在與菩提樹的果實、根、皮、芽苞一起煮的牛乳中加入砂糖與蜜，飲之者出現如kulinga（鼠的一種）

一般的性興奮。與酥、乳一起飲量如「優曇鉢」[40]的八角金盤之根的泥膏，不論怎樣老，亦可返老還童。口含一「波羅」[41]量的混合酥、蜜的綠豆後，飲牛乳，其人可因此而如種馬一般精強。以牛乳煮小麥和 ātmaguptā（刺毛黧豆，*Mucuna pruriens*），冷後加酥，食之後飲牛乳。將與鱷、鼠、蛙、雀之卵或精巢一起煮的酥，塗於足跖生精力，〔此間〕足不可觸地。未觸地時，可連續性地交接。在 ātmaguptā 及 ikṣuraka (*Hygrophila spinosa*) 果實的粉末中加入砂糖，以新擠的牛乳飲之，其人可不疲勞地性交。uccaṭā (*Kyllingia monoeephala*) 的粉末亦同樣是最佳之藥，被推薦與牛乳一起使用。亦可令希求強精之人飲用 satavari (*Asparagus racemosus*) 與 uccata 的根。可飲用混合有 ātmaguptā 的綠豆湯。將 ātmaguptā 的種子、蒺藜的種子及 uccaṭā 與牛乳一起煮，攪拌，加入砂糖飲之，其人整夜處於性興奮。在牛乳中煮綠豆、八角金盤、酥、蜜等，加砂糖飲之，其人如 kulinga 一般得整夜的性快樂。初產的牝牛、有一歲之犢，以 masaparni （野黃豆、軟夾豆，*Teramnus labialis*）飼之，其乳汁為希求強精之人所賞用。所有的乳汁和肉類、以及 kakoli[42] 等族的藥物，均具有強

40 優曇鉢，即無花果。此指如其體積大小的量。

41 波羅 (pala)：重量單位，如芒果大小。漢譯為兩、斤。

42 kakoli（*Zizyphus napeca*，棗屬）：該族藥物包括竹黃、五倍子、白睡蓮的根莖、葡萄甘草等十八種。《妙聞集》第一卷第三十八章〈藥物彙類〉

> 精的作用而受到推獎，故可用之。是等的強精法為賦予心歡喜、寶貝孩子、力之物，但應用時必須加入「時」（季節等）的考慮，〔先以催吐、催下、催噎等〕致力於身體的淨化，然後按照行積極的強化程序。

以上所述強精諸法，無疑都是針對男性而言，對於女性的「性力」絲毫沒有涉及。如果對於「性力」的關注是源於「原始居民想像自然界的耕耘活動是和人類的生殖行為相類似的，女性是田畝，男性生殖器是鋤頭，精液是種子，為了獲得更多的產品」。那麼，理應對於「地力」給予同樣的關注。然而印度人對於「田畝」、「地力」的態度又是怎樣呢？在《摩奴法典・婦女的義務》中規定：「婦女少年時應該從父；青年時從夫；夫死從子」；「遵守關於婦女從一而終的卓越規定」；「有幾千名婆羅門，從最小的時候起就屏絕性欲而無後，但他們業已上升天界」。這種與中國孔聖人所言「三從之德」（《禮記》）別無二致的女性道德規範，亦被佛教接受：「據說，在許多佛經中提到，女性應該度過從屬性的一生，即『幼年從親，嫁則從夫，老而從子』」[43]。

同時，在鼓吹使用強精法可以使人有種馬一般旺盛性欲、可神奇地與百名女子交接的《妙聞集》第四卷中，又能看到有關「節欲」的教誨。即第四章〈未發性疾病預防法〉中的下述內容：

云：「該族藥物治療膽汁素、血液及體風素的不調，賦予元氣，使體肥，增精力，使乳汁及黏液素的分泌變盛。」

[43] 定方晟，《インド性愛文化論》，頁43。

有克己心之人應守護自身，不要耽於性交。過度的性交引發疝痛、咳嗽、呼吸困難、羸瘦、黃疸、肺病及痙攣等各種疾病。在性交方面保持自制之人得長壽、遲遲不為衰老所迫、血色良好、有力、肌肉明顯發達。除夏季之外的所有季節，賢夫可三日一會其婦。在夏季，半月一交可也。男子不可與月經期、無愛、不潔、厭惡、社會階層高於自己、年長於己、患病、殘疾、妊娠、心懷敵意、生殖器有缺陷、同一族姓、師長之妻、出家、不可接近、放蕩不羈的婦女交接。在晝夜聯接時、月齡節分（parvan，新月之日、滿月之日，以及兩半月中的第八、第十四日）、拂曉、夜半、日中，以及害羞、無遮蓋、不淨的場所，不應性交。饑、病、冷、渴，憋著屎、尿、屁，及極度虛弱之人應避免性交。在動物的陰道、及陰道以外的部分〔不可射精〕，不可遏制到達輸精管的精液。在有病害的陰道中射精，雖是強壯之人亦應避免。堵塞有大量精液的龜頭部，有害；特別是在站立、或仰臥的姿勢時。具有理智、希求健康之人，即使是戲弄性的，也不應該有如此行為。無克己心，而與月經期的婦女交接之人，可引起視力、壽命、健康美的減退，為非法。在月齡節分犯修道尼、師母、同族女、高身分之女、年長之女者，可減損生命。對於孕婦來說，傷胎兒；病婦的場合，損失力。在無遮蓋、不淨的場所，與殘疾、不潔、有惡意、無愛心的女子交接者，可導致精液及精神方面能力的衰減。饑、渴、虛弱、精神興奮、站立之人，行日中性交者，導致精液的缺損及體風素之不調。若性交過度，成肺病，出現陽痿。病人還將出現疼痛、脾臟病、失神、死亡。在拂曉與夜半，使體風素與膽汁素激化。在動物的陰道、陰道以外、有病的陰道中〔射精〕，導致陰莖腫瘍、體風素之不調及精液的減少。遏制屎、尿、精液，或取仰臥姿勢者，可突然發生精尿結石。故凡此皆應避之。這對現在與今後有益也。決不可因無知之故，而抑制自然產生的精液。因催淫劑而精液得到強化、情愛深厚、有陽氣的男子，應與妙齡、容色出眾、資質善良、有貞操、出身良家、愛情濃濃、春心動蕩、美裝飾的女子適度交接。交合後，食用含砂糖的點心、加砂糖的牛乳及肉汁，又行沐浴，以扇納涼，睡眠，為有益健康。

診　斷

中國傳統醫學的診斷方法被概括為「望、聞、問、切」——四診。阿育吠陀中雖有診斷方法為「三種」、「六種」的說法，但實際上無論是中國還是印度，乃至世界上其他地區的傳統醫學或現代醫學，無不是通過人的感覺器官去盡可能多地收集病人的體徵，以此作為診斷的依據。先進的檢查儀器，不過是感覺機能的延伸。

《妙聞集・出診章》說：當使者（在容顏、言語、服裝等方面）的吉兆、與鳥有關的吉祥先行顯露時[1]，醫師可赴病家，坐而視病人、觸之、問之。有人說依此三種（視、觸、問）診察法，大抵可對疾病作出診斷。然這並不正確，疾病的診察，實際有六種方法。即依靠耳等五官，以及現在所說依靠詢問的診察。

其中依靠「聽官」可以診察的症候，在〈瘍流出液〉與〈瘍診察章〉中有詳細論述。在遇到這類疾病時，可以通過聽覺瞭解血液的流出是否伴有氣泡與空氣的響聲。依靠「觸官」所能瞭解

---

[1] 詳見本書〈徵兆：使、鳥、夢〉一節。

的是，冷、熱、粗、滑、硬、軟等，以及熱病、肺癆等在觸覺方面的症狀。依靠「視官」瞭解的是，身體的胖瘦、活力的表徵、力與色的變化等等。依靠「味官」所能知道的是，泌尿病等場合出現的味的症狀[2]。依靠「嗅官」知道的是，死兆等方面及膿瘍或非膿性瘍的氣味特徵。依靠「詢問」，可察知地、時、種姓、飲食物的嗜好、病的起因、疼痛的增進、體力、消化火力、下風、二便通否、病程等方面的特徵。如果採用上述診察方法，不論是親自動手，或是由他人代替，皆可知道疾病的究竟。

疾病的診斷，實際上往往貫穿在有關各種疾病的論說中。例如在討論七十六種眼病時，每一病名之下都會有其症狀的描述，以此作該病名的解釋——也可以說是診斷的依據。

除了這些遍布於有關醫學理論、疾病、治療論說中的具體「診斷知識」，醫學著作中還有一些與診斷有關的特殊內容。例如：徵兆、吉凶判斷、壽命預測等等。

壹、徵兆：使、鳥、夢

《妙聞集》第一卷第二十九章名為〈根據使、鳥、夢的吉凶判斷〉。對於身處「科學時代」的今人來說，這些內容「純屬迷

2　中國在唐代有關於糖尿病患者「尿甜」的記載。

信」。但對於當時的人來說，一切現象卻都決非孤立存在，其間必然會有某種內在聯繫。在這種普遍存在的思想方式指導下，世界各地、各民族中獨立地產生出各種「獨具特色」但本質卻基本相同的「巫術」。著名的巫術研究者弗雷澤在其所著《金枝》中，將這種巫術性的認識，稱之為「偽科學」；將由此產生的各種法術，稱之為「偽技藝」；並指出：法術的對應面（不可使之出現的存在），就是「禁忌」。只有充分瞭解這一點，才能理解古代醫學中某些治療方法、理論學說、禁忌是如何產生的。

使者（病家派來延醫之人）的容顏、語言、服裝、舉動、星宿、時日、萌兆、鳥、風、醫師的住所及身、語、意之三業，皆講述著與病人的吉凶相關的問題。使者若與病人屬同一異教徒，或處於婆羅門的修行期，或屬有社會階級之人，為治療可獲成就之兆；反之，為治療不利的徵兆。使者為去勢者，婦女，數人，無固定職業者，嘟囔牢騷之人，乘驢馬、駱駝、車來之人，或循他人之跡而來之人，悄然而至醫師之家的人，為不吉。持索、棒、武器之人，著暗色之衣的人，右肩著濕、舊上衣之人，或不著上衣之人，著髒、破衣服之人，肢體殘缺或多於正常之人，視之戰慄如畸形者，容顏恐慌者，言語粗魯者，出言不吉者，不斷斬草削木者，摸鼻或乳房者，摸衣服邊緣、無名指、頭髮、爪、毛、飾物之人，孔竅堵塞，手觸心臟、頰、額、胸、腹，手持碎陶片、石灰、骨、木炭之人，搔地掘土之人，時時棄物之人，時時弄碎土塊之人，身塗油或泥者，飾以赤色荷包牡丹者，塗有香油之人，手持成熟果實、乾燥果實、或類似之物，爪與爪摩擦，以手觸足等，手持靴或革〔製水囊〕，被醜惡之病侵襲之人，不善問候之人，哭泣者，喘息者，無眼者，向南合掌、單腳立於不平之地者〔，皆為不吉〕。又，接近處於下述狀態的醫師為不吉。即：醫師面向南時，在不淨的場所燃火、煮焚，殘酷地宰殺犧牲之時，裸體時，臥於土床時，在廁所處於不淨的狀態時，頭髮亂時，塗油時，出汗時，精神興奮時，醫師面對祖先或神行祭祀時，日中、夜半、早晨出現前兆時，於昴、參、柳、星、尾、張、箕、室、胃接近醫者為不吉。白月第四、第六、第九日，或月末亦不吉。當患者為膽汁素性疾病時，日中汗出、曬黑、或爐旁之人作為使者去請醫生，不吉；但對於黏液素性疾病的患者，則是等之人作為使者，為吉。大出血、下痢、泌尿病等，使者在堤堰見到醫者為吉。在其他疾病的場合，賢醫當據其智慧而知何為吉兆。若著白衣、容顏純淨潔白、顏面呈美之象徵的黑色、以及有愛嬌之顏者，同姓、同族人為使者，治療將有效驗。乘牛車而來、有愉快的表情者，或徒步而來、體態優美者，沉著之人，知時令之人，有自尊心之人，處事機敏之人，裝飾良好之人，為吉祥的使者，治療將有效驗。使者在醫師身體健康，面向東、坐在平坦清淨的場所，身體、服裝皆清靜的情況下與其相晤，可謂吉祥之兆。在途中見到肉、水、瓮、傘、婆羅門、象、牝牛、牡牛、白色之物，為吉祥之兆。見到帶孩子的婦人、伴犢的牝羊、盛裝的少女、魚類、未熟果實、十字形的符號、點心、酪、金、裝有穀物的容器、寶玉、善良的王、火、馬、鵝、孔雀等；聽到誦吠陀之聲，鑼、鼓、法螺貝、笛、車輪之音，獅、牝牛、牡牛之吼，馬嘶象鳴，鵝鳥之聲，出現在人左側的梟聲，旅途中人發自真心的最愉快話語，棲息在有葉、花、果、實與乳液且未受任何傷害的樹木上的鳥類的美妙聲音，是治療可獲成就的徵兆。在雷擊的枯樹、無葉之樹、被蔓纏繞之樹、有刺之樹上，或在石、灰、骨、糞、塵埃之中，或在墓碑、蟻巢、不平之處，聽到尖銳的聲音，或不吉的方位傳來鳥鳴，為凶兆。有男性之名的鳥位於左側，有女性之名的鳥位於右側，為吉兆。犬從右側向左側行，為吉兆；貓與三寶鳥類等從左側通過，為吉；兔與蛇在左右兩側皆不吉；猛禽與梟從任何一側通過，皆不吉；見到大蜥蜴、蜥蜴，或聞其聲，皆不吉；見到似不吉使者之人，為不吉。

患結節腫、瘤腫等疾病時，cheda（切斷）之音為吉；患腹部膿腫、腹水、腹部腺腫時，bheda（切開）之音為吉；大出血、下痢時，ruddha（制止）之音為吉。如此，根據病之特性如何，可推知其前兆緣起的良否。醫師往診途中的罵聲、悲聲、叫聲、哭聲、嘔吐、噴嚏等，為不吉。要之，醫師進入病家之時，同樣應注意這些聲音。

關於夢與疾病的關係：不管是病人自夢，還是其友人之夢，夢中或身塗油；或乘駱駝、猛禽、驢馬、野豬、水牛向南而行；或著赤衣的老女，蓬頭垢面而笑、舞、向南而行；或被亡者、離家之人抱擁；或被怪面猛禽嗅於頭上；或飲蜜與油；或沉入泥中；或身上塗泥，且笑且舞；或裸體而頭戴赤色荷包牡丹，胸上生竹等；或被魚食，或入母胎；或從山頂落下；或被黑暗籠罩，墜入坑穴；或隨波逐流；或被剃頭；或被鳥等征服、捕縛、壓倒；或見隕星、燈火熄滅、兩眼失明、地震；或嘔吐、下痢；或齒牙脫落；或見木棉樹、繫犧牲之柱、蟻塔；或登火葬壇；或得棉、油、油糟、鐵、鹽、胡麻；或食煮的食物，飲穀酒——則健康之人得病，患病之人當死。雖有因先天之性而盡忘所夢之人，後夢沖消前夢之人，夢現白日所思之人，但是等之夢對病沒有影響。熱病患者夢見與犬和友人、結核患者夢見與猿和友人、瘋癲患者夢見與洛叉、癲癇患者夢見與亡者一起逍遙；泌尿病、痢病患者夢見飲水；癩性皮膚病患者夢見飲脂油質；腹部腺腫患者夢見在內臟、頭痛患者在頭上生長植物；嘔吐患者夢見吃油炸的點心；喘息患者與為渴所惱的患者夢見旅行；黃疸患者夢見攝入黃色食物；大出血的患者夢見飲血液——主死。見如是諸夢，早早起床，向婆羅門獻上新鮮的綠豆、胡麻、鐵、金等等，唱吉祥的咒文和三句組成的聖歌。夜初見夢時，凝念吉祥，再眠。或可如咒士一心唱吠陀中的某咒文。作不好的夢時，對誰都不可講。應在神殿過三夜。並應時常尊敬婆羅門。如此可脫離惡夢。

緣起好的夢：賢醫可預言，夢見諸神、再生種族、牝牛、牡牛、活著的友人、諸王、熊熊之火、婆羅門、純淨之水，得幸福，為病癒的前兆。夢見肉、魚、荷包牡丹、白衣、果實，得財，病除。夢見大的宮殿、有果實的樹木、象、登山，得富，為病去的前兆。夢見澎湃的海洋、渡過濁流滾滾的江河，得幸，為病去的前兆。夢見被蛇咬、被蛭吸、被蜂刺，無病，得產。見如此諸善夢的病人，可視為長命；醫師應為這些病人施以治療。

貳、疾病的可治與不可治

對於疾病轉歸的預測與判斷，當代醫學稱之為「預後」；中國古代醫學稱之為「決死生」。例如今本《黃帝內經》在談到經脈學說時，以為其重要性在於：「經脈者，所以能決死生、處百病、調虛實，不可不通。」[3]

有人評價古今醫學的區別在於 ： 當代醫學是面對死亡的醫學——明知必死，也要竭盡全力加以搶救，甚至只是履行那些徒勞無益、但又必須的程序；古代的醫學是背對死亡的醫學——知其將死，則敬而遠之，如此即可獲得「名醫」的稱號。例如在《史記・扁鵲倉公列傳》所載西漢名醫淳于意的二十五則醫案中，以及《後漢書》、《三國志》的〈華佗傳〉中，均有若干病例屬於此類：斷其將死、不加治療、日後果驗。這樣的案例與治癒的病例同樣可以作為醫家的「光榮歷史」加載史冊。

阿育吠陀在這方面，與中國古代醫學完全一致，經常教誨明智的醫家只可治療那些能夠獲得成功、增加自己聲譽與財富的疾病。而要作到這一點，就必須懂得鑑別疾病的可治與不可治。《妙聞集》第一卷第二十三章〈可治、不可治鑑別法〉內容涉及到「可

3 《靈樞・經脈》。

治性疾病」、「輕減性疾病」、「不可治性疾病」這樣三個概念，也可說是一種疾病屬性的劃分方法。

首先，成年人、強壯者、元氣飽滿者，以及有勇氣者；或一人兼有這四種性質時，其病易於治療。這是因為成年人因組織的新生旺盛，故其瘍可癒。強壯者筋肉堅固而量多，故行外科手術時，不會傷害以靜脈、神經為首的諸種組織。元氣飽滿者，不因痛、外傷、限制食物等而引起衰弱。有勇氣者，能夠耐受特別暴烈的治療。故具有此等性質之人的瘍，易治。而老者、瘠衰之人、元氣不足及臆病之人，則呈現與上述相反的性質。

就部位而言，位於臀部、肛門、生殖器、額、頰、唇、脊、耳、陰囊、腹部、鎖骨、口腔的瘍，易治。生於眼、齒、鼻、外眥、內耳、臍、上腹部、縫合線、女子臀部、脅、下腹部、胸部、腋窩、乳房、關節等部位，排出氣泡之膿、血、空氣的病灶，外物穿入體內時，治療困難。生於深下部之瘍及開口於上表部的瘍，位於額之髮際、甲床、急所、脛骨的瘍，難於治療；又位於內部的痔漏、縫合線、大腿骨的瘍，亦難治。

某些疾病雖然不可根治，但可以緩和。這類疾病稱之為「輕減性疾病」，即通常所說「帶病延年」。對於這類疾病應該積極施以治療，以維持生命，若停止治療則有可能馬上死亡。如同適當地使用支柱，可使正在逐漸傾斜的房屋不致倒塌。

三種疾病並非一成不變。若患者延誤治療，可全治的病亦可變成輕減性；輕減性的疾病亦可變成不可治性；不可治性的病可至奪命。

在這一章中列舉的「不可治性疾患」，包括：隆起如肉塊者，分泌液體者，內部有膿而痛者，周圍隆起如馬之肛門者，有其質稍難彎曲、如牛角凸起之軟贅肉者，或與之相反、中央隆起、流出惡化血液及稀薄清冷之黏液者，周緣有較深穿孔、呈麻之纖維般的織網狀醜惡外觀者，基於惡化病素而流露肉漿、脂肪、骨髓、腦髓者，占據內臟（胃腸）之地、排出黃黑色屎尿及風氣者，位於瘠瘦之人頭部的肉質隆起、具有滿布細孔的瘻管並發出聲音與氣泡者，生於瘠瘦之人並伴有膿血流出、食欲不振、消化不良、咳嗽、喘息等繼發性疾病者，或頭蓋破裂、腦髓露出的場合，又出現三病素的特徵並伴有咳嗽與喘息，為不可治性——顯而易見，這些描述與惡性腫瘤的臨床表現多有相似之處。

參、死亡的徵兆

為了醫生的名譽，阿育吠陀真的十分注意對於不治之症的判斷。《妙聞集》第一卷第二十八章以花、煙、雲分別為果實、火、雨的前兆為例，來說明能夠預知死亡將至的，是「死兆」(arista)。然而如果此等凶兆微細，則易被忽視；如過程短暫，則愚醫不識此等表徵，然這並非是由於瀕死的病人沒有此前兆存在。故熟練的醫師應深加注意，識別此等先兆。

第三十一章討論「顏色、容貌的異常化」，但並非通過望診來判斷疾病的屬性，以決定治療對策，而是有關「決死生」的知識。

顏色變為褐、赤、青、黃，無疑是瀕臨死亡的病人。含羞、美容、健康美、活力、記憶力、光彩處於逐漸消失狀態的患者，無疑是迫近生命終止。下唇下垂、上唇上翻，或如 jambu 的果實，其命難保。牙齒變為赤色、褐色，或黑如黑脊鶺鴒，脫落，可預言其壽限已到。舌黑而僵硬，或生厚糙的白苔，其人即將停止呼吸。鼻彎、裂開、乾或塌陷，呼吸困難，其命將失。兩眼細而不齊，無感覺，色赤，凹陷，濕潤，必不久人世。髮分，眉顰、歪曲，睫毛脫落，將死。口不能咽，頭不能抬，眼呆無所視，須臾命絕。不管體之強弱，幾度喚之不醒，賢醫應避忌之。常仰天而眠、腳動，或肢體伸直，其人不會久存。手足與息冷，呼吸無節律，如驚弓之鳥氣息急迫者，不免於死，賢醫應避之。患者長睡不醒，或長期處於不眠狀態，或失神不語，賢醫應謝絕治療。舔上唇、嘔吐，或言說亡者故事之人，可預言為亡者的夥伴。未中毒，卻孔竅或毛孔出血者，可隨時死亡。源於體風素的下腹瘤腫之痛，上行至心臟，對食物產生厭惡之人，無疑為瀕死的患者。無其他併發症的足部腫脹，殺男子；生於顏面或陰部的腫脹，奪婦人之命。喘息患者、咳嗽患者，併發痢病、熱病、呃逆、嘔吐、陰囊及陰莖腫脹時，醫師應避忌之。雖為身體強壯之人，但劇烈的出汗、焦熱感、呃逆、喘息也無疑會奪命。舌呈暗黑色，左眼凹陷，口生惡臭的病人，應避忌之。正前往閻魔之國的人，口中充滿淚、兩足出汗、視覺錯亂。身體驟然變得甚輕、或甚重者，可視為赴閻魔之家的人。釋放出泥、魚、脂肪、油、酥的氣味或芳香氣味的人，正前往閻魔的住所也。虱𠟠於額，鳥不食其食，怡樂盡失者，為去閻魔之家的人。對於熱病、痢病、腫瘍交發，力、肉皆衰，意氣沮喪的病人，醫生在治療上無能為力。衰弱之人，若在饑渴之際給予美味、衛生的飲食，但仍不能治癒，則近死也；劇烈下痢、頭痛及內臟痛、被渴所困擾、衰弱之人，近死也。人亦可因不正確的治療、因前世之業、或因人生之無常而死亡。餓鬼 (Preta)、部多 (Bhuta)[4]、畢舍遮及諸種羅剎 (Raksasa)[5]，通常接近瀕死之人。他們以意欲殺死的「意念」之藥來妨礙藥物的效力。因此，對於瀕死之人任何治療都是無效的。

第三十二章〈自然狀態的異常化〉同樣要講述「死症」的前兆。以為人在向死亡邁進時，會表現出身體某部分的正常狀態發生異常性變化。例如，肢體急劇地由白變黑、由黑變白，赤色變為其他顏色；硬的部分變軟，軟的部分變硬；動者不動，不動者反動；寬者變窄，窄者變寬；長者變短，短者變長；正常時不該脫落者脫落，該脫落者反不脫落；或諸如變冷、變熱，變滑、變糙，僵硬、變色、疲憊。

身體的一部分較正常狀態下垂、提高；搖動，痙攣，項垂，關節弛緩，吐食，凹陷，變重或變輕；珊瑚色的斑點突現臉上，或額現靜脈，鼻梁上生小膿疱，或清晨汗出額上。或無眼疾而流淚，或頭上出現狀如牛糞之粉般的塵埃；又鳩、蒼鷺等止於頭上；

---

4 部多：鬼之一種。無父母而自生（化生）者為部多，有父母者為夜叉。

5 羅剎：印度神話中的惡魔，數目很多。可變成各種動物形狀，或兄弟、妻子、丈夫等形，殘害人命。

不攝食物的情況下屎尿之量增加，持續進食反而屎尿的排泄終止；在乳房的基部、心臟、胸部出現劇烈的疼痛。身體的中央部腫脹，末端部萎縮；或與之相反；同樣，這種交互性的縮脹亦可出現在身體的上下兩部分、左右兩部分之間；或有不能發聲、弱小、不完整、嘶啞的狀態；齒、口、爪及體表面出現狀如褪色之花般的顏色改變時；或病人的痰、糞、精液沉入水底時；或在患者的瞳孔中出現諸種畸形的映射；看上去病人的毛髮、肢體宛如塗了油一般；又病人力弱、厭食且苦於痢病之困擾時[6]；咳嗽且被渴所困擾之人；瘠瘦之人伴發嘔吐、厭食者；嘔吐伴有氣泡、膿、血，無聲音發出，惱於疝痛之人；體瘦厭食之人；手、足、顏腫，肩、足之肉脫落，惱於熱病、咳嗽之人；攝入早飯後，至午後吐出仍未消化者；或惱於熱病、咳嗽，出現劇烈下痢的人——因呼吸困難而亡。

不斷發出山羊般的悲鳴，倒在地上，呈現陰囊弛緩、陰莖麻痺、頸部彎曲或陰莖篏頓之人，死。最初心臟乾燥，繼之全身濕之人；得土塊則拋土塊，持木片則擲木片，或（以爪）摳地斷草之人；咬下唇或舔上唇之人；或撕扯兩耳與頭髮之人；厭惡神、婆羅門、師、友、醫之人；行星脫離其軌道，到達壞的位置，侵犯患者的誕生時主星座；或病人的占星被流星及土星壓倒的場合；在家、妻、臥、坐、乘、騎、珠寶、器具上出現壞的前兆時——

6 中醫有經驗之語：「撐不死的痢疾，餓不死的傷寒。」傷寒 (typhoid) 進食易致腸穿孔；下痢噤口易致脫水、電解質紊亂等。故痢病時厭食、無力屬危候，乃是經驗之談。

凡此種種，其病人不免於死。

體弱衰瘦之病人，在持續受到適當治療的過程中，病情突然加重，也是「死」的徵兆。攝入能使患者的病症迅速消失的食物，不顯現效果者，死。正確瞭解此等致命性症候的醫師，可因對於病之可治、不可治的判斷，而受到王的尊敬。

另外，第三十章將疾病過程中出現「錯（幻）覺」，也視為死亡的徵兆。包括：在沒有仙人存在的場所聽到種種聲音；在沒有海洋、都市、雲的場所聽到無音之響。聽不到現實存在的聲音，以為是其他的聲音；以村落之音為森林，以森林之音為村落；聽到敵人的聲音高興，聽到親友的聲音發怒；或突然喪失聽覺，可謂生命將止。

在感覺上，以熱為冷、以冷為熱之人；對於理應產生冷感的小膿疱，亦覺灼熱而煩惱之人；體溫不甚高而寒戰之人；身體挨打、受到切割亦無感覺者；自覺身體被塵埃覆蓋者；身體呈現條線狀顏色變化者；雖經沐浴塗油，但身體上蒼蠅集聚者；或突然釋放強烈芳香之人，是臨終前的表現。

對於（食物或藥物的）味道產生相反的感覺；適宜的味，反至病素逐漸增加；如攝入不適宜的食物，反而出現病素與消化火的均衡；或所有的味覺喪失，為命絕之人。良好的香氣，被感覺為臭；臭氣反被感覺為香氣；或全然沒有嗅覺，可知其命不久。

對於寒暑、時間、方位以及其他狀態產生完全相反的感覺；日中覺有星光，夜裏見太陽之輝，或日中見月光；在無雲的氣象條件下見到虹、閃電等，或在晴朗的天空中見到濃密的烏雲；見到大氣中滿布宮殿、車輛、堂宇；見到具體的風神之像現於空中；見到地被煙霧覆蓋；見到此世界被火燒、水淹；見到大地被畫線，如有八腳之像；看不見女神 Arundhati（屬大熊星座的一小星）或銀河，此為臨近終了之人。

在月光、鏡、水中看不見自己影子的人；看到缺失一肢或畸形的其他動物之人；見到犬、鳥、鷺、兀鷹、餓鬼、藥叉 (Yaksa)[7]、羅剎、畢舍遮、烏羅迦 (Uraga)、龍 (Naga)、部多等異形；或見形似孔雀頭的無煙之火者，若為病者則將死；若為常人則將病！

肆、壽命判斷

《妙聞集》第一卷第三十五章的主要內容是關於判斷壽限的知識。其中談到，醫師在診療病人的過程中，應該在一開始就先診察其人的活力。若患者有活力，方可就病的性質、發病的時季、消化力、年齡、體力、素質、習性、體質、（以前用過的）藥、住所等逐項診察之。再者，為醫者應該懂得如何判斷壽命的長短。

長壽之人的特徵是：大的手、足、脅、背、乳頭、齒、顏、肩、額；長的指關節、氣息、眼、腕；寬的眉、兩乳房間、胸；

7 藥叉：亦作「夜叉」等，印度神話中的一種小神靈，但有時也作為惡魔的一種。

短的脛、陰莖、頸；深的息聲、臍；附著於平坦之處的乳房；大而厚，且生毛的耳；向後方擴展的腦；在沐浴與塗油的場合，從頭逐漸向身體的下方變乾燥，最後是心臟部乾燥的人。與前記特徵相反者，短命；若上述兩種類型相混者，可知為中壽也。

另外，關節、靜脈、纖維等不現於外部，肢體堅固，感官健實，軀體愈來愈鮮麗之人，自胎孕期以來無病，此後身體、智、識皆逐漸增長之人，一言以蔽之：長命之人也。中壽者的特徵為：兩眼之下顯露兩三條長線；兩足及兩耳多肉之人；鼻端隆起，有向后上方的條紋，此等之人的壽命以七十歲為上限。短命者的特徵是：指關節短，陰莖甚大，胸有旋毛，背不闊，兩耳的位置較一般高，鼻秀，笑或講話時露齒齦，或視物之時眼轉動，此等之人可活至二十五歲。

為了幫助醫生今後能夠預知人的壽命，文中還就構成支體(anga)、小支(pratyanga)的長度有所論述。其中的支體，是指軀幹、下肢、上肢及頭；其各個部分稱之為小支。有關「支體」的度量，與中國古代醫學一樣——使用「同身寸」法。即以本人一個手指的幅寬為度量的依據。其具體描述，也與今本《黃帝內經》中的「骨度」、「身度」十分相似。

大趾與次趾，以其人自己的手指測之，其長度相當於二指寬。中趾等於次趾長度的五分之四，第四趾等於中趾的五分之四，小趾為第四趾的五分之四。足端部及足中部長四指、寬五指；足根部長五指，寬四指。足的全長相當於十四指。足、踝、脛及膝的中部，周長計為十四指。脛長為十八指。膝以上的部分為三十二指，（上下合計）為五十指。大腿與脛的長度相等。陰囊、頤、齒、鼻翼、耳根、兩眼間，各為二指。陰莖、口裂、鼻梁、耳、額、項的長度，瞳孔間的距離，為四指。膣腔的周長、陰莖與臍的距離、臍與心臟部的距離、心臟與喉的距離、兩乳房間的距離、臉的長度、手腕及前臂的周長，各為十二指。腓的周長、肩與肘的距離為十六指。從肘至中指端的長度為二十四指，臂膊的長度為三十二指。腿的周長為三十二指，手腕與肘之間為十六指。掌長六指，寬四指。拇指的基部與食指之間、耳孔與外眥之間及中指的長度，各為五指。食指與無名指為四・五指，小指與拇指為三・五指。口裂的寬度為四指，頸的周長為二十指，鼻孔的寬度為四分之三指。黑睛為眼周的四分之三，瞳孔為黑睛的九分之一。從額之髮際到顱頂的距離為十一指，顱頂至項之髮際為十指。兩耳與項的距離為十四指。女子臀部的幅寬相當於男子的胸。女子的胸為十八指，相當於男子的臀大。男子的身長被認為是一百二十指。

根據上述標準，賢明的醫生應該知道：男子二十五歲、女子十六歲，為達到成年期者。男子或女子，以自身之指，如前所述測量其身體，若與上述尺寸一致，則其人享長壽、獲巨財。具有中度的特相之人，可得中等的壽與財；又具有劣等的特徵者，可享受貧少的壽與財。

藥　物

北起喜馬拉雅山，南至科羅曼德爾海，印度次大陸可以說是一個藥用植物的寶庫。

據矢野道雄的統計，《闍羅迦集》中大約可以見到一千一百種藥用植物名、《妙聞集》約有一千二百七十種、《八心集》中約有一千一百五十種。但因實際上同義語甚多，故實際的植物種類要將這些數字大打折扣。再者，據研究，這些名稱之中屬三書相通、共見的有六百七十種；唯見於《闍羅迦集》、《妙聞集》、《八心集》中某一書者，依次為二百四十種、三百七十種、二百四十種。釐定這些名稱在實際中究竟指的是哪種植物，這是研究古典醫學著作時最困難的問題之一。古典醫學著作所用藥物中，有些在吠陀文獻中已能見到。但罕見有對其形狀及藥效的具體性描述，即使有所描述，也未必能夠容易地確定為哪種現存植物。其最有名的例子是被吠陀的詩人們作為神酒讚頌的「蘇摩」(soma)。據說祭官們飲用此種植物的汁液後進入興奮狀態，獲得靈感。「蘇摩」在語源上與伊朗之瑣羅亞斯德教[1]的文獻中所見「haoma」相通，起源於雅利安人的早期時代。但雅利安人移居印度次大陸之後，似乎變得難於獲取這種植物，逐漸被代用品取而代之，與此同時原始的蘇摩真品亦被遺忘了。《闍羅迦集》中雖亦可見蘇摩之語，但大概不知道原始的蘇摩。有關這種植物究竟為何物，Wasson 曾提出非常有名的蘑菇說；後來弗賴堡 (Freiburg) 大學的 Falk 博士在荷蘭的萊頓舉行的國際梵文學術會議上進行了支持傳統性解釋——「麻黃屬 (Ephedra) 說」的激情演講，並征服了聽眾。

儘管沒有像蘇摩那樣成為花俏的論爭對象，然唯知其名不知其實的植物不可勝數。雖然按理說是先有其「物」，後賦其「名」，但「名」在聖典與醫學書中穩定存在後，如今卻出現了循名責實的現象。僅僅生長在某特定地域的藥用植物，在其他地域被具有同樣藥效的其他植物取代，是常見的。再者，某一實體因時代、地點之異而具有不同名稱，也是自然的。因此，能夠釐定為同義植物的，莫如說是很少的。

見之於古典醫學書中的大部分植物，亦屬此種命運直至今日。因此每一植物名稱均可以成為歷史性研究的對象。

英譯摩陀婆《病因論》的 G. J. Meulenbeld 博士，避開了植物名稱的同義釐定，只是盡可能多地列記代表性梵文辭典、植物事典、土著語彙集等書中的不同鑑定。然而某醫學書中的植物名稱在當時——除蘇摩那樣的例外——按理說是有明確對應實體的。這一點就《闍羅迦集》而言也是成立，只是由於我們的時代、地域與《闍羅迦集》有極大差距，故產生了多種解釋的可能性。

---

1 中國史稱祆教、火祆教、火教、拜火教。

壹、藥物分類

分類，是人類理性思維發展的重要表現，也是自古以來人類在建立體系化知識方面出現較早的一種活動。然而就世界範圍的科學發展史觀之，在早期，能夠像亞里斯多德那樣以純粹的科學研究為目的，而對動物進行分類，由此產生一系列經典著作的案例並不多見；較為常見的乃是基於實用之目的，對與人類生活息息相關的食物、藥物進行分類——而這又恰恰構成了對自然物產，尤其是動、植物進行分類的表現形式。印度與中國均屬此種類型。

一、自然性徵的分類

《闍羅迦集》中說：「物質有動物性的、植物性的、礦物性的三種」[2]，這可以說既是對藥物，也是對自然品物的最基本分類。以下即依次分而述之[3]。

1.動物的分類：在《闍羅迦集》與《妙聞集》成書之前的「吠

2 《闍羅迦集》第一卷第一章第六十節。

3 以下所述一般動植物分類的內容，皆引自佐藤任，《古代インドの科學思想》第四章〈動植物的分類〉中所介紹的古代文獻資料。詳見該書頁155–180。

陀時代」,《梨俱吠陀》將動物區分為家畜與野獸，這顯然不是以自然性徵為依據的分類。此後才逐漸出現了哺乳動物、有翼之物（鳥）、爬蟲、不飛昆蟲、有羽昆蟲之區別的記述，並可見寄生蟲這一名稱。在古代印度，具有體系化性質的動物分類法有兩種：一是據發生方式建立的「四生說」，另一種則是依靠感覺器官的數量進行分類。

「四生說」產生於郁陀羅迦 (Uddalaka) 所著《唱贊奧義書》(*Chāndogyopaniṣad*)[4]。書中依發生方式將動物分為三種：

(1)卵生。

(2)胎生（此時的涵義為：「與活著的形態一樣出生」）。

(3)萌芽生。

而在另一部名之曰 *Aitareya Aranyaka* 的著作中又出現了第四種類型「濕生」（由土地之濕、熱之氣而生，如蚊、虱、甲蟲等）。

在《摩奴法典》中載有這四種發生方式與分類方法，但涵義稍有不同。首先，在《摩奴法典》中是將生物劃分為「不動」的植物類與「動」的動物類，然後將動物區分為胎生、卵生、濕生三種，而萌芽生則是指植物而言；其次，在《摩奴法典》中，「胎生」已然不是「與活著的形態一樣出生」之義，而是使用了由表示「蛇之蛻皮」、「胎盤娩出」之義的 jaraya 一詞衍生出的 jarāyuja（胎盤）。因而成為指「具有胎

4 徐梵澄譯，《五十奧義書》，頁 70 介紹說：「此書屬散文體制，為最古《奧義書》之一」。

盤之哺乳動物」的詞語。《闍羅迦集》與《妙聞集》中均可見「生類有胎生、卵生、濕生、萌芽生四種」之說，《妙聞集》中更明確地顯示出四種發生方式均是指動物而言：

⑴胎生：肉食動物與草食動物。人、家畜、野獸等。

⑵卵生：鳥類、蛇類、爬蟲類。

⑶濕生：寄生蟲、昆蟲、蟻等。

⑷萌芽生：貫土而生的動物。螢、蛙等。

但四生說似乎並沒有被直接運用到藥物分類法中。從某種意義上講，這種分類方式中更多蘊涵的乃是對有生之物發生之源的思考。因此在佛典中亦可見四生說，但屬依自身教義對上述分類法加以改造而成，並傳入中國。關於這一點將在後面談到。

另一種依感覺器官數目對動物進行分類的方法，見於耆那教學者 Umasvati （約西元一世紀） 所著 《諦義證得經》(*Tattvartha-sutra*) 中。要點是：

⑴具兩種感覺（觸、味）的動物，如蛔蟲、水蛭、蚯蚓、貝類等。

⑵具三種感覺（觸、味、嗅）的動物，如蟻類、跳蚤等。

⑶具四種感覺（觸、味、嗅、視）的動物，如蜜蜂、蚊、蠅等。

⑷具五種感覺（觸、味、嗅、視、聽）的動物，如魚類、蛇類、鳥類、四足獸和人。

這是一種基於形態學要素的分類方法 。 而就其分類方式而言，與見之於亞里斯多德、荀子、劉晝、王逵等人著作中，被李約瑟稱之為「靈魂階梯」[5]的分類方式有某些相似之處。只不過印度的這種分類方式，限於以感覺功能的階梯式遞進，對「動物」（包括人）進行分類；而中國方面則是以氣、生、知、義（或氣、形、性、情、義）的階梯式遞進，對由「無形之物」一直到「人」的整個自然界進行分類。

在《闍羅迦集》中對於構成食物與藥物之一大類的「動物」，採用了下述的分類方式：

(1) Prasaha：以強力、暴力捕食。

(2) Bhusaya：地穴中居住。

(3) Anūpa：沼地居住。

(4) Jaleja：水居。

(5) Jalecara：棲於水邊。

(6) Jāṅgala：居於乾燥的陸地。

(7) Viskara：以嘴爪到處覓食。

(8) Pratuda：啄木求食。

這種分類方法的基本著眼點是棲息地與食性，當然也可以說是一種依自然生態進行分類的方法。但更為重要的還在於從「阿育吠陀」特定的醫學理論出發，認為動物因不同棲息地、不同食性等環境因素，決定了其肉質構成的差異——所含地、水、火、風、空五大要素構成比的差異，由此決定了

[5] 李約瑟 (Joseph Needham) 著，中國科學技術史翻譯小組譯，《中國科學技術史》第二卷（北京：科學出版社；上海：上海古籍出版社，1990 年），頁 22。

某一「物」之「性質」的特點。這種介乎於自然性徵與藥物功效之間，或者說兩者兼備的分類方法，乃是由「阿育吠陀」這一知識體系的基本性質決定的。

2. **植物的分類：**印度古代對於植物性徵特點的基本著眼點在於：花的有無，以及樹、草、蔓三類的區分。這一點在《闍羅迦集》與《妙聞集》中基本一致，而《摩奴法典》則細分為八類（表 18）。

表 18　植物的分類

<table>
<tr><th>《闍羅迦集》</th><th>《妙聞集》</th><th>《摩奴法典》</th></tr>
<tr><td>林樹（無花、有實）</td><td>同左</td><td>同左</td></tr>
<tr><td>樹木（有花、有實）</td><td>同左</td><td>同左</td></tr>
<tr><td rowspan="2">蔓生植物</td><td rowspan="2">同左</td><td>匍匐</td></tr>
<tr><td>攀緣</td></tr>
<tr><td rowspan="4">草類（一年枯死）</td><td rowspan="4">同左</td><td>穀類</td></tr>
<tr><td>草類</td></tr>
<tr><td>從草（一根多莖，例如茉莉）</td></tr>
<tr><td>藪（多根多莖，例如仙人掌）</td></tr>
</table>

在從《摩奴法典》到西元十世紀的許多著作中，雖然在植物究竟可分為幾類上稍見出入，但基本的分類方法都是一脈相承的。

然而特別值得注意的是在以咒術療法為核心，屬於「吠陀時代」之四大吠陀之一的《阿闥婆吠陀》（約成書於西元前十世紀）中，已有對植物進行種族 (guṇa) 分類的方式存在。即以祖父、父、母、兄弟、姊妹等名稱來表示一些植物間的關係。據 Mira Roy, "Family Relations of some Plants in the Atharvaveda" 一文的介紹，某些植物之所以被賦予父、母、子的關係，乃是因為原生地相同（例如均在水中），所以其屬性與藥效亦相通。而從現代植物學的角度看，這些植物間並不存在發生（遺傳）上的關係。但也有符合形態學分類的例證，例如某種茜草科的植物，除其「母」外均為雙子葉綱的植物。因此這種類似現代植物學「科」(family) 之涵義的「種族分類法」很可能是基於形態、原生地、藥效等多方面的因素與標準。

其後，與如火氏（《闍羅迦集》所據原本的作者）同為阿底離 (Atreya) 之著名六弟子之一的婆羅舍（Parasara，約紀元前後之人）撰寫了一部名為《植物的阿育吠陀》(*Vrksayurveda*)[6] 的著作。其中已然具備了依花（生殖器官）之特徵進行種族（科）分類的方法。例如：

⑴**豆科**：生豆果或莢的植物。葉附著於同一莖上，其莖實際上是羽狀並列的小葉複合而成。此科植物之花為上位子房，五花瓣，合瓣之萼，是十雄蕊的雄蕊群。有彎曲之

6 佐藤任在其《古代インドの科學思想》中譯為《植物學》。

花、無耳花、鸚鵡花三個亞種。

⑵**葫蘆科**：這個家族的植物的花是下位子房，亦有雌雄異花者。花由五萼瓣、五花瓣組成，三雄蕊，構成三個突出的柱頭形。子房有三室，產生數枚種子。

⑶**菊科**：這個家族的植物的花無柄，在同一蕊上環繞著同一軸而生，好像組裝而成，看起來好像刷子頭的硬毛，因此獲得此名稱。是下位子房。

由此可知，印度在紀元前後不僅有了專門的植物著作，而且有對植物生殖器官（花）如此仔細的觀察。但是這些知識對以後的植物學是否有所影響，至今仍然毫無所知。西方大約要到十七世紀才出現了以 J. Ray (1627–170)、J. P. Deumtfort (1656–1708) 等人為代表的，對花的認真研究[7]。

3. 礦物藥：在早期的印度醫學中，礦物在藥物構成中所占比例相對較小，而且主要是作為治療皮膚瘡癰等疾患的外用塗藥。這一點與中國傳統醫學有較大區別。但是在《闍羅迦集》之後的時代，礦物類在內服藥中亦占據了重要的地位。一般認為這與受中國古代醫學的影響有關。

儘管如此，在《闍羅迦集》中仍能看到對礦物藥進一步分類的意向：「金，五金屬（銅、銀、錫、鉛、鐵）與其 mala[8]……各種寶石，鹽……是礦物性的藥物」(1, 1, 70–

7 參見盧嘉錫主編，《自然科學發展大事記・生物卷》（瀋陽：遼寧教育出版社，1994 年）。

8 mala：日譯本釋為「鏽」；R. K. Sharma 與 V. B. Dash 的英譯本釋為

71)。其中的金屬、寶石、鹽都屬二級分類。「鹽」包含天然的海鹽、岩鹽與幾種人工合成的鹽。

二、醫學的分類

《闍羅迦集》中說:「如果知道世間任何一種品物都具有一定的『理』(ynkti) 與『目的』(artha),則可以說沒有不是藥物的東西」(1, 26, 12);又說:「任何一物沒有不是藥物者。」(1, 27, 330) 從醫療的角度出發,自然品物被分成三類:「治療疾病、損害身體、有益健康。」(1, 1, 67) 然而如何才能認識自然品物的「理」與「目的」,則有基於與構成自然哲學的、對各種自然品物之屬性的分析。有了這種分析,再將其進行歸納,自然就產生出種種的分類方法。在這種基於與構成自然哲學的分析、歸納過程中,雖然可見種種可謂古代生物學知識的——即按自然性徵進行分類的表現,但隨著醫療實踐的發展,藥物分類方式中又逐漸可以看到種種介於自然屬性與醫療效用兩種分類方式之間,或純屬依據醫療效用的分類方法。此外還應注意到,藥物分類固然有依賴醫學理論的一面,但這本身亦可說是醫學理論建立的過程。二者可謂互為因果的關係。

1. **動物類:**動物類藥物包括蜜、乳、膽汁、脂肪、骨髓、血液、肉、尿、便、皮膚、精液、骨、腱、角、爪、蹄、毛

---

bitumen——瀝青。

髮、體毛等。而其中被作為二級分類特別有所說明的只有乳、脂肪、肉、尿四類。

⑴**乳**：一般來說屬甘、潤、冷之性；給予滿足、營養、精力、智力、體力、意志力，延壽，去除疲勞與呼吸困難，止咳、癒傷。對於所有的生物來說都具有增進健康、平息疾病之功，尤對虛弱、損傷有效。

⑵**脂肪**：能夠增加人體的脂肪、肉、體力、活力，美容顏。是構成印度傳統醫學中「油劑療法」[9] 的重要成分。

⑶**肉類**：如前所述，肉類據其棲息地與食性分為八類。其中水生、沼地、兩棲動物，及食「消化重性」之物的動物，都屬「消化重性」[10]。而生長於乾燥地、行動於乾燥地的動物，及食「消化輕性」之物者，都屬「消化輕性」。一般來說，肉類多具「增大」(brnhana)[11] 的效用。

⑷**尿類**：包括羊、山羊、牛、水牛、象、駝、馬、驢等八種尿。各種尿的主治不完全相同，但皆有鹹味，屬溫、激、潤、辛之性的藥物。可引「火」[12] 下行，增進食欲，殺寄生蟲，制毒，治療黃疸的良藥。

---

9 包括口服、灌腸、身體塗油、頭頂灌油等等。

10 消化過程長的食物為「消化重性」，時間短的屬輕性。某一動物身體上不同部位的肉亦具輕重屬性之別；加工方式亦可改變輕重屬性等等，這些均是醫生必須掌握的知識。

11 「增大」為內科「六大療法」之一。其義與中國醫學的「補法」大致相似。

12 即 pitta（膽汁素）。

2. **植物藥：**植物藥的二級分類即前面所言有實無花、有花有實、實熟即死、蔓生植物四種。但實際上，《闍羅迦集》在概述植物藥時，總是大分為根、皮、葉、花、實五類。最為詳細時分為：根、皮、髓、樹脂、分泌液、中空莖、液汁、嫩葉、灰汁、乳液、果實、花、灰、油、刺、葉、葉梢、球根、新芽等十九種 (1, 1, 71–74)。這些區分的理論基礎是物質的二十種「質」：重、輕，冷、熱，濕、乾，緩、急，動、靜，軟、硬，清、黏，滑、糙，微、粗，固、液。因此雖屬同一品物，然而由於取材部位與加工方法不同，則性質有所不同。

3. **礦物藥：**礦物藥中的鹽類，皆屬溫性、刺激性，能增進食欲，可以製成灌腸劑、塗劑手術藥、眼藥、瘡藥等。

   寶石類屬裝飾品，但從「阿育吠陀」生命之學的角度看，佩帶寶石不僅具裝飾之用，而且是保護身體免受疾病、外敵傷害的手段。又可使人獲得豐滿、幸運、長壽、舒適，提高地位，消除不幸，獲得他人的好感。特別重要的是能增強人體的生命之本——活力素。

另外，在《闍羅迦集》中還有兩種藥物分類方法較以上所述更為重要。其一是從治療效用的角度出發，列舉了五十類藥物，每類之中各含十種具體的藥物名稱，共計五百種。換言之，最重要的常用藥物均被納入了這個體系之中。這五十類藥物的分類名稱是：

第一組：長壽藥、滋養藥、減肥藥、排泄藥、癒創藥、消化藥。

第二組：強壯藥、助顏藥、喉藥、心臟藥。

第三組：食欲增進藥、痔藥、皮膚藥、止癢藥、驅蟲藥、解毒藥。

第四組：催乳藥、淨乳藥、催精藥、淨精藥。

第五組：緩和補助藥、發汗補助藥、催吐補助藥、催下補助藥、灌腸補助藥、油灌腸補助藥、頭部淨化補助藥。

第六組：制吐藥、治渴藥、呃逆制止藥。

第七組：糞塊形成藥、使糞色變好藥、制尿藥、使尿色變好藥、利尿藥。

第八組：鎮咳藥、平喘藥、消腫藥、解熱藥、疲勞恢復藥。

第九組：灼熱感消除藥、惡感消除藥、丹毒消除藥、風濕藥、疝痛鎮靜藥。

第十組：止血藥、鎮痛藥、意識回復藥、不妊治療藥、不老藥。

另一種則是名之曰「食物分類」的方法。此處「食物」(annapannavidhi)的涵義並不是狹義的日常食物，而是指包含藥物在內的全部固體、液體的入口之物。其所要說明的核心宗旨，即「世間沒有不是藥物者」。這是《闍羅迦集》中最長的一章，全部入口之物被分為十二類，並依「六味」（辛、甘、酸、苦、鹹、澀）的理論對某幾種藥物的共性及每一種之各性進行詳細的解說。其中包含有許多中國傳統醫學藥物性、味理論所不具備的理論學說與概念。這十二類的名目為：

⑴穀物（原文的涵義為有芒的穀物）。

⑵豆類。

⑶肉類。

⑷蔬菜類（包括葉、塊莖、果實）。

⑸果類。

⑹根菜類（《妙聞集》中無此類，歸在蔬菜類）。

⑺酒類。

⑻水類。

⑼奶酪類。

⑽糖類。

⑾加工食品類（主要是指經過火的加工）。

⑿調味品與香料。

從中不難看出，這十二種分類並不具備某種符合分類原則的統一劃分標準，而是綜合多種因素而成。例如加工食品之所以要區分於穀、豆類之外而自稱一類，恐怕有兩個原因：其一是印度傳統醫學中含有可以稱之為「粥類系列」的一種治療方法；其二是基於對「火」之要素的思考，例如發汗法即概分為「有火之要素」的十三種發汗法與「無火之要素」的十種發汗現象。

以上所述為見於古代印度醫學經典中的種種藥物分類方法。要之，如果在最後所述兩種分類方法中列出具體的藥名、解說，就基本上構成了藥物學著作的面貌，而這又與中國南北朝之後的藥物著作——《本草》，大致相當。

三、藥物彙類

《妙聞集》第一卷第三十八章〈藥物彙類〉在三十七個「族」中，分別記述了具有相同功效的若干藥物。由於一種藥物可以具有多種功效、治療多種疾病，所以並非一種藥物只隸屬於某一個「族」，而是會出現在若干「族」之中。在表 19 中，扼要介紹各族藥物的功效與代表性藥物（即每族藥物的第一種）。

表 19　各族藥物的功效、種類與代表

序號	功效	種類	代表藥物
第 1 族	以鉤毛莢山螞蟥為首的本族藥物[13]，除因膽汁素及體風素不調引起的疾病，退治肺癆、腹部腺腫、風濕、喘息、咳嗽。	20	vidarigandha 鉤毛莢山螞蟥 (*Desmodium gangeticum*)
第 2 族	以阿勃勒為首的本族藥物，消除黏液素不調和毒，治泌尿病、癩性皮膚病、熱病、嘔吐及搔癢，用於創傷的消毒。	20	aragvadha 阿勃勒 (*Cassia fistula*)

[13] 原文直譯為「鉤毛莢山螞蟥等族」。即以各族中第一種藥物的名稱作為該「族」的代表，以「等」代表該族其他藥物的表述方式。下同。

第 3 族	以樹頭菜為首的本族藥物，防止黏液素不調及脂肪過多，退治頭痛、腹部腺腫、內部膿瘍。	21	varuna 樹頭菜 (*Crataeva religiosa*)
第 4 族	以打印果為首的本族藥物，除體風素由來之病 ，治尿石、尿砂、排尿困難及其他的泌尿病。	18	virataru 打印果 (*Semecarpus anacardium*)
第 5 族	以娑羅雙樹的樹脂為首的本族藥物，滅癩性皮膚病，除泌尿病、黃疸，治惡化黏液素及脂肪過多症。	23	sala-sara 娑羅雙樹 (*Shorea robusta*)
第 6 族	以珠仔樹為首的本族藥物，除脂肪過多、黏液素不調，治婦科病，有止瀉之效，賦予健康色，為解毒劑。	13	rodhra 珠仔樹 (*Symplocos racemosa*)
第 7 族	以牛角瓜為首的本族藥物，消黏液素不調、脂肪過多及毒，治內臟寄生蟲、癩性皮膚病，尤為瘍的消毒藥。	14	arka 牛角瓜 (*Calotropis gigantea*)
第 8 族	以零陵香為首的本族藥物，除黏液素的不調 ，為驅蟲藥，治鼻炎、食欲不振、喘息、咳嗽，為瘍的消毒劑。	21	surasa 零陵香 (*Ocimum sanctum*)
第 9 族	以 muskaka 為首的本族藥物，除脂肪過多，防陽痿，	9	muskaka (*Schrebera

	治泌尿病、痔疾、黃疸，除尿砂、尿石。		*swietenioides*)
第 10 族	以蓽茇之根為首的本族藥物，治黏液素不調，可除鼻炎、體風素不調、食欲不振，促進消化作用，治腹部腺腫及疝痛，改變「不消化的狀態」為「消化的狀態」。	21	pippali 蓽茇 (*Piper longum*)
第 11 族	以小豆蔻為首的本族藥物，治體風素及黏液素的不調，有解毒之效，使皮膚之色清靜，治搔癢、膿疱、丘疹及易消性蕁麻疹。	29	ela 小豆蔻 (*Elettaria cardamomum*)
第 12 族	以菖蒲為首及以鬱金為首的兩族藥物，淨化母乳，止急性下痢，此尤解消作為起因的惡化病素。	6	vaca 菖蒲 (*Acorus calamus*)
第 13 族		5	haridra 姜黃 (*Curcuma longa*)
第 14 族	上述以 syama 為首的本族藥物，除腹部腺腫及毒，在有便秘、腹水的情況下為緩下劑，治吐糞病。	19	syama (*Ipomoea turpethum*)
第 15 族	以刺天茄為首的本族藥物，助消化，治膽汁素及體風素的不調，除黏液素不調、食欲不振、動悸、排尿困難等諸病。	5	brihati 刺天茄 (*Solanum indicum*)

第 16 族	以 patola 為首的本族藥物，治膽汁素、黏液素的不調及食欲不振，去熱病，癒瘍，除嘔吐、搔癢，有解毒之效。	7	patola (*Trichosanthes dioica*)《梵和大辭典》：黃瓜的一種。
第 17 族	以 kakoli 為首的本族藥物，治膽汁素、血液及體風素的不調，賦予元氣，使體肥，增精力，使乳汁及黏液素的分泌旺盛。	18	kakoli（棗的一種）(*Zizyphus napeca*)
第 18 族	以 usaka 為首的本族藥物，治黏液素不調，除脂肪過多，療尿石、尿砂、排尿困難、腹部腺腫。	6	usaka（含鹽土）
第 19 族	以 sariva 為首的本族藥物，療渴，除大出血，治因膽汁素不調引起的熱病，尤去感熱。	8	sariva (*Hemidesmus indicus*)
第 20 族	以方鉛礦為首的本族藥物，治大出血，消毒，去內熱。	8	anjana（方鉛礦）
第 21 族	以亞洲解寶葉為首的本族藥物，治體風素之不調，除泌尿病，使精神爽快，療渴，增食欲。	8	parusaka 亞洲解寶葉 (*Grewia asiatica*)
第 22 族	以米仔蘭為首和以唐防己為首的兩族藥物，治慢性下痢，適於療膽汁素的不調，	14	priyangu 米仔蘭 (*Aglaia roxburghiana*)

第 23 族	又對瘍的治療有特效。	11	ambastha 唐防己 (*Stephania hernandifolia*)
第 24 族	以孟加拉榕為首的本族藥物，適用於創瘍，有收斂性，對骨折有特效，止大出血，除灼熱感及肥滿，治婦科病。	25	nyagrodha 孟加拉榕 (*Ficus bengalensis*)
第 25 族	以心葉青牛膽為首的本族藥物，除一切熱病，增進消化作用，去動悸、食欲不振、嘔吐、灼熱感。	5	guduci 心葉青牛膽 (*Tinospora cordifolia*)
第 26 族	以青睡蓮為首的本族藥物，除灼熱感、大出血，退治渴、毒、心臟病、嘔吐、失神。	7	utpala 青睡蓮 (*Nymphaca stellata*)
第 27 族	以莎草為首的本族藥物，治黏液素之不調，醫婦科病，淨化乳汁，增進消化作用。	16	musta 莎草 (*Cyperus rotundus*)
第 28 族	三果，治黏液素及膽汁素的不調，除泌尿病、癩性皮膚病，強視力，促進消化，消除間歇熱。	3	haritaki 訶梨勒（訶子）(*Terminalia chebula*) amalaka 庵摩羅（餘甘子）(*Phyllanthus*

			emblica) vibhitaka 川楝 (*Terminalia belerica*)
第 29 族	三辛，治黏液素不調及肥滿，醫泌尿病、癩病、皮膚病，促進消化，治腹部腺腫、鼻炎及胃弱。	3	pippali 蓽茇 (*Piper longum*) marica 胡椒 (*Piper nigrum*) sringavera 乾薑 (*Zingiber officinale*)
第 30 族	以庵摩勒為首的本族藥物，療一切的熱病，強視力，增進消化作用，使性欲旺盛，除黏液素之不調及食欲不振。	4	amalaki 庵摩勒 (*Phyllanthus emblica*)
第 31 族	此錫等構成的本族藥物，消蟲毒，殺內臟寄生蟲，治渴、毒、心臟病、黃疸、泌尿病。	7	trapu（錫）
第 32 族	以蟲膠為首的本族藥物，具有澀、苦、甘味，治源於黏液素及膽汁素的疾病，驅除癩性皮膚病、內臟寄生蟲，對於惡性之瘍具有消毒之效。	10	laksa 蟲膠 （寄生於 *Butea frondosa* 樹上的介殼蟲所生樹膠狀物質）

第 33 族	此為小五根。 小五根，有澀、苦、甘味，消除體風素及膽汁素的不調，為滋養強壯劑。	5	trikantaka 蒺藜 (*Tribulus terrestris*) vrihati 刺天茄 (*Solanum indicum*) kantakari 黃果茄 (*Solanum xanthocarpum*) prithakparni 紫錐菊 (*Uraria lagopodoides*) vidarigandha 鉤毛莢山螞蟥 (*Desmodium gangeticum*)
第 34 族	此為大五根。 大五根，有苦味，除黏液素及體風素的不調，易消化、為健胃劑，稱之為後味「甘」之物。 此兩種的「五根」合而稱「十根」。 此十根族療喘息，治黏液素、膽汁素、體風素之不調，又使不消化之物消化，去一切的熱病。	5	bilva 木橘 (*Aegle marmelos*) agnimantha 海邊小樹 (*Premna spinosa*) tuntuka 木蝴蝶 (*Oroxylum indicum*) patala 羽葉楸屬 (*Stereospermum suaveolens*) kasmari 雲南石梓 (*Gmelina arborea*)

第 35 族	此為蔓生五根。	5	vidari 七爪龍 (*Ipomoea digitata*) sariva (*Hemidesmus indicus*) rajani 薑黃 (*Curcuma longa*) guduci 心葉青牛膽 (*Tinospora cordifolia*) ajasringi (*Odina wodier*)
第 36 族	此為有棘五根。 實際上是等二族 ， 止大出血，治體風素、膽汁素、黏液素由來的腫瘍，療一切的泌尿病，且除陰痿。	5	karamarda 假虎刺 (*Carissa carandas*) trikantaka 蒺藜 (*Tribulus terrestris*) sairiyaka 假杜鵑 (*Barleria cristata*) satavari (*Asparagus racemosus*) gridhranakhi 刺水蓑衣 (*Hygrophila spinosa*)
第 37 族	此為禾本五根。 在禾本五根中混入牛乳使用，可快速治癒泌尿病、大	5	kusa (*Eragrostis cynosuroides*)

	出血。 一般認為：此等五組之『五根』中，前兩種（大、小）除惡化體風素，最終一種（禾本）治惡化膽汁素，另外兩種（蔓、棘）醫惡化黏液素。		kasa 甜根子草 (*Saccharum spontaneum*) nala (*Phragmites karka*) darbha 白茅 (*Imperata arundinacea*) kandeksuka 甘蔗 (*Saccharum officinarum*)

賢醫可根據實際情況，按照一定方式將此等藥物調製成膏藥、煎藥、油藥、酥藥、飲用藥等。應該在所有的季節，遵規守矩地將採集的藥物加以彙類，藏之於不受煙、雨、風、濕氣等侵襲的房間中。可省察病素的種類，根據需要，使用特定的藥物。即僅用一類中的一種，或數種相混；或以一類之全體，或以不同種類相混，而用於不同的場合。

貳、藥物的質、味、性、能、消化

印度是一個哲學性思辯極度發達的國家。以至有人評價說：「夙富於哲學思想」；「其國君民上下，幾以研窮哲理為人生唯一事業。」[14] 在其哲學六派中，數論派與勝論派均極重「實體」與「性質」兩者關係的討論。「味」在勝論派的學說中，屬於十八種「性質」之一[15]。《妙聞集》第一卷第四十章〈藥物、味、性、能、消化〉從這些方面對藥物何以會產生作用進行理論性闡述。其中強調「物質」本身是最為重要的，由此決定了其治病的性能。對於強調「味」等的各家之說，採取了既承認其具有合理的一面，又有所批判的態度。「以千條理論，鉤毛莢山螞蟥等族也不能成為緩下劑。故賢者應該停止徒據推理，遵照阿育吠陀所說加以處置。」——可以說恰恰正是站在科學實證的立場上，對於「物質」與「性質」關係的思考。其主要內容如下。（若與本書中〈味的理論〉一節互參，則更有助於加深理解。）

或有阿闍梨之眾云，凡物質為最主要者，其故何也？曰：⑴因其有固定性。於此世物質實為不變，而「味」等的屬性則不然，例如存在於未熟果實中的味等屬性，在果實成熟時已然不復存在。⑵因其有恒久性。物質為常住，而屬性則未必常住，例如藥物調製成膏藥、或散藥、或煎藥等，在實質上雖無變化，但在味、嗅方面則既有完全保持原貌者，也有發生變化者。⑶因物保持自種的本質而不會喪失故也。例如地性的物質絕不會變成〔水性等〕其他的物質，其餘之物亦如是。⑷因物是通過全五官而被感受故也。味等屬性僅被與之對應的感官所感受。⑸所依之故也。味等

14 梁漱溟，《印度哲學概論》，頁1。

15 這十八種性質為：色、味、香、觸、音、數、量、相異、結合、分離、先驗性、後進性、知、幸、悲、欲求、嫌惡、努力。

屬性依存於物。(6)藥物具有處方的發端之權能故也。處方的第一著眼點為藥物固有的特權也，例如，說採集鉤毛莢山螞蟥等[16]〔族〕、碎之、煮之，如此製藥上的質料因存在於稱之為鉤毛莢山螞蟥等的藥物本身之中，而不是存在於味等屬性中。(7)因醫典的權證故也。在醫典中，藥物在處方的說明中占有最主要的地位，例如即使是在論述香橼 (*Citrus medica*)、海邊小樹 (*Premna spinosa*) 時，亦未論及味等屬性。(8)因味等屬性關聯到物的發生過程故也。味等以物的發生過程為存在條件，例如在幼小植物中，味等為未熟；在充分成長之物中，味等變成熟。(9)因用藥物的同一部分治療不同之病故也。即使是僅用諸藥物的一部分，也能治療諸病，例如以 mahavriksa（*Euphorbia antiquorum*，大戟科）的乳液治諸病。故可以說：「實」[17] 是最主要的，而以具有「業」[18] 與「德」[19] 的質料因構成「實」的特相。

又有其他的阿闍梨之眾云：否，不然也。各種的味為主要者，其故何也？曰：(1)因吠陀的傳承故也。「阿育吠陀」被稱之為醫學聖典，味在此書中置於上位，例如言食物依存於味，而生命依存於食物。(2)因醫學示教之故也。諸如「甘、酸、鹹味治體風素之

---

[16] 在《妙聞集》第一卷第三十八章〈藥物彙類〉中，鉤毛莢山螞蟥為第一族的第一種藥物。「等」字在此是指以鉤毛莢山螞蟥等藥構成的「族」，而不是「等族」。

[17] 實 (dravya)：物質。

[18] 業 (kriya)：作用。

[19] 德 (guna)：屬性。

不調」那樣的教誨。(3)因比量[20]之故也。通過味來推知藥物，如稱：甘藥。(4)因據仙人之語故也。仙人之語具有吠陀般的權威，例如為經營某一祭祀，而云應該齋戒甘味。故諸味為主要。物之性質的確定、名稱的建立皆根據味。關於味的特相，應另有敘述之處。

又有其他的阿闍梨之眾云：否，不然也。力用[21]為主要者，其故何也？曰：藥物治療乃是據藥物的力用而奏其效也。

於此所述藥物治療，例如吐劑、下劑及吐瀉劑構成的淨化劑、鎮靜劑、收斂劑、消化劑、膿汁壓出劑、除脂藥、強壯藥、長壽藥、催淫劑、發泡劑、溶解藥、燒灼藥、破潰藥、痲醉藥、劇藥、解毒藥，皆是通過藥力的所長而各有其特效。然力用有溫性、冷性兩種，又為溫、冷、濕、乾、淡、黏、軟、苛性之八種，此等的力用以自身的力在屬性上占優，而壓倒味，經營自己的作用。例如五大根[22]雖有澀味與苦的後味，但因為有溫熱性的力用，故能鎮靜惡化體風素；同樣，雙花扁豆 (*Dolichos biflorus*) 雖有澀味，洋蔥雖有辛味，但因為脂濕性，故有鎮靜惡化體風素的效能。甘蔗的汁液雖有甘味，但因為冷性力用，故增長體風素。雖然蓽撥有辛味、庵摩勒果有酸味、岩鹽有鹹味，但因為有軟和冷性力

[20] 比量 (anumana)：推論。

[21] 力用 (virya)：效能。音譯「毗梨耶」。

[22] 矢野譯注《闍羅迦集》第一卷第二十六章中引英譯本云：五大根為蒺藜、刺天茄、黃果茄、紫錐菊、鉤毛莢山螞蟥五種藥。與《妙聞集》中所言完全不同。

用，故鎮靜惡化膽汁素。雖然龍葵 (*Solanum nigrum*) 有苦味、魚類有甘味，但因為有溫熱性力用，故增加膽汁素。蘿蔔雖然有辛味，但因為有濕潤性力用，故增加黏液素。雖然 kapittha（象橘，*Feronia elephatum*，木蘋果屬）有酸味、ksaudra（茶褐色小蜜蜂）的蜜有甘味，但因為有乾燥性力用，故鎮靜黏液素。以上所述，不過略舉其證。

於此有詩頌：「雖為鎮靜體風素之味，若有乾、輕、冷之諸性時，其味則不能消滅惡化的體風素。雖為鎮靜膽汁素之味，若沒有苛性、熱性、輕性，其味則不能產生鎮靜膽汁素的作用。雖為鎮靜黏液素之味，若有濕、重、冷諸性，則使黏液素增生。」

故主張藥物的力用為主要。然其他的人說：否，不然。消化作用為主要，其故何也？曰：因消化力的正常、不正常，飲用的藥物被正常地消化時賦予好的影響；相反之時生惡的結果。又有人說：所有的味皆因消化而生。或者主張唯甘、酸、苦三種味因消化而生，但這並不正確，無論是據物的屬性論之，還是據阿育吠陀的權證，酸味不得為消化的結果，如此說的原因在於，由於消化力弱導致膽汁素的變質，因此而生酸味。若如此說來，鹹味亦可為另外的消化產物，如此說的原因在於，黏液素不完全消化的結果是變質後產生鹹味性。又有人說：如甘味為甘味的消化產物、酸味為酸味的消化產物，一切之味皆是與其相同之味的消化產物，而且以下述模擬來例證這一點，即恰如將牛乳放入鍋中煮，亦不失其甘味；又如播撒的米、麥、綠豆等，未來仍依然不失其自性。或有人說：弱的味被強的味壓倒，如此〔眾說紛紜〕而無定論確說，故此非「極成說」[23] 。其次，在阿育吠陀中說，甘與辛兩種在消化後，稱之為甘味者重；稱之為辛味者輕。在性質方面，地、水、火、風、空區分為重性與輕性兩種，地、水二者重，其餘輕，故云消化之中亦有輕、重兩種。

於此有詩頌：「物質在不斷被消化的過程中，地、水二性顯著出現時，曰『甘性』消化也。然若在物被消化的過程中，火、風、空性顯著出現時，曰『辛性』消化也。以上所述為具有各自不同見解之論者的學說梗概。賢者承認物質、味的屬性、力用、消化之四者，皆是關鍵的要素。若服用藥物，部分因藥物自身、部分因藥的力用、又部分因味與消化力，或生病素之不調，或消滅之。沒有藥力則不會有消化，沒有藥味則不會有藥力。沒有藥物則不會有藥味，故藥物可謂最勝者。如同在肉體與精神間存在著相互依存的關係，物與味之間亦可稱之為相關性依存。八種的力用，亦可稱之為依存於物者。此等的力用不依屬於味，味可說是以無性而為性。食物等在五大所成之體被消化，而非六味，故藥物其物為最優，其餘應該視為依存於該藥物。當然，說到著名的藥，對於超越議論思考之限界之物，賢醫應按照阿育吠陀而用之。賢者當然決不可理論性地探究藥物顯著的現實性特徵與效果。以千條理論，鉤毛莢山螞蟥等族也不能成為緩下劑。故賢者應該停止徒據推理，遵照阿育吠陀所說加以處置。」

[23] 極成說 (siddhanta)：被論證過的定案。

參、藥物的特性

《妙聞集》第一卷第四十一章〈論藥物的特性〉主要講述各種藥物與「五大」的關係。其內容與哲學流派中「數論派」的思想有許多相通之處。全文如下。

所有的「物」都是通過地、水、火、風、空五元素的結合而生，這樣一來，由於此五者當中的某元素勝過其他、成為顯著，則云是為地性、是為水性、是為火性、是為風性、是為空性。其中，質粗大，易觸知，且富實質，濃密而有惰性，為非流動性、消化重性，堅硬，有強烈的氣味，雖略有澀味但總體呈甘味者為地性，是等之物使不動性及力強化增進，尤其是具有下降性。

呈現冷、濕、潤、惰、重、流動、濃密、軟、黏、多漿性，雖稍有澀味或酸味或鹹味，但總體呈甘味者為水性，是等之物具有使身體滑潤、賦予元氣、使組織濕潤、且使組織間的結合緊密、促進排泄的功能。

有熱性及苛性，其質極微、難觸知，有乾、糙、輕、淡之諸性，色及其他的屬性呈多樣性，雖稍有酸、鹹味，但一般為苦、澀味，尤其是具有上升性者為火性，是等之物呈燒灼、化膿、破潰、赤引作用，增強視力，使顏色光彩，發揮健康美。

其質極微，有乾、糙、冷、輕、淡性，賦予多樣的快感，稍有苦味而尤有澀味者，為風性，是等之物帶來身體的鮮淨、輕快、弛緩、乾燥，賦予思路敏捷的精神狀態。

其質黏滑、極微、柔軟，有瀰漫性，明澄純淨，不賦予味感，富有音響性者為空性，是等之物賦予柔軟性、多孔性及淡泊性。

由以上所述，知此世所有之物皆為含種種藥物性成分之物，根據不同場合，考慮各種特異的用法及目的，使用具有本來的藥效與藥性的藥物，則可奏治療之功。此等的藥物不斷發揮作用的期間，名曰「作用時」(kala)；藥物的功能，名曰「作用」(karman)；使藥物起作用的原動力，名曰「力用」(virya)；藥物據以形成作用的物體，名曰「作用基」(adhikarana，即五大所成之身)；使藥形成作用的手段，名曰「藥方」(upaya)；藥物的作用完成，名曰「效果」(phala)。

在此等諸藥物中，下劑以地、水兩性為優，地與水其性重，因為重，所以行向下方，故依模擬可知下劑具有良好的降下性。吐劑，風、火兩性為優，風與火其性輕，因其輕，所以上升，故吐劑亦被認為具有明顯的向上性。吐、瀉兩性質優勢之物，具有上升、下降兩性。鎮靜劑以空性為優。收斂劑以風性為優，其原因在於風具有乾涸性也。消化劑以火性為勝。除脂藥以風、火性為勝。強壯劑以地、水性為勝。可以如上所述般地依靠模擬，實現藥物治療。

於此有詩頌：「體風素的不調，以地、火、水性構成的藥物使其鎮靜；膽汁素的不調，以地、水、風性構成的藥物速速除去之；黏液素的不調，以空、火、風性的藥物使其鎮靜。體風素因空、風性的藥物而增生；膽汁素因火性的藥物而被激化；黏液素因地、水性的藥物而增長。如此，確知某藥物內的五元素何者為優勢性質，在流體原素不調的場合，應採用兩種或兩種以上的藥物作為治療用。」

冷、熱、潤、乾、軟、苛、黏、淡之八種性質，被稱之為物的力用，其中苛、熱二性為火性，冷、黏二者為水性優勢，潤以地、水性優，軟以水、空之性勝。

乾，風性勝；淡，地、風性優。消化中的輕、重的性質，前已述過。此中熱、潤二者，除體風素之不調；冷、軟、黏，除膽汁素之不調；苛、乾、淡，除黏液素之不調。消化重性，除體風素及膽汁素的不調；消化輕性，除黏液素的不調。此等之中，軟、冷、熱，為觸覺；黏、淡二者，依據視覺與觸覺；潤、乾二者，依據視覺；苛，依據賦予口中不快的感覺；消化重性，依據排泄亢進及黏液素不調；消化輕性，依據屎尿留滯及體風素不調，而可以知道。具有相同性質的五元素，可以區別為特有的味。例如，地大為甘味及消化重性，水大為甘味、濕性。

於此有詩頌：「如前所述，存在於諸種藥物中的性質，於人身也是同樣。故人體中的流體原素的正常狀態、增長、衰滅受制於藥物的性質。」

肆、淨化劑與鎮靜劑

「淨化」與「鎮靜」是阿育吠陀治療方法中的兩大原則。身體需要淨化，可以使用吐劑、下劑、吐瀉劑、頭部淨化劑實現「淨化」的目的。增大的病素需要加以鎮靜，因而有體風素鎮靜劑、膽汁素鎮靜劑、黏液素鎮靜劑三種。《妙聞集》第一卷第三十九章〈淨化劑與鎮靜劑〉講述了這七大類所包含的各種藥物。

1. **吐劑：**包括 madana（對面花，*Randia dumetorum*）等二十三種藥物，前十一種用果實，後十二種用根。
2. **下劑：**包括 trivrita（盒果藤，*Ipomaea turpethum*）等三十一種藥物。其中有用根者，有用皮者，也有用蒴果上的粉狀腺（所謂卡馬拉[24]）者，還有用果實、用葉、用乳液者。
3. **吐瀉劑：**包括 koṣataki（棱角絲瓜，*Luffa acutangula*）等五種藥物。全部使用榨出液。
4. **頭部淨化劑：**包括 pippali（蓽茇，*Piper longum*）等三十七種藥物。其中有植物的果實、根、球塊莖、葉、皮、花、脂膏、滲出物和礦物（岩鹽），以及動物的排泄物（牝牛的尿及糞水）。

---

[24] 卡馬拉 (kamala)：呂宋楸莢粉，一種瀉藥，主要用於驅蟲，也可作染料。又譯為咖馬粉、卡麻拉等。

5. **體風素鎮靜劑類：** 包括 bhadradaru （喜馬拉雅雪松，*Cedrus deodara*）等三十二種藥物，以及「藥物彙類」中所述「以鉤毛莢山螞蟥為首的第一族藥物」、小五根、大五根。這些藥物總稱體風素鎮靜劑類。
6. **膽汁素鎮靜劑類：** 包括 candana（檀香，*Santalum album*）等十七種藥物和「藥物彙類」中所述第十七、二十四族藥物，以及禾本五根。這些藥物總稱膽汁素鎮靜劑類。
7. **黏液素鎮靜劑類：** 包括 kaleyaka（檀香的褐色心材）等十八種藥物和蔓生五根、有棘五根，以及「藥物彙類」中所述第二、八、十、十二、十五等五族的藥物。這些藥物總稱黏液素鎮靜劑類。

如此，為醫師者可省察患者之病的強度、消化力、體力，調製所有的藥。若使用超過病之強度的藥，其病治癒後續發他病。若使用超過其消化力的強烈之藥，或完全不能消化，或久久滯留後始消化。若使用超過其體力的強烈之藥，引起倦怠、失神、精神錯亂。與之同樣，無論是鎮靜劑還是淨化劑，其度過分時則喪失其效力。與之相反，雖使用此等之藥，然失於藥力弱時則無任何效力。故藥的使用，應該與其病、消化、體質等相適應。

伍、液體的用法

液體，在阿育吠陀中被視為藥物的一大種類，包括水、乳、酪、酪漿、酥、油、蜜、甘蔗汁、酒、尿等十種。《妙聞集》第一卷第四十五章〈液體的用法〉具體講述了這十種液體的性質與功效。這一章的最後說：「能識時、處之異同的人，具有為王奉獻飲料的資格。」這與中國古代的儒家經典《周禮》中說「食醫」掌王之「六飲」等十分相似。但阿育吠陀中的論說，要比中國古籍詳細、具體、豐富得多。由於這些內容與百姓日常生活密切相關，既有意思又容易讀懂，所以將其主要內容譯出與讀者分享。

一、水的種類

天水其味不可說也。如甘露，賦予生類活力與滿足，維繫生命，使得恢復，治療疲勞，抑制衰弱、渴、精神錯亂、失神、倦怠、睡氣、灼熱感，故有益健康。天水因其所降之地、其位置狀態的不同，而得六味中的某一味。即河、湖、池、豬水、深井、井、水源、泉、透過水、灌溉地、小池等——依其所止之地的狀態，所受之味亦不同也。

或有人曰：在有赤、褐、黃白、黃、青、白色之土的地方，分別產生甘、酸、鹹、辛、苦、澀味之水。然此說並不正確。地、水、火、風、空之五元素相互出入，因各要素的增減而生水之味也。在地性最勝之處，水具酸、鹹味；水性豐富之地的水，為甘味；多火性之地的水，具辛、苦味；在風性為勝的地方，有澀味；在空性優勢的地方，其味處於未分的狀態。蓋「空」為未分化之物，故在沒有天水的場合，以富含空性之地的、味未分化之水作為飲料最佳。

天水包括雨水、霰水[25]、露水、雪水四種。其中雨水呈消化輕性，故為最上。而雨水又分源於恆河或海洋兩種。源於恆河的雨水基本上降於雨季（9～10 月）。據下述方法可識別源於恆河之水與源於海洋之水：將沒有惡臭、酸敗的 ṣāli 米飯裝入銀壺，雨天時置室外淋雨，經一「牟休多」（四十八分鐘）不變色，知雨水源於恆河；若其飯淋雨變色，則可知其水源於海洋。不宜採用此源於海洋的雨水。然雖為源於海洋的雨水，但若降於雨季，則與源於恆河的雨水一樣無害。源於恆河的雨水最佳，應按下述方法收集之：雨季張一純淨的方白布，將布中滴下之水或從樓閣的平屋脊滴下之水收集在潔淨的壺中，再將其儲存於金、銀或陶器中。此水任何時候皆可使用。若得不到天水時，可用地水。地水富含空性。地水中亦包括深井水、河水、湖水、池水、源水、泉水、井水七種。在雨季應使用天水與泉水，此二者具有顯著的性德；在秋季可用任何一種水，此時所有的水都變得潔淨；冬季宜湖水

[25] 霰ㄒㄧㄢˋ：亦稱「軟雹」。白色不透明球形或圓錐形的固體降水物。直徑約 2～5 毫米。由過冷水滴碰凍於冰晶（或雪花）而成。

或池水；春季宜深井水或源水；夏季與春季相同；前雨季宜井水或其他各種水——雖陳舊，但只要未著雨水，即可用。

浴於被蟲尿、屎、卵、屍等的腐敗物汙染的水，混有漸積之草葉的水，泥水或含毒之水，或於雨季飲新水之人，會突患內外兩部之疾。

應該知道被苦草 (*Vallisneria spiralis*)、泥、大藻 (*Pistia stratiotes*)、蓮葉等覆蓋，不見日月之光、風等，帶香、色、味的水質惡。此等水在觸、色、味、香、力用、消化等六方面有缺點。其中，有粗、黏、熱及傷害牙齒之感者，具觸覺方面的缺點；含泥、沙、多種顏色者，具視覺方面的缺點；具可感知之味者，有味覺方面的缺點；有惡臭者，具嗅覺方面的缺點；飲之出現瀉、鈍重感、疝痛、咯痰者，有力用方面的缺點；飲用後需長時間消化，或止於不消化的狀態，具有消化方面的缺點。天水無這些缺點。對於汙水，應以火煮沸；以太陽之熱加溫；投入赤熱的鐵塊、砂、土塊，使之淨化；以蓮的花絲、黃蘭 (*Michelia champaca*)、青睡蓮、patala（波吒釐樹，*Stereospermum suaveolens*）之花等賦予芳香。

以花環裝飾金、銀、銅、黃銅、寶石製或土製的器皿，盛以有芳香氣味的水，應飲此水。汙水或收集於不適當季節的水，常宜避之。因為此水引發病素之不調，故決不可飲用此等不利於健康之物。飲用汙水或未淨化之水的人，會突發水腫、黃疸、癩性皮膚病、消化不良、喘息、咳嗽、鼻炎、疝痛、腹部腺腫、腹水及其他難療之病。

具有淨化不純之水作用的東西有 hataka（*Strychnos potatorum*，馬錢子屬）、黃玉、蓮根、布、珍珠、摩尼（寶石）六種。載水瓶的器物有木盤、三腳八角臺、葉製圓盤、木臺、吊棚五種。冷卻水有七種方法：吹晾、灌水、攪拌、扇風、透布、砂埋、懸吊。

無臭氣、無可感知的味、止渴、純淨而冷、透明而易消化且賦予快感的水，堪稱性良。

西流諸川有益健康，其水適於消化故也。反之，東流諸河不受推獎，其水不適於消化故也。南流者既非特別不適於消化，也不屬有益消化之物，其性居中也。發源於薩亞 (Sahya) 山的諸川，生癩性皮膚病；源於毗奈耶 (Vinahya) 山的諸川生癩性皮膚病與黃疸；源於馬拉亞 (Malaya) 山的諸川，生內臟寄生蟲；發源於馬亨德拉 (Mahendra) 山者，生象皮病、腹水；發源於喜馬拉雅山者，生心臟病、水腫、頭痛、象皮病、甲狀腺腫；東部阿槃提 (Avanti) 諸州及西部諸州的河水，生痔疾；源於帕里亞特拉 (Pariyatra) 山者，適於健康、賦予力、使無病。

純淨、流疾的河水，宜於消化。被苦草覆蓋、汙穢、流緩的河水，具不消化性。沙漠地帶的河水，概有苦味與鹹味。又如此之水稍有澀味與甘味，則具消化性、適於強壯身體。

所有的地水，皆於清晨汲取。因早晨的水清靜、冷、且量多，故此等之水性質最良也。

白天得浴太陽光線，夜間曝於月光，既無收斂性、也無瀉下性的水，與天水相等。集於良器的天水，治三病素的不調、增力、賦予長壽、使記憶力增強、健腦，水的效力與容器如何相關聯。受月長石影響的水，純淨、治膽汁素的不調、攘洛叉[26]，為清涼劑、興奮劑，消除熱病、灼熱感與毒。

冷水宜於失神、膽汁素性及日射性焦熱感、中毒、血液不調、酒精中毒、眩暈、弛緩、喘息、嘔吐、起於上部的大出血。脅腹劇痛、鼻炎、體風素性疾病、喉頭腫、腹脹、不消化、使用下劑後、急性熱病、呃逆、引用油脂時，應避免冷水。

河水為具有體風素性、收斂性的健胃劑，呈消化輕性，去肥滿。反之，若此種水具瀉下性能、有甘味，則因消化重性而引起黏液素不調。湖水止渴，增體力，具澀味與甘味，為消化輕性。池水為體風素性，具甘味與澀味，消化後產生辛味。豬水治體風素與黏液素之不調，具苛性、辛味，呈膽汁素性。深井水為苛性，具膽汁素性，除黏液素之不調，為健胃劑，屬消化輕性。井水促進消化力，具收斂性，雖為甘味，但不導致黏液素增生。源水治黏液素不調，助消化，賦予快感，屬消化輕性。泉水有甘味，抑制膽汁素的不調，不生燒心。透過水具辛味、苛性，治黏液素之不調，為消化輕性，具健胃性。灌溉地的水雖有甘味，但為消化重性，造成病素不調。小池水與此相同，而且特易引起病素之不調。

海水有生臭、鹹味，引發全病素的不調。沼澤地之水引起種種病素之不調，具瀉下性，有害。乾地之水不會引起各病素的不調，無害，消化後呈酸性，止渴，使感到愉悅。中性地之水為健

---

[26] 洛叉：梵語數量詞，十萬。

胃性，助消化，味好，且冷，為消化輕性。熱水通常有益於保健，治黏液素、脂肪質、體風素的不調與便祕，助消化，為利尿劑，除喘息、咳嗽及熱病。煮沸蒸發至四分之一量的熱水，不動亂、無氣泡、純淨、呈消化輕性者，堪稱佳品。而賢醫絕對不可讓病人用隔夜的熱水。如此之水呈酸性，引起黏液素的不調，對渴者有害。飲酒引起的各種疾病、膽汁素不調引起的各種疾病、以及三病素不調引起的疾病，宜用煮沸後冷卻的水。椰子果實中的汁液為消化重性、脂肪性，味美，賦予快感，有健胃、利尿之效，又為強精劑，治膽汁素不調及渴。對於焦熱感、熱病、痢病、大出血、不省人事、酩酊或中毒引起的苦痛，以及渴、嘔吐、眩暈，可用各種各樣的水；對於食欲不振、鼻炎、噁心、浮腫、肺癆、消化不良、腹水、癩性皮膚病、熱病、眼病等情況，以及瘍、糖尿病，宜用少量的水。

以上所述為水的種類。

二、乳的種類

得自牛、山羊、駱駝、羊、水牛、馬、人及象的乳汁，將由多種草藥之精髓構成的快樂心境與生氣賦予（飲用者），具消化重性、甘味、黏、冷、濕、滑、緩下、軟之諸性，故乳汁對於世間的生類來說，堪稱有益健康。

所有的乳汁，為生類種族健康所不可或缺之物。對於體風素、膽汁素和源於血液的各種疾病，以及精神性疾病，皆無任何妨礙；

治慢性熱病、咳嗽、喘息、羸瘦、肺病、腹部腺腫、精神錯亂、腹水、不省人事、眩暈、醉狂、焦熱感、渴、心臟病、膀胱病、黃疸、慢性下痢、痔疾、疝痛、吐糞病、赤痢、下痢、婦女病、流產、大出血、疲勞、衰弱；攘禍害，強體，為強精、催淫、長命、健腦藥，有癒創作用，為滋養灌腸劑，保持青春，賦予活力，鼓舞元氣，使肥大，為吐瀉藥；與活力素具有相同的性德，故增加活力素；老、幼、傷、弱、饑、房事過度、運動過度、瘠瘦之人，最為適宜。

牛乳較少促進腸的黏液分泌，富含脂肪質，消化重性，為長壽藥，又治大出血，性冷，有甘味，消化後亦保持甘味。被稱為 jivaniya 的牛乳，治膽汁素與體風素之不調，是乳中極品。山羊乳具有與牛乳相同的性德，尤其適於肺痨患者。助消化，為消化輕性，具收斂性，治喘息、咳嗽、大出血。山羊體小，食辛、苦之味的食物，又不多飲水，多運動，故其乳治萬病。駱駝乳甚少脂肪質，性熱，有鹹味，味美，為消化輕性。治腫瘍、腹部腺腫、痔疾，除內臟寄生蟲、癩性皮膚病和毒。羊乳有甘味，富含脂肪，為消化重性，招致膽汁素與黏液素的不調，對體風素不調及與此相伴的咳嗽有效。水牛乳富含黏液分泌性，味甘，除體風素之不調。又為催眠劑與清涼劑，比牛乳多脂肪，為消化重性。馬乳有熱性，為強壯劑，治位於手足的體風素不調。又其味甘、酸，少脂肪質，後味為鹹，屬消化輕性。人乳味甘，後味澀、冷，供催嚏與點眼用，又為興奮劑，消化輕性，為健胃藥。象乳味甘，為強精劑，後味澀，屬消化重性。又富含脂肪，為強壯劑，性冷，增強視力，增力。

早晨分泌的乳汁概為消化重性，停滯胃中，呈冷卻性。這是因為夜間為月的性質，無運動故也。反之，白天受太陽燒灼、運動、吹風，故傍晚榨得的乳汁調整體風素、除疲勞、強視力。生的乳汁促進分泌，為消化重性；煮熟的乳汁較生乳為消化輕性，不促進分泌。但人乳屬例外——生的人乳適於健康。擠出的新鮮熱奶，其性良；非如此之物則有害。過煮之乳皆為消化重性，引起肥滿症。有惡臭、酸味，變色、無味，有鹹味的乳汁——即呈凝乳狀者，應避免使用。

以上為有關乳之種類的記載。

三、酪的種類

酪中包括甘、酸、過酸三種。酪的後味澀，因脂質而有熱性，除鼻炎、間歇熱、痢病、食欲不振、排尿困難及羸瘦，刺激性欲，賦予元氣，為帶來幸福之物。

甘酪極能促進分泌，具增加黏液素與脂肪的作用。酸酪生黏液素與膽汁素之不調；過酸酪招致血液的惡化。未完全凝固的酪，引起反酸燒心，使屎尿的排泄過多，導致三病素的不調。牛酪富含脂肪，消化後呈甘味，助消化，使力增長。又治體風素的不調，具淨化作用，且賦予食欲。山羊酪治黏液素與膽汁素的不調，為消化輕性，治體風素的不調及肺癆。又對痔瘻、喘息、咳嗽有益，刺激消化力並使之增進。水牛酪消化後有甘味，刺激性欲，抑制體風素與膽汁素的不調。又使黏液素增加，脂肪質特別豐富。駱駝酪消化後有辛味，為苛性、消化重性、瀉下性。除體風素不調、痔疾、癩性皮膚病、內臟寄生蟲及腹水。羊酪引起黏液素與體風素的不調，並使痔瘻激化。消化後有甘味，導致分泌過多及病素增進。馬酪助消化，對眼不利，並導致病素增殖。又缺乏脂肪質，為熱性，有澀味，減少黏液與尿的分泌。人酪富含脂肪質，消化後呈甘味，賦予力，為興奮劑，屬消化重性。又極益於目，除病素之不調，其性最良也。象酪為消化輕性，消化後治黏液素不調，其力用具熱性，妨礙其他之物的消化。又後味澀，增加排糞量。至此牛酪等的分述結束。在此等所有的酪中，可知牛酪的品質最良。治體風素之不調，生黏液素，富含脂肪，使身體肥滿，而不生膽汁素。充分濾過的酪，促進食欲。又煮沸乳汁製成的酪，堪稱良性也。治體風素及膽汁素的不調，賦予食欲，增加體組織、消化力及體力。酪精為消化重性，刺激性欲，抑制體風素之不調。但對消化力有害，增加黏液素與精液。無脂酪缺乏脂肪質，引起便秘與尿閉，增加體風素。又助消化，與酪精相比為消化輕性，有澀味，賦予食欲。在秋、夏及春，概不宜用酪；冬季、冷季及雨季適於用酪。乳清治渴及衰弱，為消化輕性，有淨化消化管的作用。乳清有酸、澀、甘味，為制淫劑，滅黏液素與體風素之不調。又賦予愉悅與滿足，使排泄物迅速排下。又賦予力，增進食欲。

甘酪、酸酪、過酸酪、凝固不全酪、煮奶酪、酪精、無脂酪——如此計有七種。屬於此酪類的乳清的性質，如上所述也。有關酪之種類的記述至此結束。

四、酪漿的種類

酪漿有甘、酸味，後味澀，具熱性力用，消化輕性，缺少脂質，助消化，治毒、腫瘍、赤痢、慢性下痢、黃疸、痔疾、脾臟病、腹部腺腫、食欲不振、間歇熱、渴、嘔吐、噁心、疝痛、脂肪過多、黏液素及體風素不調。消化的結果，生甘味、賦予快感。抑制排尿困難、源於過食脂肪的疾病，為制淫劑。

以攪拌等方法分離乳脂，摻入半量的水，所形成的不太黏著之物叫作酪漿，具有甘、酸、澀味。通過攪拌，將乳脂全部除去後加入水者，叫作純酪漿。為瘍所煩惱之人、弱者、失神、眩暈、焦熱感、大出血性疾病、以及夏季，決不可用酪漿。寒季、消化力薄弱、黏液素性疾病、消化管障礙、體風素不調的場合，建議用酪漿。

甘性酪漿激化體風素，抑制膽汁素的不調。酸性酪漿撲滅體風素的不調，使膽汁素增生。

當體風素不調時，將鹽混入酸性酪漿；當膽汁素不調時，將砂糖混入甘性酪漿；當黏液素不調時，將等量的三辛與鹼混合，飲之。酪漿乳（與酪漿一起煮的乳汁）具有收斂性，使體風素增殖，少脂質，消化困難也。在酪漿乳中加入酪漿，用此製成的乳脂與酪漿相比為消化輕性。乾酪（煮酪漿乳，使凝結而成之物）為消化重性，除體風素之不調，具強精、催眠之效。牝牛的初乳（產犢後一週內所分泌的乳汁） 以及 morata （一週後分泌的乳汁），俱味甘，為強壯劑與強精劑。

新鮮的乳脂容易消化，軟，有甘、澀味及微酸味，具冷卻性，為健腦、健胃劑，賦予快感，具有收斂性，治膽汁素與體風素的不調，為強精劑，不生酸水、燒心，治肺癆、咳嗽、喘息、瘍、痔疾、顏面麻痺，為消化重性，增生黏液素及脂肪質，增進體力，使肥大，治羸瘦，特別適於小兒。新鮮的乳脂，又為脂肪物質中的最優之物，有甘味，甚富冷卻性，使身體柔和，增視力，為收斂劑，治大出血及眼病，且賦予安慰、愉悅。乳精除體風素之不調，賦予飽滿感，增體力，為強精劑，賦予脂澤，增食欲，味甘，消化後亦呈甘味，止大出血，為消化重性也。

從諸乳汁中最優良的牛乳所得酪及變形物，有如上述。至於從牛乳之外的乳汁所得到的變形物，可據各種乳汁所具有的特性推知。

五、酥

酥為月性，有冷性力用，又其質平穩，味甘，少分泌作用，賦予濕潤性，抑制吐糞病、精神錯亂、癲癇、疝痛、熱病、便祕、體風素及膽汁素的不調，增進消化力，增長記憶、智見、洞察、容色美、聲量、愛嬌、纖細、活力原、健康美與體力，賦予長命，強精、健腦，保持青春，消化重性，強視力，增長黏液素，除殃禍，滅毒，退惡鬼。

從牛乳製得的酥，其質優於其他，消化後呈甘味，為冷性，治體風素及膽汁素的不調，為解毒劑，明顯增強視力，且為強壯劑。山羊酥助消化，益眼，增體力。對咳嗽、喘息、肺癆有效。水牛酥味甘，治大出血，消化重性，故增長黏液素。又滅體風素與膽汁素的不調，為冷卻性。駱駝酥因消化而呈辛味，滅腫瘍、內臟寄生蟲及毒。又助消化，除黏液素及體風素的不調，治癩性皮膚病、腹部腺腫及腹水。羊酥為消化輕性，不會引起膽汁素的激化。對於黏液素及體風素的不調、婦女病、肺癆、震顫有效。馬酥為消化輕性，有熱性的力用，呈澀味，治黏液素的不調。又助消化，且應知為引起排尿障礙之物。從人乳製得的酥，大有益於視力，可謂至高無上的甘露。可增大身體與消化力，消化輕性，有解毒之功。象酥有澀味，導致屎尿的排泄障礙，又有苦味，使消化力增進，為消化輕性，滅黏液素之不調、癩性皮膚病、毒、內臟寄生蟲等。

由乳汁製得的酥具有收斂性，治大出血、眩暈、失神，眼病用之有效。酥皮味甘，有催瀉性，除女性生殖器、耳、眼及頸部的劇痛，又宜於膀胱注射、催嚏、點眼。陳舊的酥具有瀉下性，消化後呈辛味，除三病素之不調，可去除失神、脂肪過多、精神錯亂、腹水、熱病、毒、腫瘍、癲癇、女性生殖器及耳眼的劇痛，助消化，適於膀胱注射、催嚏、點眼。

於此有詩頌：「上述之酥治內障眼、喘息、鼻炎、熱病及咳嗽、失神、癩性皮膚病、精神錯亂、魔物 (graha) 引起的癲癇。經過十一年至百年的酥，稱之為蠹酥，攘洛叉。比此更陳久的酥稱之為大酥。大酥，體風素過多的人飲之可治黏液素之不調，增體力，為淨化劑，使健腦強記，治內障眼有特效。此大酥作為退治一切惡靈之物，而受到推獎。」

六、油　類

油為火性，有生熱的作用，具有苛性，味甘，消化後呈甘味，為強壯劑，賦予滿足與愉悅，彌漫於組織，細微，澄明，消化重性，有緩下性與溶解性，刺激性欲，清淨皮膚，使健腦強記，容貌柔和，筋肉緊固，顏色變好，體力增強，養視力，妨礙排尿，矯正脂肪過多，後味苦澀，助消化，退治體風素與黏液素的病性積聚，驅除內臟寄生蟲，因性寒故不引起膽汁素的不調，鎮靜位於膣、頭、耳的劇痛，淨化子宮。而在切、裂、刺、挫傷、墜落、關節捻挫、損傷、壓潰、骨折、粉碎骨折、鹼腐蝕傷、燒傷、脫臼、破傷、跌傷、惡性骨折及禽獸咬傷時，以胡麻油作為灌注劑、塗擦劑或藥湯浴劑，是受到推獎的。

此油用於灌腸、下劑、催嚔、耳眼點注、飲食物調理及抑制體風素等目的。

蓖麻油有甘味、熱性、刺激性，助消化，後味辛澀，其質細微，為消化管淨化劑，使皮膚強健，刺激性欲，消化後呈甘味，保持青春，淨化膣與精液，使身體健全，增進智力、容色美、記憶、體力，除體風素與黏液素之不調，治位於身體下部的病素不調。

從楝樹等十九種種子取得的油，有刺激性，消化輕性，有生溫熱的力用，味辛，消化後為辛味，有瀉下性，治體風素及黏液素之不調、內臟寄生蟲、癩性皮膚病、尿崩症、頭痛。

其中，亞麻仁油治體風素的不調，有甘味，增體力，在消化中產生辛味，對眼無效，賦予脂澤、溫熱，消化重性，故增加膽汁素。

芥子油為驅蟲劑，治搔癢及癩性皮膚病，為消化輕性，是去除黏液素不調、脂肪過多、體風素不調的除脂劑，味辛，助消化。

ingudi (*Balanites roxburghii*) 油有驅蟲之效，稍有苦味，消化輕性，治癩性皮膚病，衰減視力、精液與體力。

紅花油消化後有辛味，導致所有的病素不調，又引起大出血，有刺激性，對眼不利，且生反酸、燒心。

從川楝、椰子、胡桃、胡瓜、甜瓜、冬瓜等得到的油有甘味，在力用及消化方面皆具甘性，治體風素與膽汁素不調，有冷卻性力用，促進分泌，使屎尿的排泄作用變強、消化力減弱。

雲南石梓 (*Gmelina arborea*) 等的油有甘、澀味，治黏液素及膽汁素的不調。

大風子 (*Hydnocarpus laurifolia*) 等的油有產生溫熱的力用 ，味甘澀，後味苦，除體風素及黏液素之不調、癩性皮膚病、脂肪過多、泌尿病、內臟寄生蟲，治位於上下兩部的病素之不調。

從喜馬拉雅松、喜馬拉雅杉等的樹脂獲得之油有苦、辛、澀味，為惡性瘍的淨化劑，除內臟寄生蟲、黏液素不調、癩性皮膚病及體風素不調。

從葫蘆、野生芒果、danti（*Baliospermum axillare*[27] ，斑籽木屬）等獲得的油有苦、辛、澀味，治位於上體的病素之不調，除內臟寄生蟲、黏液素不調、癩性皮膚病、體風素不調，為惡性瘍的淨化劑。

穿心蓮 (*Andrographis paniculata*) 之油治一切病素的不調，稍有苦味，助消化，為除脂劑，增進智力，適於保健，使得長壽。

薄荷之油有甘味甚富冷卻性，去除膽汁素的不調，使體風素激化、黏液素增長。

芒果之油稍有苦味，芳香，除體風素及黏液素不調，觸舌有粗、甘、澀感，一如芒果汁液，不太引起膽汁素的增長。

若知以上所述果實（種子）之油，與其種子具相同性質、作用，則准此可知其他油的性、用。

以上所述植物之油，皆具油所特有的性質，且皆有鎮靜體風素的效果。

胡麻油較其他各種油都更值得推獎。而對於胡麻以外的植物，當稱呼其油時，使用源於 tila（胡麻）的 taila（油），亦主要是由於胡麻油的性質優秀。

家畜、沼地動物、水棲動物的膏、脂、骨髓為消化重性，易生溫熱，味甘，除體風素不調。野獸、單蹄獸、肉食獸等的膏、脂、骨髓為消化輕性，具冷卻性、澀味，治大出血。啄禽類、鶉雞類等治黏液素的不調。

---

[27] 在大地原誠玄的《妙聞集》譯本中給出了這一學名，但與本書〈八科〉中提及腐蝕劑的部份同樣是引自該書的 danti 的學名不一致。

七、蜜　類

蜜有甘味，後味澀，有使口中變乾的性質，又有冷卻性，增進消化力，改善皮膚之色，強力，易於消化，柔化組織，矯正肥滿，賦予快感，癒創，為淨化劑，有瘢痕形成作用，又為強精劑，有收斂性，強視力，滲透於毛細管內，除膽汁素與黏液素之不調、脂肪過多、泌尿病、呃逆、喘息、咳嗽、痢疾、嘔吐、渴、內臟寄生蟲、毒，賦予愉悅，治三病素之不調。易於消化，故除黏液素不調；有黏性、甘味，故治體風素及膽汁素不調。

蜜包含以下八種，即 pauttika（由名為 puttika 的小形黑蜂所採集）、bhrāmara（由名為 bhramara 的大形黑蜂所採集）、kṣaudra（由名為 ksudra 的小形褐色蜂所採集）、mākṣika（由名為 mākṣika 的普通蜜蜂所採集）、chātra（由構築傘形巢的蜜蜂所採集）、ārghya（由名為 argha 的黃蜂所採集）、auddalaka（由名為 uddalaka 的地蜂所採集）、dāla（生於蜜腺植物之花、葉的蜜）。

這些蜜中，pauttika 蜜尤其具有使口中產生乾、溫熱的性質，其中含有毒物質也。使體風素、血液及膽汁素增生，為峻下劑，生酸水、燒心，又有麻醉作用。bhrāmara 蜜以有黏著性與甘味性，而為消化重性。kṣaudra 蜜以特別具有冷卻性，消化輕性，而為有效的瘦化劑。

mākṣika 蜜較前述 kṣaudra 蜜更顯消化輕性，且為乾性，故堪稱優良品。故在喘息等諸病中特別推賞此種蜜。

chātra 蜜消化後呈甘味，消化重性，有冷、黏性，治大出血，又有除白皮病、泌尿病及內臟寄生蟲之效，應知其品質比前種更佳。

ārghya 蜜有澀味，消化後呈辛味，極益於眼，較其他蜜更適於治黏液素與膽汁素的不調，為強壯劑，又有苦味，不生體風素之不調。

auddalaka 蜜增進食欲，益於聲，除癩性皮膚病及毒，有澀味，生溫熱，含酸味，增加膽汁素，有苦味，促進消化。

dāla 蜜治嘔吐、泌尿病，有使口中變乾的性質，新蜜使身體變肥，不太具有除黏液素不調的效果，且有瀉下性。

上述之蜜除脂肪肥滿，有收斂性，甚富瘦化性。熟蜜治三病素不調，未熟之蜜有酸性，引起病素的不調。

若蜜與其他各種藥物一起使用，可除多種疾病。以所有之蜜皆成於種種物質，故作為使藥勝於其他。

然由於蜜，是集在味、性質、效能、消化方面互不兼容之種種物質構成的花的汁液而成，甚至是由有毒的蜜蜂所採集，故不可在溫熱的狀態下使用。

因所有的蜜皆混有毒，故禁與溫熱性藥劑一起使用。若與溫劑一起用於為熱所困擾之人，或在暑季用之，恰如毒物之作用，導致患者死亡。

蜜不僅質細微，有冷卻性，且成於種種藥用植物的汁液，故禁止與溫劑、特別是與天水一起使用。

若在吐劑中同時使用蜜與溫劑，其在胃中不被消化、不能停留，故如上述而可成害。

不管是怎樣的不消化物，未聞有比蜜更為有害者。因使用不兼容的藥物，蜜如毒藥使一切之物滅亡。

八、甘蔗類

甘蔗其味甘，消化後亦呈甘味，為消化重性，有冷卻性，為軟滑性，增體力，有強精之效，又為利尿劑，止大出血，生內臟寄生蟲及黏液素。甘蔗有多種，即：paundraka、bhiruka、vamsaka、sataporaka、kantara、tapaseksu、kastheksu、sucipatraka、naipala、dirghapatra、nilapora、kosakrit。

上十二種為其大別，以下述其性質。

paundraka 及 bhiruka 有冷卻性，味甘，具軟滑性，使身體肥滿，增黏液素，有緩下性。不會引起吐酸、燒心，消化重性，為強精劑。

vamsaka 與前兩種性質相同，被看成是稍有鹼性之物。sataporaka 雖與 vamsaka 相似，但稍有溫熱性，故治體風素的不調。

kantara 與 tapaseksu 的性質以 vamsaka 為準。kastheksu 雖與前者性質相同，但以激化體風素為其不同。

sucipatraka、naipala、dirghapatra、nilapora 四者增生體風素，除黏液素及膽汁素的增加，有澀味，生反酸、燒心。

kosakrit 為消化重性，有冷卻性，治大出血及肺癆。根最甜，中部甜。

甘蔗的尖端及節，有鹹味。以齒咬出的汁，賦予口腔好的味道，不會引起反酸、燒心，增加黏液素，預防體風素與膽汁素的不調，為強精劑。

然如前所述，以器械榨得的汁液為消化重性，引起反酸、燒心，生秘結。煮過的甘蔗液為消化重性，有軟滑性、瀉下性及刺激性，除黏液素與體風素的不調。

甘蔗液熬成的濃厚液，為消化重性，有甘味，促進分泌，使身體肥大，為制淫劑，生三病素的不調。糖蜜有鹼性，味甘，微有冷卻性，具軟滑性，為尿與血液的淨化劑，消除膽汁素不調的作用不明顯，除體風素之不調，增脂肪及黏液素，強體力，且有強精之效。

陳舊的糖蜜味甘，純淨，除膽汁素及體風素之不調，為淨血劑，富有多種其他的優良品質，較新的糖蜜更適於健康。

凝固性糖蜜、部分結晶化的糖蜜、砂糖及精糖之中，越靠後者越具有冷卻性，有軟滑性，消化重性，強的甘味，強精性，治大出血，治渴之力強。

此等糖類之中，其質越純，且甘味愈強，則愈富含軟滑性、消化重性、冷卻性、緩下性。

凝固性糖蜜、部分結晶化的糖蜜、砂糖的水溶液的性質，分別由此等糖類自身的特性來表示。

賢醫應知砂糖的密度越高、越純淨而無鹼性，其品質愈佳。

由蜜得到的砂糖，亦治嘔吐、痢疾，使口中發乾，除病素之不調，賦予愉悅，有澀甘味，消化後呈甘味。波斯駱駝刺 (*Alhagi maurorum*) 糖有甘澀味，後味苦，除黏液素之不調，有緩下性。

上述所有糖類抑制焦熱感，止大出血，治嘔吐、失神及渴。

熬 madhūka（*Bassia latifolia*，霧冰草屬）花所生汁液而成的濃厚糖液，增體風素及膽汁素，除黏液素之不調，其味雖甘，但消化後呈澀味，生膀胱之病。

九、酒 類

酒皆增生膽汁素，有酸味，助消化，促進食欲，有瀉下性，除黏液素及體風素之不調，賦予快感，有膀胱淨化作用。有消化輕性、酸敗性、溫熱性及刺激性，使感官敏銳。又使身體放鬆，促進屎尿的排泄作用。以下就各酒類的特徵加以論述。

葡萄酒不生酸敗，且有甘味，故即使是在大出血的場合，賢醫對此亦不加禁忌。此物味甘，舌感粗，後味澀，為消化輕性，易消化，有緩下性，治肺癆及間歇熱。

戰捷木酒 (kharjura) 與葡萄酒稍有不同，增加體風素。此物澄明，賦予食欲，除黏液素之不調、脂肪過多，為消化輕性。又其味澀甘，賦予快感，有芳香，使感官的作用敏銳。米酒治咳嗽、痔疾、痢病、泌尿病及體風素不調。又對乳汁、血液及肺癆有效，使體胖，助消化。sveta 酒（以白色之米製成）抑制咳嗽、痔疾、痢病、喘息、鼻炎，增尿、黏液、乳、血、肉。米酒的上清液除嘔吐、食欲不振、位於心臟及腹部的刺痛、疝痛，治黏液素及體風素的不調、痔疾、排尿困難、便秘。麥酒增膽汁素，減少黏液素的增加，有乾燥性，刺激體風素。

小麥酒妨礙二便的通利，為消化重性，增長黏液素。川楝酒（混有種子煎汁的米酒）有乾燥性，不甚增長黏液素，為強精劑、消化劑。kohala 酒（大麥製）適口，增三病素，有緩下性，為強精劑。jagala 酒（米飯中加入酵母，發酵後蒸餾）有收斂性，又有溫熱性，助消化，口感粗，治渴及黏液素性腫瘍。又賦予快感，治下痢、腹脹、痔疾、體風素性肺癆。vakvasa 酒（較 jagala 多酵母、少流動性）因少含酒精成分，故阻礙通利，以至擾亂體風素。

糖蜜製糖酒，助消化，使二便的通利良好，口感軟，不醉人，消化重性，其味澀甘，為健胃劑。

砂糖製糖酒，味甘，增進食欲，助消化，為膀胱淨化劑，又除體風素之不調，消化後呈甘味，賦予快感，使感官的作用敏銳。

煮沸甘蔗液製糖酒，與前種相同，增體力，改善皮膚顏色，有緩下性，治腫瘍，助消化，賦予快感，促進食欲，用在源於黏液素的痔疾等有效。

冷甘蔗液製糖酒，去除肥滿、浮腫、腹水，改善皮膚顏色，促進消化作用，益於聲，治排尿困難、便秘，用於痔疾有效。

川楝製糖酒，治黃疸，宜於瘍，有收斂性，消化輕性，味澀甘，治膽汁素不調，為淨血劑。

jambava 製糖酒（以樹的果實製），止分泌，有收斂性，引起體風素的不調。surasava（用穀酒代水，使糖蜜、蜜、藥物的粉末發酵而成）有刺激性，賦予快感，為利尿劑，除黏液素與體風素之不調。口感好，令人長醉，為抑制風氣之物。madhvasava（蜜製藥酒）為消化輕性，屬峻下劑，除泌尿病、皮膚病及毒。又其味苦澀，治腫瘍，有刺激性，含甘味，不生體風素的不調。maireya（用花及砂糖製得）味甘，消化重性，有刺激性及收斂性，為麻醉藥，治痔疾、黏液素性腹部腺腫。又除腸內寄生蟲、脂肪過多及體風素不調。以葡萄或甘蔗汁液製得的藥酒，為強壯劑，除膽汁素的不調，改善皮膚顏色。

以甘草的花及糖蜜製成的糖酒，生反酸、燒心，增消化力與體力，口感粗，有澀味，除黏液素不調，引起體風素及膽汁素的擾亂。

以球莖、根或果實製成的藥酒，其性質可具其原汁液的性質推知。新酒促進分泌，又具緩下性、消化重性，引起體風素等的不調。又新酒有不好的氣味，味道也不好，賦予不快之感，且生反酸、燒心。反之，陳酒有香氣，助消化，賦予快感，增食欲，驅除內臟寄生蟲。又通暢營養輸送管，為消化輕性，治體風素及黏液素之不調。arista 是由種種藥物混合而成，故富含性德。又治多種疾病，抑制諸病素，助消化，治黏液素及體風素的不調，又具緩下性，制止膽汁素的不調。又用於疝痛、腹脹、腹水、脾臟病、熱病、消化不良及痔疾有效。以蓽茇族的藥物製成的 arista，治療腹部腺腫、源於黏液素的疾病。

治療各種疾病的 arista 酒的變種，將在〈治療篇〉分別詳加論述。良醫用意周到地考慮不同情況下之各種藥酒的調製法後，可制定適宜的處方。必須牢記避免使用濃厚之物、引起反酸燒心之物、有惡臭之物、味不良之物、飲後心情不佳之物、新的東西、有刺激性之物、生熱之物、容於惡器之物、少藥物成分之物、隔夜之物、不甚透明之物、發黏之物以及成為殘渣之物。藥物含有量少、新的東西、發黏且重的酒，引起黏液素的不調，尤對消化有害。反之，失於藥的成分過多的酒，擾亂膽汁素，有刺激性、熱性及酸敗性。又導致感覺不好，起泡，發出惡臭，生內臟寄生蟲，無味，為消化重性也。同樣，放置一夜的酒，可引起體風素的不調。與所有的病素相伴時，引起這些病素的不調。長久儲存、有風味、助消化、除黏液素及體風素之不調、賦予食欲、純淨芳香、鼓舞元氣——如此之酒可用也。酒因其味與效能而種類繁多，因酒質幽微，有熱性、刺激性、彌漫性，故與消化火相會達於心臟，沿動脈管上行，擾亂感官及精神，忽然使其力用麻痹。黏液質的人若飲酒，長時間後生醉；體風質的人，慢慢表現醉；膽汁質的人，醉得快。

純質[28]之人若醉酒，則自身純潔、對他人親切，陽氣旺盛，喜裝飾，詠歌、誦讀，產生享受夫婦間愛情及性交的要求。

激質[29]之人若醉酒，則易怒，忘卻自己，流於粗暴，不停地喧嘩、爭論。

翳質[30]之人若醉酒，則不純潔，思睡，生嫉妒之心，絞盡腦汁接近不可接近的地方，口吐虛言。

sukta（將糖蜜、蜜、酸粥、乳清等的混合物置於陶壺中，埋

28 即三德之中的「薩埵」(sattva)，代表真理和美德。

29 即三德之中的「羅闍」(rajas)，呈現出活動的、猛烈的、攻擊的性質。

30 即三德之中的「答摩」(tamas)，表現為黑暗、愚鈍和不活躍的本性。

在稻穀殼中發酵的產物）引起大出血，有峻下性，消化食物，生嗄聲，使消化力增進，除黏液素性黃疸、內臟寄生蟲，為消化輕性。與此相同，蒸餾 sukta 所得之物，有刺激性及熱性，為利尿劑，賦予快感，除黏液素不調，消化後呈辛味，特別具有增進食欲之效。

以砂糖或糖蜜，或以果實汁製作的酸性發酵液，以及與蜜混合製成的酸性發酵液，依次序越靠前者越具消化重性，大可促進分泌。

tusambu（以帶殼之米或大麥製成的酸性發酵液、粥）助消化，賦予快感，治心臟病、黃疸、內臟寄生蟲、痢病、痔疾，有緩下性。sauvira（以大麥製成的酸性發酵液、粥）也是一樣。米粉酸性發酵液，因是以稻皮製得之物，故助消化。此物外用，除焦熱感；內服，除體風素、黏液素之不調，以及渴，為消化輕性。以此作為含漱劑，因有刺激性，故可速奏祛痰之效；又除口中有惡臭、惡味的分泌物。治肺癆、衰弱。又為健胃劑，促進消化作用，有緩下性，適於灌腸用。對於航海者而言，被稱之為有助於維繫健康。

十、尿　類

牛、水牛、山羊、羊、象、馬、驢及駱駝的尿有苛性、辛味、熱性、苦味，後味鹹，消化輕性，為淨化劑，治黏液素及體風素之不調、內臟寄生蟲、脂肪過多、毒、腹部腺腫、痔疾、腹水、癩性皮膚病、腫瘍、食欲不振、黃疸，賦予快感，概為消化劑也。

於此有詩頌：「凡尿味辛，有苛性及熱性，後味鹹，消化輕性，為淨化劑，治黏液素及體風素不調，除內臟寄生蟲。脂肪過多及毒。又治痔疾、腹水、腹部腺腫，醫腫瘍及食欲不振，又治黃疸，為緩下劑，賦予快感，助消化。牛尿有辛味、苛性、熱性，因屬鹼性故不引起體風素的不調。為消化輕性，故促進消化作用，增智力，使膽汁素增生，除黏液素及體風素之不調，疝痛、腹部腺腫、腹水、便秘及下痢，或施以灌腸時，以尿進行治療則應選用牛尿。水牛尿可用於痔疾、腹水、疝痛、皮膚病、泌尿病、吐瀉療法不充分時、便秘、腫瘍、腹部腺腫、及黃疸。山羊尿在辛味中帶有苦的後味，輕微刺激體風素，治咳嗽、喘息、肺癆、萎黃病及黃疸。羊尿具鹼性，有苦、辛味，有熱性，除體風素之不調，用於咳嗽、脾臟病、腹水、喘息、肺癆及便秘，有效。馬尿有辛味，具苛性及熱性，助消化，治體風素不調及精神病，除黏液素不調，適於驅除內臟寄生蟲及頑癬。象尿帶苦味，有鹹味，為緩下劑，攘體風素之不調，引發膽汁素的不調，具苛性，使用鹼性之際及白斑病宜用此。驢尿助消化，治中毒、精神病，具苛性，止下痢，驅除內臟寄生蟲，除體風素及黏液素不調。駱駝尿治腫瘍、皮膚病、腹水、精神錯亂、體風素不調，為驅蟲藥，治痔疾。人尿為解毒劑。」

以上就所有的液體略加敘述。能識時、處之異同的人，具有為王奉獻飲料的資格。

養生學

說到印度的「養生」之道，自然會令人想起「瑜伽」功法。需要知道的是，瑜伽乃是對於一種至高精神境界的追求與表述；同時，在阿育吠陀的學問體系中，也無處不在地宣揚著「養生」的指導法則。

人們通常按照當代的學科劃分，將阿育吠陀稱之為「古代印度醫學」或「印度傳統醫學」。然而實際上，阿育吠陀中還包含著許多對於一般人來說，更為有趣與應該瞭解的「養生保健」知識。

下述內容，有許多是取材於當代印度的阿育吠陀學者 V. B. Athavale 所著《日常與季節的攝生》(*Daily and Seasonal Reginmen*)。從中可以看出，當代的阿育吠陀對於「傳統」，既有繼承，也有發展。

壹、人類與環境

人類以及其他有生命之有機體的生存與幸福，依存於他們之間的持續性相互作用、以及內在與外在要素間的調和。

具有生命的有機體，不論是因天生具有某種欠缺，還是因被敵對環境因素所擊敗而受到制約，若不能適應環境，則結果為疾病甚至死亡。

環境因素包括土地、水、氣溫、濕度、風、雨、雲以及氣壓等種種環境現象的性質。

當大氣的溫度為 15～21°C，濕度為 40～70% 時，人類可以舒適地生活。如果超出了這個範圍，身體在特別寒冷時會產生震顫來努力維持體內的溫度；在特別熱的氣候下則通過排汗來調節體溫。這是身體與外部環境因素相適應的例子。然而身體的適應機能，在極度的溫度變化時會喪失功能，也許導致凍死或因日射病而死亡。

所有的環境要素，都是在持續地變化著。這也就是說，在限定的一個地點，相同的情況不會出現兩次。伴隨著日出，氣溫上升；伴隨著日落，氣溫逐漸下降。這是眾所周知的日常性溫度變化。最高、最低氣溫每日變化，在夏季達到最高點，在冬季達到最低點。

所有的環境要素，如同季節變化一樣，表現出日日不同。人類要使自身與永遠不斷變化的環境相適應，在所有季節都保持最佳健康狀態，就必須抗爭。

一、地理環境

阿育吠陀將土地分為三種：濕地帶、乾燥地帶、中間地帶。認為居住地的環境能夠決定人的特點。

1. **濕地帶：**因多降雨、森林茂密、多湖川、沼澤、少風，故晝夜溫差和因季節引起的氣溫變動較小。居住於此的人類、棲息的動物、以及鳥類等，為「黏液性」體質，具有柔軟而結實的體型與端莊的舉止，植物亦具「黏液性」體質的傾向。
2. **乾燥地帶（不毛之地）：**降雨量極少或完全沒有。在平地可見帶刺的小樹；湖及其他水源常呈缺水狀態。不時吹過酷烈的乾風。一日中的氣溫，以及各季節的氣溫，變化極大。居住此地的人類、生長的植物、棲息的動物，以及鳥類等，一般屬於「風性」體質。人瘦，但強健耐重勞。
3. **中間地帶：**是既不太濕，也不太乾的土地。氣溫、降雨量方面沒有突出的表現。因此易於維持身體的平衡。住在這種土地上的人類、生長的植物、棲息的動物與鳥類，具有極為均衡的體質。人們大多身強力壯、皮膚色美，而且長得結實。表 20 表示處於不同季節之土地、水、植物及動物的特點。

表20 各季節中土地、水、動植物的特點

季節	前雨季	雨季	秋	初冬	嚴冬	春	夏
土地	熱、濕。但後來變成綠色、變冷	濕，多泥濘，被綠草、常青藤覆蓋著	散發水蒸氣；稍含濕氣的泥；被綠草覆蓋著	冷	冷	暖	熱、乾燥
水	被污染。因汙物、排泄物而毒化	污濁，混有泥沙	澄澈清潔	冷、澄澈、甘甜	冷、澄澈、甘甜	微暖	熱、輕
河	水流再度出現	漲水，洪水	水流充足	越流越慢，逐漸停止	緩慢流動，似乎停止	水量減少	水量顯著減少，乾涸，泥樣的水
蓄水池湖	水量再度增加	充滿	長滿荷花的湖上游著天鵝、鴨子	池水結冰	池水結冰	水量減少	幾乎乾涸
動物鳥	鳥，鸛，紅雀，大群的蒼蠅，昆蟲類	紅雀，蟲類	天鵝，鴨子	很肥的象，山羊，犀牛，豬，水牛，烏鴉	很肥的象，山羊，犀牛，豬，水牛，烏鴉	蜜蜂，鴿子，貓頭鷹	象，水牛，鹿，鳥

草木葉	牧草始生	新綠遍野，水靈靈的葉	綠葉漸少	開始落葉	完全落葉	芒果	葉乾燥
花	芳香花，露兜樹盛開		富	茉莉花，香蕉		大量開花蓮等	多乾枯
藥用植物的力	弱，有毒植物多生	弱	中等	強	強	中等	弱
食物、水的味	酸	酸	鹹	甘	苦	澀	辛

二、季節要素

在特定的季節，於食物與水中居優勢地位的「味」，通常在該季節的人體中也具有蓄積特定「病素」的傾向。唯一的例外是，在春季澀味呈優勢地位，將增大的「黏液病素」均等化。甘味在「初冬季」顯露優勢地位，不難設想，這具有使「黏液病素」增大的傾向。然而對於身體而言，這並非帶來惡劣影響之事。因為冬季中旺盛的消化力可以消化、吸收多餘的「黏液」，將其轉化成組織。因季節對於人類的影響，所以一般都有過冬季覺得特別能吃和精力旺盛的親身體驗；然而到了夏季與雨季，消化之火的勢頭全面下降，故幾乎沒人感到想吃東西。表 21 是各季節對人類影響的歸納。

表 21 季節對人體的影響

季　節	前雨季	雨季	秋	初冬	嚴冬	春	夏
身體	濕	濕的呼吸，濕潤的皮膚	鈍，熱	緊張	緊張，硬	弛緩	變乾，變輕
體力、自然的抵抗力	最小	最小	中度	最大	最大	中度	最小
消化力食欲	弱，少	弱，少	中度	強，旺盛	強，旺盛	中度	弱，少

各季節的環境變化與食物，是對病素產生影響的最強因子。飲食雖可自覺控制，但人只能在有限的範圍內對環境進行自我防禦。環境因子直接作用於皮膚與呼吸器，通過血液循環影響到全身。例如，如果季節的性質與個體的體質相反，則可增進人的健康；反之，「風性」體質之人如果碰上相同性質的季節，其結果自然是「風病素」的蓄積。冬季的寒冷環境，對於「膽汁」質之人來說是好的；但對於「風性」及「黏液」質的人而言，就是不好的。表 22 展示著季節對於三種病素的影響。

表 22 季節與三病素

季節	前雨季	雨季	秋	初冬	嚴冬	春	夏
體風素	++ 增大	++ 增大	– 鎮靜		+		+ 蓄積
膽汁素	+	+ 蓄積	++ 增大	– 鎮靜	–	–	+
黏液素	+	+			+ 蓄積	++ 增大	– 鎮靜

1.季節與「體風素」

⑴**「體風素」的蓄積：**好像退潮一樣，在夏季，人的體力與消化力均減退；因出汗而喪失體內的水分。這些要素使「體風素」蓄積；在自然狀態下，食物中的乾燥性、輕性亦占據優勢地位；其結果是進一步促進了「體風素」的蓄積。夏季的熱，不允許「體風素」的過度蓄積——增大。

⑵**「體風素」的增大：**到了雨季，消化、天生的體力越來越低下。從熱到寒的溫度急劇變化，將成為「體風素」蓄積體內之結果；導致「體風素」的增大。在抑制「體風素」方面，濕的土地與秋之熱，可減少增大的「體風素」。

2.季節與「膽汁素」

⑴**「膽汁素」的蓄積：**夏之暑，使熱增加、使身體疲勞。因雨季的水含有泥，體力與消化力逐漸衰弱。食物與水中的酸味變強，此酸味與消化不良，顯示雨季體內蓄積「膽汁素」的傾向。涼的環境，不允許過剩的「膽汁素」的蓄積。

⑵**「膽汁素」的增大：**秋之暑，逐漸從「膽汁素」的蓄積，導致「膽汁素」的增大。抑制「膽汁素」的，是呈甘味的天然食物，以及涼爽的環境。

3.季節與「黏液素」

⑴**「黏液素」的蓄積：**在「初冬季」，體力與消化力得到改善，因此人在「嚴冬季」飲食大增。如此一來，消化力就會逐漸減弱。這些要素與寒冷的環境一起導致「黏液素」蓄積，產生出身體內的「黏液素」蓄積狀態。

(2)**「黏液素」的增大**：在春季，熱使蓄積的「黏液素」流動化，其結果是招致「黏液素」增大。抑制「黏液素」的，最好是富含乾燥、輕、熱性質的東西；「黏液素」在夏季減少。

同樣，「黏液素」在季節風來臨之前亦蓄積。這是由於雨季的低溫與多濕的環境所造成。「膽汁素」在夏季與雨季前蓄積。這是由於暑熱環境與辛味、酸味增強，可使消化力減退。「體風素」在「嚴冬季」蓄積，這是因為寒冷所致。在雨季之前以及雨季，三種病素全都惡化。這使體力下降、消化力減弱，環境因素的急劇變化、濕度、陰天，導致消化不良的發生。反之，在「初冬季」，三種病素自然地呈現均衡的狀態（參見表23）。

表23　季節與環境要因

季　節	前雨季	雨季	秋	初冬	嚴冬	春	夏
日光浴	可	可	否	甚可	甚可	否	否
月光浴	否	否	可（深夜禁忌）	否	否	否	可（與友人一起）
採風	禁忌：全方位的風	禁忌：東風	禁忌：東風	禁忌：冷風	禁忌：冷風	宜：南風	人工風、空調；禁忌：西南風
雨、霧		否		霧：否	霧雪：否		

住居	無漏雨的涼爽之屋、暖屋（尤其是寒冷時）	乾燥、有圍牆之宅；暖屋；白檀的芳煙；二樓	食後息於屋頂、陽臺	溫暖的土屋，居室使用暖氣、加熱器	具有加溫設備的房間	涼爽、豪華的房間；美床；有庭園的住宅	涼爽的房間；靠近湖、池，多綠，樹木環繞的住宅；使用空調
衣服	與雨季相同	輕的衣服；潔淨的衣服；黃的衣服；用煙消過毒的衣服	輕的衣服；潔淨的衣服(絹、尼龍)	潔淨的衣服；溫暖、厚毛的圍巾	與初冬相同	有飾物、溫暖、孔隙大的布類	輕的衣服；潔淨的衣服；白色;絹、棉製品
鞋帽、傘等	與雨季相同	使用鞋、手套、傘		使用毛襪、手套、頭巾	與初冬相同		使用陽傘、鞋
寢室、床	與雨季相同	暖床、被單、房間；不要睡在土上或一層	遮陽；整潔；有月光的房間	暖床；毛毯；虎皮外套；加溫設備；焚檀香加溫	與初冬相同	使用人工風；房間降溫；宅周灑水	柔軟的床；室內擺花；夜宿陽臺；使用空調

貳、季節養生

一、季節的劃分

一年中的季節分類，在地球上的任何地方都是夏與冬。在地球的北半球，因太陽的北回歸，夏或暑熱季節到來。太陽的熱輻射與暑熱的環境，將乾燥的效果賦予土地、水、蓄水池、風，以及所有的獸類、鳥類、人類和植物。在花、水果及蔬菜等中可見明顯的苦味、澀味、辛味。人的食欲、消化力受到惡劣影響。環境熱導致消耗，結果是人的體力、能量、活力減少。在冬季，可以觀察到與夏季所見完全相反的現象。酸味、鹹味、甘味，強烈地出現在食物以及其他自然性要素之中。人在這個季節中覺得特別饑餓，消化力變強，體力增加，感到精力旺盛。

在溫帶，一年通常被劃分為四個季節——春、夏、秋、冬。而在有季節風 (monsoon) 的地帶，例如在包括印度的東南亞季節風地帶，其季節的劃分，則具有一定的特徵性——雨季、冬、夏。這三個季節，又分別被細分為兩個季節。每一季節由二個月組成，六個季節為一年。

印度是具有氣候與地理條件多樣性的大國。既有海拔八千七百米的珠穆朗瑪峰，也有像拉賈斯坦邦那樣降雨極少的沙漠地帶，還有像阿薩姆那樣年降雨量達到一千二百七十釐米的地域。最冷與最熱的地域亦同樣並存。因而印度各地的季節，自然會有某種程度的差異。

1. **北印度地區：**北印度以寒冷的季節為特徵，這個季節稱之為「嚴冬季」。但卻看不到從夏季向雨季移行的季節——「前雨季」。

表 24 北印度的季節

	Visarga（太陽南回歸）			Adana（太陽北回歸）		
印度曆	雨季 varsa	秋 sarada	初冬 hemanta	嚴冬 sisira	春 vasanta	夏 grisma
公 曆	6 月 22 日～8 月 21 日	8 月 22 日～10 月 21 日	10 月 22 日～12 月 21 日	12 月 22 日～2 月 21 日	2 月 22 日～4 月 21 日	4 月 22 日～6 月 21 日

2. **南印度地區：**在南印度，冬季是平靜溫和的，看不到「嚴冬季」。相反，作為特殊的季節，可以看到從夏季向雨季移行的季節——「前雨季」。在南印度，季風到得很早。

表 25 南印度的季節

	Visarga（太陽南回歸）			Adana（太陽北回歸）		
印度曆	雨季 varsa	秋 sarada	初冬 hemanta	春 vasanta	夏 grisma	前雨季 pravrt
公 曆	7 月 22 日～9 月 21 日	9 月 22 日～11 月 21 日	11 月 22 日～1 月 21 日	1 月 22 日～3 月 21 日	3 月 22 日～5 月 21 日	5 月 22 日～7 月 21 日

表 26 就各季節氣象條件的差異，提示一般性指標。

表 26　氣象學方面的狀況

季節	前雨季	雨季	秋	初冬	嚴冬	春	夏
太陽	微熱	被雲遮掩模糊不清	熱	因霧而常看不見	因霧而常看不見	呈赤色	酷熱，陽光強烈
太陽的影響	++	+	++	+	+	+	+++
天空	頻繁多雲	黑雲密布	晴空少雲	晴朗	晴朗	晴朗	熱，晴朗
風	西南、西風	西風	東風	緩和的北風	呼嘯的北風	南風	西北風
空氣	冷，被毒性因子汙染著	冷，含濕氣，微寒	熱而含濕氣	寒，乾燥	極寒冷，乾燥度增加	溫和，早上微涼，午後熱，夜間寒	乾燥，輕，暑熱不快的白天，但月光令人愉快
環境	陰雲，雷，伴閃電之雨	多雲之雨，少雷，彩虹	清潔	煙狀，多塵，多靄	較初冬乾燥而清潔，靄，驟雨時降	萬里無雲，清潔	光線強烈，熱
月亮的影響	+	+	++	++	+++	++	+

二、古代的季節養生

對於「時」的重視，見述於阿育吠陀經典的字裏行間。可以說所有正確的醫療行為的構成，都與「時」這一因素相關聯。《妙聞集》第一卷第六章以〈季節養生〉為名，較為詳細地介紹了從「一瞬間」到「五年週期」間的十個時間單位，而重點則是一年六季順應自然的「養身之道」。這與中國秦漢時期的「陰陽家」和「醫家」講究「四時之序」如出一轍。但印度的曆法是一年分為六季，這是與中國不同之處。詳讀此文，對於深入研究漢代以降，中國傳統醫學中出現的新理論——運氣學說，是極有幫助的。全文如下：

時 (kalā)，為獨立自存者，始、中、終不絕，味之成壞、人之生死亦依存於此也。「kalā」之語，源於「kal」的語根，具有瞬時也不停滯的意思；再者，時使生物體集成，或驅之至死，故稱「kalā」。

太陽通過其特殊固有的運行，將以年為基準的時分為：nimeṣa、kāṣṭhā、kalā、muthūrta、一晝夜、半個月、月、季、年、yuga（五年）。其中，nimeṣa 為發一短元音所需要的時間；kāṣṭā 為 nimeṣa 的十五倍。kalā 相當於三十個 kāṣṭā，muthūrta 相當於二十個 kala，一晝夜等於三十個 muthūrta，十五個晝夜為半月，一月為明暗兩個半月。

magha（從一月的中間到二月的中間）以下有十二個月。兩個月為一季，一年之中有冷季、春季、夏季、雨季、秋季及冬季六個季節。其中，冷季為 tapas-magha 和 tapasya，春季為 madhu 和 madhava，夏季為 suci 和 sukra，雨季為 nabhas 和 nabhasya，秋季為 isa 和 urja，冬季為 sahas 和 sahasya [1]。此等六個季節是有關寒、暑、雨的分類，但若依據對應赤道的位置進行日月之時的分類，則為南北兩行期。其中，南行期為雨季、秋季及冬季。在這些季節，月為盛勢，酸、鹹、甘逐漸變得有力，一切生物之力增大。北行期為冷季、春季及夏季。在這些季節，日光為優勢，苦、澀、辛味愈發變得有力，一切生類之力衰減。

於此有詩頌：「月亮使大地濕潤，太陽使大地乾燥，風與日月一起守護生類。」

南北兩行期相和成為一年。五年名 yuga。從 nimeṣa 至 yuga 的時間恰如車輪回轉，故或有人稱此為時輪。

然而現今在此因病素之積聚、激化與鎮靜的關係，而分為雨季、秋季、冬季、春季、夏季及前雨季六者。如下所述，此等之季節，自婆達鉢陀，每兩個月構成一個季節。婆達鉢陀（8～9月）與頞濕縛庾闍（9～10 月）為雨季，迦剌底迦（10～11 月）與末伽始羅（11～12 月）為秋季，報沙（12～1 月）與磨佉（1～2 月）為冬季，頗勒窶拏（2～3 月）與制怛羅（3～4 月）為春季，吠舍佉（4～5 月）與逝瑟咤（5～6 月）為夏季，而頞沙荼（6～7 月）與室羅伐拏（7～8 月）為前雨季。

1　以上為十二個月的名稱。

其中，雨季時，草（禾穀、豆菽等）未熟，其力微弱也；水濁，多含土及汙物，眾人在常用如此之物時，在空為雲所掩、地為水所潤的環境下，身體濕；消化之火因冷氣而受損者，以消化不充分而發生反酸，又生膽汁素的積聚。此積聚若至秋季，空中少雲、泥乾、日光衰之時，發生膽汁素性疾病。

至冬季，穀菽類隨著時間的推移而成熟，力變強，水澄、軟、變得極重，眾人常用如此之物，因日光弱、寒氣，身體凝縮者，其飲食不會消化不全；而因其飲食的滑性、冷性、重性、黏性，而生黏液素的積聚。此積聚若至春季，因陽光融解身體的凝縮性，而使眾人生黏液素性疾病。

然至夏季，諸草乾燥、喪失漿液，水變得甚輕，眾人在使用如此之物的過程中，因太陽之熱而使身體乾燥者，因物質的乾性、輕性、透明性而生體風素的積聚。此積聚在前雨季，因明顯富含水濕之地，而身體不斷受濕氣之人，到了有冷氣的雨季，發生種種體風素性疾病。病素的積聚為病性不調的原因之事，述之如此。

對於雨季、冬季及夏季積聚的病素，分別在秋季、春季及前雨季陷入病性不調的情況，必須講述其驅除法。膽汁素性疾病在冬季、黏液素性疾病在夏季、體風素性疾病在秋季，自然鎮靜。如是，關於病素的積聚、激化及鎮靜，今述之終了。

春的特性在午前，夏的特性在日中，前雨季的特性在午後，雨季的特性在黃昏，秋的特性在夜半，冬的特性在拂曉，可以見到。如此可知晝夜亦如一年的季節，有寒、暑、雨的特徵，且伴隨著病素的積聚、激化、鎮靜。

在順調的季節，草也好、水也好皆適於保健，用此之人，得生氣、壽命、體力、精力及活力。季節不順，亦命運所使然也。實際上若不得寒、暑、風、雨之宜，則百草及水受害。因用是等之物，而起諸病，又可發生惡疫。故用無害之百草及飲用水，最為緊要。

作為「時」，即使是在順調的季節，亦有因吉遮之詛、羅刹之怒，以及罪業而使人民煩惱之事。若一地方因風而飄毒草的花香，則即使沒有病素性質的任何變化，亦至惱於咳嗽、嘔吐、感冒、頭痛、熱病等。或又因宿曜之運行，及家、妻、臥、坐、乘、馱、寶、珠、什物顯不吉之徵候，而為上述之病所侵。在這種情況下，應離開疾病的流行地，行祓禳、贖罪的儀式，唱咒文，舉行護摩的儀式，供奉犧牲，合掌禮拜，行苦行、內制、慈善、布施、獻堂，歸依神、婆羅門、師長，如是可除殃禍。

以下述順調季節的特徵。在冬季，刮寒冷的北風，空中充滿塵埃，太陽為霧所掩，沼地凍結。鳥、犀、水牛、羊、象悠然自得。珠仔樹、priyangu (*Aglaia odorata*)、punnaga (*Mallotus philippinensis*) 等樹開花。冷季，寒氣強，空中任何方位皆為風和雨所充斥。春季，恰如悉達與毗底耶陀羅神新娘的紅色腳印，在被盛開白檀鮮花的美女所簇擁的馨香馥郁的馬拉亞山，南風拂面，生情人之歡喜，刺激愛情，消除了夫婦間的嫉妒之心。賢者知道，其他一切的特徵如冬季。在春季，天空晴朗，森林被 kiṁśuka（紫鉚，*Butea frondosa*）、ambhoja（省藤，*Calamus rotang*）、uakula（牛油果，*Mimusops elengi*）、芒果、無憂樹等的花所飾。成群的郭公（布穀鳥）與蜜蜂，奏著歡樂的樂曲；南風滋育的美麗嫩芽，放著光輝。夏季，日光熾烈，微風來自西南。地熱河焦，天空如同燃燒。雌雄之鴨相駢而凫，野獸因渴而困惑，灌木、草本、蔓生植物凋垂，喬木落葉而留有葉痕。前雨季，天空被西風吹來的雲、伴隨電光的轟然雷鳴所蔽。地上長滿柔軟的綠草，因胭脂蟲[2]而生輝，被 kūdamba（團花，*Anthocephalus cadamba*）、nipa（龍船花，*Ixora coccinea*）、kutaja (*Wrightia antidysenterica*)、婆羅雙樹、ketaka（錫蘭水梅，*Pandanus odoratissimus*）的花所飾。雨季，河水猛漲，岸邊的樹木倒下，池沼水滿，白睡蓮、青睡蓮放光輝。陸地上不論是隆起之處、還是低窪之處，皆被眾多的穀類所飾，天空中的雷聲不多，降雨之處的日光被雲所掩蓋。秋季，太陽暖，呈赤褐色，天空晴朗見白雲；如此，沼地因睡蓮而光輝，鵝摩肩穿行其中。低地有泥，高地乾燥，平地覆蓋樹木，因假杜鵑、含羞草、午時花、kāśā（甜根子草，*Saccharum spontaneum*）等的花而莊嚴。

無論是最適於健康的季節，還是與之相反的季節，或是不順的季節，人類的病素都會分別因各季的特性而被激化。故春季應除黏液素，秋季應除膽汁素，雨季應除體風素，可預防疾病於未發之中。

---

2 胭脂蟲：*Coccus cacti*，胭脂的原料。

三、對季節要因的修正

瞭解在各季節影響自然與人之種種環境要因的目的，在於知道如何對付不斷變化著的環境要因的不良影響，以便採取最適當的應對方法。

五種基本要素——空、風、火、水、土，往往具有相互侵害人類的傾向。具有智慧與能力的人類，為使這五種要素相互平衡並被利用，則必須觀察環境因素是否適於自身的需求。例如，人類為獲得寒涼的效果而使用水；為對抗寒冷而使用熱。某人為保護自己免受雨淋，而使用雨衣、雨傘，或在家中等待。

隨著科學的發展，其方法發生了徹底的變化，今後也還將繼續變化，但其原理卻是相同的。原始人為了保護自己免受過度的寒與熱，創造出用火、房屋這樣的基礎。現代人為保持一定的室溫，使用空調與暖氣。表 27 列舉了應付不同季節環境因素影響的辦法。

表 27　適應季節的一日生活方式

季節	前雨季	雨季	秋	初冬	嚴冬	春	夏
起床	日出前一個半小時						
磨齒	澀、苦、辛味的小枝	澀、苦、辛味的小枝	澀、苦、辛味的小枝	澀、苦、辛味的小枝	澀、苦、辛味的小枝	澀、苦、辛味	甘味
眼	Surma 眼膏	Surma 眼膏	Surma 眼膏	Surma 眼膏	Surma 眼膏	Rasa 眼膏	Surma 眼膏

含漱	微溫之水	微溫之水	冷水、牛乳＋澀味	微溫之水＋藥油	微溫之水＋藥油	溫水＋辛味煎液	冷水＋油劑冷水＋牛乳
藥煙	黏性物無刺激性物	黏性物鹹味物	禁忌	可抗寒之物加熱之物	與初冬相同	鎮靜黏液的物質	禁忌
油性按摩	弱溫性藥油（抗風性）	弱溫性藥油（抗風性）	油、酥（抗膽汁）	溫藥油、香油（抗風）	與初冬相同	非油性按摩沉香	禁忌
運動	禁忌	中度	禁忌或輕度		強運動與初冬相同	使用一半體力	輕度
游泳	禁忌	禁忌	中度	中期以前甚可	禁忌	中度	最低限水中浴可
勞動	禁忌	禁忌	輕度	中度～強度	與初冬相同	中度	禁忌
入浴	溫水	熱水	藥用冷水	溫水、浴缸	溫水或熱水	微溫之水（黃昏）	冷水或微溫之水
香料	沉香、白檀等乾燥粉末	沉香、白檀等的粉末。禁用花環		浴後用香料。茉莉、沉香、芝麻、麝香等	與初冬相同	麝香、沉香等具有鎮靜「黏液素」的藥物香料	白檀；玫瑰花環；珍珠項鏈

午睡	禁忌	禁忌	禁忌	禁忌	禁忌	禁忌	可
性生活	15 日 1 次	15 日 1 次	3～4 日 1 次	無 限 制，可使用春藥	與初冬相同	3～4 日 1 次	15 日 1 次

為應付特定季節的自然環境，健康人的每日生活方式，必須就各季節進行某種程度的修正。有關各季節之每日生活的校正方法，可參照表 28。

前一季節的最後一週，與下一季節的第一週，稱之為「季節的變換期」(rtusandhi)。在此期間，應該逐漸減少前一季節的養生之法，並代之以後一季節的養生方法。

四、季節與食物之味及其性質

人在任何時候，都應攝取具有全部六種味的、溫性的、新鮮的食物。應該長期堅持在適當的時間，適量地攝取含有少量脂肪的食物。為盡可能減少相應季節的不良影響，有關飲食的此類規則，必須根據季節加以修正。有關各季節應攝入的食物之味，以及其他性質的一般性要點，詳見表 28。

表 28　季節與食物性、味的關聯

季節	前雨季	雨季	秋	初冬	嚴冬	春	夏
甘味	+6 宜淡味	+ 淡而全的味	+	++	+	禁忌	+

酸味	+	+	禁忌	++	+	禁忌	+
鹹味	+	+	禁忌	++	+	禁忌	禁忌
辛味	+	+	禁忌	++	禁忌	+	禁忌
苦味	+	+	+	++	禁忌	+	禁忌
澀味	+	+	+	++	禁忌	+	+
鹼	禁忌	禁忌	禁忌	禁忌	禁忌	+	禁忌
輕、重	禁忌：重性	輕性 營養豐富	重性	重性	重性	輕性 禁忌：重性	輕性
溫、冷	與雨季相同	溫性 加熱之物	冷物	禁過冷之物	與初冬相同	與初冬相同	微涼之物 禁熱與極冷
油性、乾燥	油：中等量可	少油脂不甚乾燥	酥、動物脂肪可；禁油	油、脂肪可；禁乾燥物	油、酥可	銳性、乾燥性可；禁油	酥可
流動物		使水分減少				使水分減少	使水分增多
禁食	不可	有時可				有時可	不可

應該記住在夏季、前雨季、雨季，人的體力與消化力的減弱。因此必須限制這些季節可攝入食物的性質。由於「黏液素」在雨季以及春季增大，因此具有「黏液」性體質與此類疾患者，在這些季節應該間斷性地禁食。相應地，消化力、體力、活動力在冬季與嚴冬季變得最強，故不妨恣意飽食。

由於三病素在雨季全都惡化，故儘管「攝取具有六種味之食物」是原則，但應該避免攝入具有強烈「味」的食物。因具有酸味、鹹味、辛味的食物使「膽汁素」增大，故在秋季應避免攝入具有這些「味」的食物。同樣，因具有甘味、酸味、鹹味的食物使「膽汁素」增加，故在春季這種「膽汁素」的增大期，不可過量攝入。具有該季節應躲避之「味」的食物，只可極少量的攝入。冬季消化力變得旺盛，重性的食物亦容易被消化。

因在夏季與季節風來臨時消化力減退，故應攝取輕性（易消化）的食物。因氣溫降低，故在冬季與季節風來臨時，應攝取溫暖的食物。相應地，為緩和夏秋之暑熱的影響，宜攝取涼的食物。在嚴冬季與夏季，為緩和季節造成的乾燥，應攝入油性的食物。在雨季及春季，為使「黏液素」不致增大，應極少量攝入流動物；反之，在夏季，應大量攝取流動物。表 29 是各季節應攝取的食物。

表 29　季節與食物的關係

季節	前雨季	雨季	秋	初冬	嚴冬	春	夏
穀類	陳米、小麥、大麥	一年以上的米、小麥、大麥、玉米、膨脹之米	一年以上的米、小麥、大麥	一年以上的米、小麥、大麥、大麥芽、玉米類	與初冬相同	一年以上的米、小麥、大麥、含古物之品	一年以上的米、小麥、大麥
豆類	綠豆	綠豆等	豌豆等	綠豆、豌豆、芝麻等	綠豆、豌豆、芝麻等	豌豆等	

魚、水生動物	可食湖水魚；禁食河水魚	可食湖水魚；禁食河水魚	可食小河魚	可食泉中魚、蟹、鱉、貝	可食湖水魚	禁忌	可食蓄水池中的魚
肉	燒肉、羊肉	燒肉、肉汁	禁食水濕地帶的動物；可食乾燥、沙漠地帶的動物	可食水濕地帶的動物	與初冬相同	禁食水濕地帶的動物；可食乾燥地帶的動物	可食乾燥地帶的動物，肉汁，及肉汁煮的米
乳、乳製品	與雨季相同	熱而稀的奶，酸奶，黃油奶	禁食酸奶、黃油奶；可食沸騰加糖的牛奶	可食牛奶；間斷食酸奶與黃油	與初冬相同	可食黃油奶、牛奶+三辛；禁食酸奶	水牛乳、加糖牛乳
水果	檸檬、石榴等	檸檬、石榴等；禁食過熟之物	南瓜、棗、蘋果、葡萄、香蕉等	黑葡萄、蘋果、香蕉、桔、椰子、石榴、核桃等	與初冬相同	芒果、石榴等	葡萄、芒果、檸檬、香蕉等

蔬菜	禁食葉菜；與夏季相同	禁食綠葉菜	南瓜、黃瓜、土豆、茄子、洋白菜、菠菜等	南瓜、胡蘿蔔、洋白菜、蘿蔔、茄子、洋蔥等	與初冬相同	蘿蔔、茄子、黃瓜等	菠菜、茄子、甜薯、洋蔥等
飲品	蜂蜜酒、葡萄酒	陳年蜂蜜酒，飯後葡萄酒；各種湯；乳漿+酒；果汁	禁飲烈性葡萄酒；可飲涼的芳香飲料	各種洋酒均可	與初冬相同	低度蒸餾酒、葡萄酒、蜂蜜、藥用葡萄酒、洋酒、茶	玫瑰花製清涼飲料、芒果汁、椰子水、果酒
飲用水	沸騰至1/8，然後自然冷卻的水	沸騰至1/8，然後自然冷卻的水。可飲井水；禁用湖、河水	沸騰至1/8，然後自然冷卻的水	沸騰至1/4，然後自然冷卻的水	沸騰至1/2的水	在沸騰至1/2的水中加入生薑、蜂蜜等，使之藥用化的水	在沸騰至1/2的水中加入玫瑰、樟等芳香物

調理食品	與雨季相同	蒸、燒、煮的食物	甜牛乳食品；牛乳＋米飯	甜酸乳酪、甜點、芝麻點心、拌飯	多油食物、多脂食品、甜點、溫食	大麥＋牛乳	甜點；炒玉米（加酥、鹽或糖）
砂糖、糖製品			砂糖	砂糖	砂糖	涼果凍	
油、脂	與雨季相同	可使用油	以苦味藥用化的酥。禁用油與動物脂肪	油，動物脂肪；添加鹹、酸、辛味的酥	與初冬相同	禁用酥、動物脂肪。可使用油	可用酥。禁用油
調味品	與雨季相同	生薑、芥末、胡椒、香草、樟		使用所有的調味品	使用所有的調味品	使用所有的調味品	

五、季節與基本性五療法（Pancakarma）

各季節的環境要因，具有使某一病素或多個病素蓄積，其他病素減少的效果。適當的飲食與季節養生法，可以大大地緩解季節對人的影響。但不能完全解消環境要因的不良影響。尤其是在具有極端之氣候條件的地域，更是如此。再者，極少數的人遵從著宗教性的季節養生法。

依靠維繫健康、預防疾病的「基本性五療法」，即五種淨化法——催吐法、催下法、灌腸法、催嚏法、瀉血法，從身體中去除過剩的病素，是非常重要的。在使用「基本性五療法」去除軀體病素時，必須注意組織與身體的損傷是否控制在最小限度、抑或完全沒有等。為使這種傷害降到最低限度，先使用塗油法、藥用酥或藥油內服。藥油與藥用酥的塗擦或內服，可使病素柔化、變得分散。

Svedana，是依照「基本性五療法」從身體去除過剩之病素時，首先使用的例行發汗法，可使病素變成流動狀態。而且便於這些病素從身體的組織中分離，然後由體液、血液運輸到胃腸道。「黏液」病素到達胃，通過 vamana，即春天所行催吐法，從口中被驅除。「膽汁」病素若運送到小腸，通過「非油性」或「油性」灌腸法，從肛門被驅除。蓄積於頭部以及頸部的「黏液」病素，通過 virecananasya，即春季所行淨化催嚏法，從鼻孔、淚腺被驅除。在夏季，應使用含有鎮靜「體風素」和「膽汁素」藥物的油或酥，對鼻黏膜進行保護。惡化的血液和「膽汁」病素，可以在「膽汁」病素增大的秋季，以瀉血法去除。在秋天以外的季節，不可使用瀉血法。

催吐後的「減弱療法」：

「黏液」病素重而黏滯，即使採用催吐之法也未必能從身體內完全去除。因此，在催吐療法後的數日間，要部分性禁食，或輕食、少食。在這段時間中，消化酶及組織中的酶，消化殘存的「黏液」病素。

通過「基本性五療法」淨化身體後，飲食應從米粥開始，逐漸過渡到豆湯、軟飯、羊肉湯、普通食。

應該知道「基本性五療法」必須在「增大期」，即通常在病素已然蓄積的狀態時施行。針對「黏液」病素的催吐法，適於在春季進行；針對「膽汁」病素的催下法，適於在秋季進行；針對「體風」病素的灌腸法，適於在雨季進行。

也許有人會問：為何不在病素蓄積的過程中施行？阿育吠陀為使少量的病素集中，提倡「減弱療法」——即部分性禁食。當分散在全身的病素被集中，構成一定量時，這些病素可以通過藥物被中和。

將病素從身體中驅除出去的「基本性五療法」，同時導致體力弱化。因此，教本中已強調，這些方法僅僅是作為病素過度蓄積、轉向增加狀態時期使用的最後方法。

為防止病素的過度蓄積，可以在導致病素增大之季節的初期施行「基本性五療法」。通常，在導致體力自然低下的氣候惡劣時，不要使用這些身體淨化方法。

然而，在因某些疾病而必須採用身體淨化法時，不必等待季節的轉換。在這種情況下，應儘量減少季節的影響，在此基礎上實施身體淨化法。表 30 說明可實施「基本性五療法」的季節。

表 30 季節與「基本性五療法」

季 節	前雨季	雨季	秋	初冬	嚴冬	春	夏
油按摩	抗「體風素」的藥油	抗「體風素」的藥油	抗「膽汁素」的藥油	溫的抗「體風素」藥油	與初冬相同	抗「黏液素」的藥油	抗「膽汁素」藥用酥
發汗法	乾性發汗法	乾性發汗法	弱發汗法	油性	與初冬相同	乾性發汗法	禁忌
催吐法	禁忌	禁忌	禁忌	禁忌	禁忌	鹽水、煎液	禁忌
催下法	禁忌	弱催下法。使用甘味、冷性藥物	乾薑	禁忌	禁忌	禁忌	禁忌
灌腸法	弱灌腸藥	溫灌腸藥(水、鹽、油)	禁忌	禁忌	禁忌	弱灌腸藥	禁忌
瀉血法	禁忌	禁忌	可	禁忌	禁忌	禁忌	禁忌
催嚏法	禁忌	禁忌	禁忌	禁忌	禁忌	強催嚏藥	禁忌

在任何一個季節，如果出現了不可預知的突然變化，都必須根據情況修正養生方法。即如果冬季多雨，則應該理智地將雨季的生活方式融入冬季加以實行。

為何必須按照季節改變生活方式?各季節之環境因素的變化，對於所有的身體組織、病素以及老廢物，乃至精神，都產生影響。

健康，意味著精神的幸福狀態，病素、身體組織以及老廢物皆呈均衡狀態。為預防疾病、保持最佳的健康，遵照「季節的生活方式」，不僅必要，而且重要。

人不是機器！機械地遵照「每日生活方式」、「季節的生活方式」，是毫無意義的。應該借助有見識之醫生的幫助，努力去理解這些專門的、詳細的養生之法的意義與目的。在充分考慮年齡、性別、土地、體力、消化力、體質、精神的健康狀態，乃至其人的總體健康狀態後，必須由醫生對「每日生活方式」、「適應季節的生活方式」加以修正。人類如果理智地遵從這些養生方法，必可長壽與健康，充滿活力地盡情享受幸福且有益的人生。

參、食物的利弊

《妙聞集》第一卷第二十章〈食物的適與不適〉從食物是否皆為利弊兼具這樣一個辯題切入，引出了有關食物性質、配合宜忌，乃至自然界中「風的性質」的種種論說。其主要內容如下：

有的學者認為：由於對體風素有益的東西，則對膽汁素不利，因而不論是什麼食物，都不存在絕對的適或不適。然而這並不正確。（吾學派的）學說認為；事實上，「物」因各自的本性、及結合的情況，而存在絕對有益於保健之物、絕對不適於保健之物，以及兼具兩重性之物。其中絕對有益於健康之物，是水、酥、乳、飯等適於所有人類保健的東西；絕對危害生命之物，是火、鹼、毒物等導致燒灼、化膿、死亡的東西。又有原本無毒，但因與他物結合而呈毒性作用之物。利弊兼具者，即如對體風素有益，但對膽汁素不利那樣的東西。人類的所有食品，以下述類別分而示之。

1.以 rakta-sāli（米中極品）為首的各種米、稗、麥、竹的種子等。

2.以 ena（黑羚羊）為首的各種羚羊、麞，各種鷓鴣、鶉的肉。

3.菜豆、豌豆、扁豆等各種豆類，多種葉菜。

4.牛乳、酥、鹽。

以上各類為對於所有的人都益於保健的食物。同樣，慎淫欲、臥於避風處、用熱水、夜眠、適度運動等，也對衛生絕對有益。

其他的東西合而食之則有毒物般的作用。例如：蔓生植物的果實、蕈、筍、酸果、鹽、豆芽、米粉、山羊、大蜥蜴、野豬肉等不可與牛乳一起食用；新穀、發芽的穀類、脂肪、蜜、牛乳、糖蜜及綠豆，不可與家畜、沼澤與水生動物的肉一起食用；牛乳與蜜，不可與黃連、阿魏一起食用；鶴肉不可與椰子、酸粥一起食用；食蜜後不可飲熱湯；肉不可與膽汁一起食用；魚類不可與糖果類一起食用。

有關食物烹調方面的禁忌，例如：不可食用芥子油炸的鳩肉；不可食用蓖麻莖煮的、或蓖麻油烹調的各種鷓鴣；不可食用置於黃銅容器中達十日，或在溫暖季節與熱物一起存放的酥、蜜；不可食用以炭火燒製的禿鷲肉。

有關分量的禁忌，例如：不可攝入等量的蜜與水，或蜜與酥；使用兩種油脂、蜜與油脂、水與油脂後，不可飲用天水（雨水）。

從「味」、「效能」、「消化」的角度，看兩種味的衝突性：甘、酸，及甘、鹹，在味、效兩方面不兼容；甘、辛，在味、效、化三方面皆不兼容；甘、苦，及甘、澀，在味、化兩方面不兼容；酸、鹹，在味上不相容；酸、辛，在味、化兩方面不兼容；酸、苦，及酸、澀，在味、效、化三方面不兼容；鹹、辛，在味、化兩方面不兼容；鹹、苦，及鹹、澀，在各方面皆不兼容；辛、苦，及辛、澀，在味、效兩方面不兼容；苦、澀，在味的方面不兼容。應避開在屬性方面過度（例如具有過度的乾性、濕性、熱性、冷性等）之物。

詩頌曰：「如上所述，從效能的角度觀之，不兼容之物對於保健是絕對不適宜的；其他之物則應知具有適與不適的兩重性。在飲食方面不注意味、效等的不兼容性的人，招致疾病、感官衰弱，以至死亡。或攝入了在味等方面不調合的食物，且又未能排出體外者，則引起病素的紊亂而生病。要治療因攝入不調合食物而引發的疾病，可用瀉下劑、吐劑，中和劑，或適當的有效之物。消化力旺盛之人、年輕人、胖人、好運動之人、健壯之人，因習慣、或攝入少量不調合之物，不致引起大的危害。」

在中國最早的書目——西漢劉向、劉歆父子主持編撰的《七略》[3]中，載有「《神農黃帝食禁》七卷」。其內容為何，已不得而知。但顧名思義，大概與上述飲食的烹調、配合宜忌相類似。有關四方之風、乃至八方之風性質的論說，食物的性與味等等，

[3] 原書已佚，其內容保存在《漢書・藝文志》中。

同樣見於中國古代的早期醫學著作，如《黃帝內經》之中。當然，由於理論基礎不同，所以對於各方之風性質的看法也不會一樣。若將這些不同文化體系中的相關內容加以比較，無疑是件十分有趣的事。

肆、飲食物

《妙聞集》第一卷第四十六章〈飲食物用法〉中德罕溫塔里曾經講過：「食物為生類之體力、形色及活力的根源。食物依存於六味，味又依存於物質，由物之味、性質、力用、消化而產生流體原素、組織與平衡狀態。即使是在梵天的世界，食物也是維繫生命的根本、死亡的原因——唯有依靠食物，才能獲得成長、力、健康，顏色與六根變得清靜。若食物不規則，則因此而生病。食物包括食、飲、含、嚼四種，食物又含有種種不同的物質成分，調理法亦有多種，效能也互不相同。不知每種食物之實質、味、性質、效能、消化狀態的醫師，則不能維持健康者的健康、醫治疾病者的疾病。」故蘇斯魯塔恭敬地向其師請教有關食物的詳細知識。德罕溫塔里就此進行了詳細的論述：

一、米穀類

1. **sāli 米類：**包括以 lohitakasāli（赤色米）為首的十七種米穀。是等的 sāli 米類味甘，有冷卻效能，消化輕性，增體力，除膽汁素的不調，稍微增進體風素與黏液素，有軟滑性，生便祕。此等之中，以 lohitaka（赤色）為最優，消滅病素之不調，促進精液與尿的分泌，又有益於眼，使皮膚之色變好，增力，改善聲音，賦予快感，治疲勞。用於瘍有效，治熱病，除一切病素之不調，為解毒劑，其餘各種，性質稍有不同，且依列舉的順序，品質遞減。
2. **ṣaṣṭika 米類：**包括以 ṣaṣṭika 為首的十一種米穀。此類其味甘，又消化後亦呈甘味，抑制體風素及膽汁素的不調，與 sāli 米類的性質相等，使身體肥大，增黏液素及精液。此等之中，ṣaṣṭika 最優，有澀的後味，消化輕性，有軟性及濕性，除三病素之不調，使身體強堅，增體力。消化後呈甘味，在引起秘結這一點上，與 lohitaka 米相似。其他的 ṣaṣṭika 米，品質依次遞減。
3. **vrihi 米類：**包括以 krisnavrihi 為首的九種米穀。此類有澀、甘味消化後呈甘味。若從效能言之，為非冷卻性，缺乏緩下性，似前述 ṣaṣṭika 類可引起便祕。此等之中，以 krlsnavrihi 為最優，後味澀，消化輕性也。其餘的 vrihi 種類，品質依次遞減。

生於熱地的 sāli 米類，為消化輕性，又具收斂性，妨礙二便的通利，為乾燥性，消除黏液素的不調。生於乾地之米，除黏液素與膽汁素之不調，其味澀，後味辛，帶苦、甘味，增強體風素與消化力。生於濕地者，味甘，為強精、強壯劑，除膽汁素之不調，稍有澀味，分泌與排泄量少，消化重性，增加黏液素與精液。從移植稻、或多次移植稻所收穫的米，為消化輕性，可被迅速消化，質良也。又不會產生酸敗，具有除病素之不調、增力、利尿之效。從刈株所生稻米，具收斂性，生便秘，味苦且澀，除膽汁素之不調，消化輕性，且增加黏液素。

二、劣穀類

劣穀包括稗、野生稻、竹實等十一種。此等之物具有產生溫熱的力，味甘澀，具乾燥性，消化後呈辛味，除黏液素之不調，妨礙分泌、排泄，導致體風素與膽汁素的擾亂。

三、豆菽類

菜豆[4]、黑扁豆、黃扁豆、白豌豆等十一種豆菽類的植物。是等之物有澀甘味，具冷卻性，消化後呈辛味，引起體風素不調，妨礙屎尿的排泄，治膽汁素與黏液素的不調。其中，菜豆不明顯

[4] mudga：據梵文辭典的注釋，mudga 為「菜豆（的一種），學名 *Phaseolus mungo*。舊譯：豆、大豆、小豆、綠豆。」

刺激體風素，使視覺明晰，以綠色者為最佳。vanamudga（三葉豆，*Phaseolus trilobus*）的性質與菜豆相同。黑扁豆消化後呈甘味，生便秘。makustha（*Phaseolus aconitifolius*，菜豆屬）招致內臟寄生蟲的發生。白豌豆強烈刺激體風素。木豆治黏液素與膽汁素的不調，不甚刺激體風素。希臘豆增體風素，有冷卻性，味甘帶澀，有收斂性。又治黏液素、血液、膽汁素的不調，抑制性欲。

另外，hareṇu（白豌豆的變種，籽不圓）及赤豌豆引起便祕。除菜豆和黑扁豆外，其他皆引起腹脹。masa[5] 消化重性，使尿的排泄不規則，有軟滑性與溫熱性，為強精劑，其味甘，除體風素之不調。又使元氣恢復，促乳汁分泌，尤賦予力，增加精液與黏液素。豇豆為收斂性，故非瀉下性、非利尿性，不增黏液素，其味甘，消化後亦呈甘味，恢復元氣，增進乳汁的分泌與食欲。ātmaguptā（刺毛黧豆，*Mucuna pruriens*）及刀豆的果實與綠豆具有同樣的性質。野生綠豆有乾燥性，味澀，以不生酸敗為其特性。雙花扁豆有熱性，其味澀，消化後呈辛味，治黏液素及體風素之不調。又除因精液之不調引起的尿石、腹部腺腫引起便祕，治鼻炎及咳嗽。野生的雙花扁豆治脂肪過多、痔疾、呃逆、呼吸困難，引起大出血，又治黏液素不調，尤治眼疾。

胡麻稍有澀味，雖甘卻帶苦味，有收斂性，增膽汁素，有熱性，消化後呈甘味，為強壯劑、緩和劑，作為諸瘍的塗擦劑有效。又利於齒的發生，使消化力與腦力旺盛，減少尿與乳的分泌，益

5 masa：舊譯豆、小豆、黑豆。

於毛髮的發生，治體風素之不調，為消化重性。在所有的胡麻類中，黑胡麻最優，白胡麻次之，其他品質低下。

大麥有澀、甘味，具冷卻性，消化後呈辛味，治黏液素及膽汁素的不調，與胡麻同樣適於各種瘍，常妨礙排尿，使風氣與糞便的量增多。又使體格堅固，消化力、腦力、聲及皮膚之色變好，有黏性，除肥滿。又去脂肪過多、體風素不調及渴，甚富乾燥性，淨化血液與膽汁素。稱之為 atiyava 的一種大麥，雖與大麥具有同樣的特性，但比較而言品質稍劣。小麥有甘味，消化重性，強力，固體，增精液與食欲。又具濕潤性，冷卻性極強，治體風素及膽汁素的不調，為癒創藥，增生黏液素，有緩下性。

莢果 (simba) 有乾燥性與收斂性，為解毒劑，使腫瘍、黏液素及視力減退，生酸敗。又其味雖甘，但消化後為辛味，使大便通暢，增體風素與膽汁素。莢果包括白、黑、黃、赤色等多種。此諸種之中，越靠前者其品質越優。其味，及消化後的味，皆辛，且有熱性。三葉豆等六種莢果，其味甘，消化後亦呈甘味，為強壯劑，治膽汁素的不調。豆類的莢果皆生酸敗，有乾燥性，長時間停滯在胃中後被消化，生體風素的不調。又即便是賦予食欲，也極難消化。紅花（的瘦果）的味及消化後的味皆辛，雖去除黏液素的不調，但因生酸敗而不適於衛生。

亞麻仁有熱性，味甘，消化後呈辛味，去體風素的不調，增生膽汁素。白芥子的味及消化後的味皆辛，引起血液及膽汁素的不調。黑芥子與白芥子具有同樣的性質。

生於不時之季者、患病者、早熟者、生於不適當之地者，以及新割的禾穀，被認為品質不良。新的禾穀有緩下性，經一年後變為消化輕性。發芽者，生酸敗，消化困難，妨礙通利，損視力。

四、肉　類

肉類有六種。即水生動物、沼地動物、家畜、食肉動物、單蹄獸、乾地動物。依次順序，位於後者為優良。大別之，又可分為陸棲動物與水棲動物兩類。

1.陸棲動物

⑴**疾走獸類：**包括黑斑的羚鹿、銅赤色的鹿、細足的鹿、赤色大羚羊、麝、kritamala（羚羊的一種）、大鹿、四角鹿、赤色鹿、caruskara（鹿的一種）、體小肥胖的鹿等十一種。是等之肉有澀甘味，易消化，可治體風素與膽汁素之不調，有刺激性，賦予快感，為膀胱淨化劑。是等之中，黑斑羚鹿的肉有澀甘味，賦予快感，治因膽汁素、血液及黏液素不調引起的疾病。有收斂性，促進食欲，強力，除熱病。銅赤色鹿的肉有甘味，消化後亦呈甘味。除病素之不調，為健胃劑，又為冷卻性，妨礙屎尿的通利，有芳香，為消化輕性。體小肥胖之鹿的肉有冷卻性，止大出血，除因三病素不調引起的病、肺癆、喘息、咳嗽、呃逆、食欲不振。

⑵**鶉雞類：**包括各種鷓鴣、鶉、雷鳥、孔雀、野雞、杜鵑、啄木鳥等十九種。其肉易消化，具冷卻性，味甘澀，可抑

制病素之不調。「lava（鷓鴣的一種）有澀甘味，易消化，消化後呈辛味，有收斂性，又助消化，適於治療因三病素之複合性不調引起的疾病。鷓鴣稍具消化重性，有溫熱性，味甘，為強精劑，增進腦力及消化力，除所有病素之不調，又有收斂性，使皮膚的顏色變好。尤其是其白色種，除呃逆、喘息及體風素之不調。山雞止大出血，有冷卻性，易消化。適用於黏液素引起的病、及體風素引起的慢性病。krakara（鷓鴣的一種）易消化，賦予快感，除體風素及膽汁素的不調，為強精劑，增進腦力、消化力及體力。孔雀有澀、甘、鹹味，益皮膚，宜毛髮，賦予食欲。又強音聲、腦力、消化力、視力及聽力。野雞有軟滑性與溫熱性，除體風素之不調，增汗、聲及體力。又使身體肥大。家雞雖與之相同，但為消化重性，抑制源於體風素之病、肺癆、嘔吐、間歇熱。」

⑶**啄禽類**：包括各種雀、鳩、鸚䳇、鶯等二十二種。「食果實之物，其味澀甘，具乾燥性，增加體風素。治膽汁素及黏液素之不調，有冷卻性，妨礙排泄，產生便祕。此等之中，鸚哥之肉引起所有病素的不調，擾亂分泌物及排泄物。青鵪之肉有澀、甘、鹹味，消化困難也。家鴿之肉止大出血，有澀味，口感軟，消化後呈甘味，為消化重性。伯勞之肉味甘，為軟滑性，增黏液素及精液。雀類之肉止大出血，明顯增加精液的量。」

⑷**洞窟棲息獸類**：是指獅、虎、狼、熊、豹、野貓、野牛等

九種。「是等之肉味甘，消化重性，為緩和與強壯劑，除體風素之不調，又有產生溫熱的效能。對於苦於眼及陰部之疾患者，常常有效。」

(5)**猛禽類：**為鷹、鷲、梟等十種。「凡此等猛禽類之肉，在味、效能、消化方面與獅子等相同，尤適於肺癆患者。」

(6)**樹棲動物類：**包括猿、松鼠、麝香貓等五種。「是等之肉味甘，消化重性，為強精劑，增強視力，適於肺癆，又能利屎尿，可治咳嗽、痔疾、喘息。」

(7)**穴居性動物：**包括刺蝟、豪豬、大蜥蜴、兔、貓、蟒蛇、鼠等十四種。其肉具有使屎尿濃厚凝結的作用，與前述之物一樣有熱性，消化後呈甘味，除體風素之不調，增進黏液素與膽汁素，為緩和劑，可治咳嗽、喘息、羸瘦。「此等之中，兔肉有澀甘味，除膽汁素及黏液素之不調。以不過分之冷卻性，而使體風素得其中庸。大蜥蜴之肉有澀辛味，消化後呈甘味，除體風素及膽汁素之不調，使身體肥大，增力。豪豬之肉有甘味，除膽汁素之不調，易消化，有冷卻性，具解毒之效。蛇肉治痔疾及體風素之不調，有驅蟲、解毒之效。又益於眼，消化後呈甘味，增進腦力及消化力。」

(8)**家畜類：**為馬、驢、騾、牛、羊、駱駝等八種。「家畜之肉皆可除體風素之不調，為強壯劑，增進黏液素與膽汁素。其味甘，消化後亦呈甘味，助消化，增體力。此等之中，山羊肉冷卻性過度，消化重性，有緩和性，除膽汁素及黏液素之過多，非緩下性，治鼻炎。羊肉為強壯劑，增膽汁素與黏液素，為消化重性。肥尾羊之肉為強精劑，其性質與羊肉相似。牛肉治喘息、咳嗽、鼻炎、間歇熱，醫疲勞，矯正過度的消化火，為淨血劑，又除體風素之不調。單蹄類的肉如羊肉，帶鹹味，缺乏緩下性。以上所述八種為陸棲動物（肉）類。棲於遠離人家之地、生於遠離飲水場所的鳥獸之肉，被視為缺乏緩下性之物；反之，棲於接近人家與水邊之處的鳥獸之肉，被視為具有極強的緩下性。」

2. 水棲動物

⑴**堤棲動物**：包括象、水牛、犀、水獺等十四種生於河岸的獸類。「此類動物之肉，除體風素與膽汁素不調，其味甘，消化後呈甘味。具冷卻性，為強壯、緩和、利尿劑，增進黏液素。是等之中，象肉有收斂性，為脫脂劑，有產生溫熱的效能，又引起膽汁素的不調。其味甘、酸、鹹，除黏液素與體風素之不調。gavaya 牛（印度野牛，*Bos gaurus*）之肉為緩和劑，味甘，消化後呈甘味，去咳嗽，使增殖力變強。水牛之肉有軟滑性、溫熱性、甘味，為強精、興奮劑，消化重性也。又為催眠劑，增精力、體力及乳量，使筋肉組織鞏固。ruru（大鹿的一種）之肉有甘味，後味澀，治體風素及膽汁素的不調，消化重性，使精液的分泌增加。耕牛之肉有軟滑性，味甘，去咳嗽，消化後呈甘味，除體風素及膽汁素的不調。大豬之肉後味澀，治體風素及

膽汁素的不調，消化重性，增加精液的分泌。豬肉為發汗、滋養、強精、冷卻、興奮劑，消化重性，又為緩和劑，醫疲勞，除體風素之不調，增體力。犀之肉有澀味，除黏液素及體風素的不調，為祭祖先之靈的供品，禳殃禍，賦予長壽，妨礙泌尿，為收斂劑。gokarna（羚羊的一種）之肉有甘味，具濕性及軟性，增黏液素，消化後呈甘味，止大出血。」

(2)**水禽類**：包括各種鵝、鴨、白尾鷲、蒼鷺、鶴、鵜、雁等二十四種群居性動物。「此等水鳥之肉，其味甘，消化後亦呈甘味，具冷卻性與濕潤性。止大出血，為強精劑，除體風素之不調，促進利尿通便。此等之中，鵝肉味甘，消化重性，有熱性、濕性，使聲與顏色變好，強體力，為滋養強壯劑，使軀體肥大，促進精液的分泌，治體風素之不調。」

(3)**殼棲類**：包括法螺貝、小螺、珍珠貝等五種。有足類包括龜、鱷、蟹等五種。「這些動物的肉味甘，消化後呈甘味，治體風素不調，有冷卻性與緩和性，用於膽汁素不調有效，又可通便，增進黏液素。是等之中，黑蟹的肉為強壯劑，具溫性，去體風素之不調。白蟹之肉癒傷，有利尿通便之效，又治體風素及黏液素的不調。」

(4)**魚類**：包括淡水產與海產兩種。淡水魚包括鯉魚、鯰魚、鰻魚、大鯰魚、黑魚等十種。海產魚包括鯨、巨鯨、海豚等十一種。「淡水魚類味甘，消化重性，除體風素之不調，引起大出血，具溫熱性，為強精、緩和劑，使尿量減少。此等之中，鯉魚有澀的後味，以嫩水草等為生，除體風素之不調，增膽汁素。鯰魚增黏液素，為強精、催眠劑。此魚為肉食性，若食其肉，引起反酸、燒心，生皮膚病。murala 的肉為滋養強壯劑，又為強精劑，生乳汁與黏液素。產於湖水及瀦水池中的魚類有甘味，為緩和劑。棲於大湖水之中的魚強大，棲於少水中的魚弱小。」「海產魚肉味甘，消化困難，為緩和劑，不太增加膽汁素。有熱性，除體風素之不調，為強精劑，通便，增進黏液素。棲於海中的魚類以其他動物為食，故若食此種魚肉特別生力。產於井、深井中的魚類除體風素的不調，在這點上，比海產魚類品質優良。產於貯水池中的魚類有緩和性，以美味、易消化而勝於前述兩種淡水魚的品質。產於河川的魚類，身體中部的肉為消化重性，原因是口與尾運動故也。產於湖水與池沼的魚類，其頭部尤為消化輕性。棲於泉、小池中的魚類，以其棲所狹小之故，除頭部之外，其餘的部分皆甚難消化。產於湖水的魚類，其身體下部為消化重性。因此等湖水產魚類胸部運動，故體前部為消化輕性。」

以上就水棲動物、極具促進分泌作用之肉類的敘述終了。

再者，乾燥之物、有惡臭之物、罹病之物、中毒之物、被蛇咬之物、被毒矢射中之物、已老之物、瘠瘦之物、過於幼小之物、食有害健康之物而生活者——此等動物之肉為不可食。原因在於乾燥動物的肉，功能盡失；有惡臭的動物之肉，已腐敗；有病、中毒的動物，或被毒蛇咬傷、毒矢射中的動物之肉，其質壞敗；老、瘦的動物，其肉變質；幼小的動物，其肉缺乏效力；靠有害健康之餌食為生的動物，其肉的效力不全。故食之引起病素的不調。

上述之外的肉，亦有可推獎者。獸類中：雌性之肉；鳥類中：雄性之肉；在軀體龐大的種類中：身體小者的肉；在軀體較小的種類中：身體大者的肉，為上。同樣，在同一種動物中，身體小者優於大者。動物之肉，因部位等不同而有消化方面的輕重難易之別。述之如下：在從血液至精液所組成的體組織中，越靠後，則越難消化。例如，腿、肩、胸、頭、後腳、前腳、臀、背、皮、腎臟、肝臟、腸等之中，「應該知道：頭比肩、肩比臀、臀比背、背比腿、腿比四足難於消化。然在體組織方面，消化難易的順序，若從重性上論之，則為遞加性的。在一切生類之中，中部皆被視為難於消化。雄性的身體前部，雌性的身體後部，為難於消化。鳥類的胸部與頸部尤被視為消化重性。然鳥類的身體中部，因揮動翅膀，故為消化中性。食果實的鳥類之肉，具有極強的乾燥性。肉食鳥類的肉，極富滋養性。食魚之鳥類的肉，增強膽汁素。食穀物的鳥類之肉，可除體風素之不調。水生動物、沼地動物、家畜、食肉獸、單蹄獸等，猛禽類、穴居性動物、疾走獸、啄禽類、鶉雞類等，以上列舉動物的肉，越靠後則越容易消化。越靠前，則越少分泌與緩下性。」

在同一種之中，失於身體過大者，其肉的價值低劣且難於消化。在一切生類的身體之中，位於肝臟部位的肉為最上等。故應選擇此部分的肉。若不能得到上等之肉時，應選擇中年的動物、新鮮、無疵之物的肉。

五、果　類

1. 安石榴、庵摩勒、棗、莢果、檸檬、芒果、野生芒果、橙等二十四種果實：「此等的果實有酸味，消化後亦呈酸味，消化困難。就效能而言，為溫熱性。增膽汁素，除體風素，且帶來黏液素的不調。
2. 乳液樹的果實、娑羅雙樹、無花果、蓮子等十五種果實：「此等的果實有澀甘味、冷卻性，除黏液素與膽汁素的不調，具收斂性與乾燥性。」
3. 椰子、菠蘿蜜、甘蔗等四種果實：「是等味甘，消化後呈甘味，除體風素與膽汁素之不調，為強壯劑、緩和劑、滋養劑、清涼劑。」
4. 葡萄、戰捷木之果等四種果實：「是等有甘味，消化重性，止大出血。」
5. 扁桃、胡桃等七種果實：「是等的果實味甘，除膽汁素與黏液素之不調，具濕潤性與溫熱性，為消化重性，又為滋養強壯劑，除體風素之不調，增體力。」

六、蔬菜類

1. 冬瓜、葫蘆、西瓜等三種：「味甘，消化後亦呈甘味，除膽汁素之不調，增體風素，較少生黏液素，又促進屎尿的排泄。」
2. 胡瓜、甜瓜等四種：「味美，消化重性，以不消化的狀態滯留胃中，具冷卻性，增生黏液素。又有甘味，含鹼性，利於二便的通利。」
3. 華撥、胡椒、乾薑、生薑、阿魏、胡荽、蘿蔔、蒜、蔥、白豌豆等三十二種：「是等的蔬菜類有辛味、熱性，促進食欲，除體風素與黏液素之不調，烹飪時用作各種調味品。」
4. 印度薔薇、木棉、麻等十五種：「是等有澀、甘、苦味，消化輕性，止大出血，除黏液素不調，增體風素，有收斂性。」
5. 魚木、蓖麻、菜豆樹[6] 等六種：「是等之物有生溫熱之力，味甘、苦，除體風素之不調。其中，punarnavā（*Boerhaavia repens*，黃細心屬）特治腫瘍。」
6. 落葵、葫蘆巴、藜等六種：「此等有澀、甘味，促進屎尿的排泄，微增體風素與黏液素，止大出血。」
7. 赤豌豆、茄、苦瓜、青芋、白花菜等二十八種：「是等止大出血，爽精神，易消化，治皮膚病、泌尿病、熱病、喘息、咳嗽、食欲不振。」

---

6 原文作「bell 樹」，英文 belltree 為菜豆樹 (*Radermachera sinica*)。但在大地原誠玄的譯本中，木橘釋為「bell 之樹」。

8. 馬齒莧、阿魏等十種：「是等其味甘，消化後呈甘味，性冷，除黏液素不調，不生膽汁素，後味鹹，有乾燥性、鹼性，增體風素，有緩下性。」

七、花的種類

俱毗陀羅[7]、麻、木棉等的花，有甘味，消化後味亦甘，治大出血。鴨嘴花 (*Adhatoda vasica*)、木田菁 (*Sesbania grandiflora*) 的花有苦味，消化後味辛，治肺癆性咳嗽。madhusigru（*Moringa pterygosperma*，辣木屬）、無葉山柑 (*Capparis aphylla*) 的花消化後呈辛味，去體風素之不調，促進屎尿的排泄。「木田菁的花得冷熱兩性之中庸，適於治夜盲症。紫檀（等六種花）除黏液素及膽汁素不調，治皮膚病。蓮花有甘、苦味，性冷，除膽汁素及黏液素之不調。睡蓮有甘味，具黏性、濕性、冷性，賦予快感。青睡蓮的性質與前者無大別。荊條 (*Vitex Negundo*) 的花適於健康，除膽汁素的不調。茉莉以有苦味、芳香，而除膽汁素的不調。埃朗氏槍彈木 (*Mimusops Elengi*) 的花為淡紅色，具好的香味與口感，賦予快感。鐵力木 (*Mesua ferrea*)、藏紅花的花除黏液素及膽汁素不調，有解毒之效。黃蘭的花有冷、熱兩性，止大出血，除黏液素之不調。紫鉚[8]、黃花假杜鵑的花除黏液素及膽汁素的不調。

---

7 《梵和大辭典》云為黑檀（的一種），乃天國中樹。學名 *Bauhinia varicgata*，即羊蹄甲。

8 舊譯為赤花樹。

與人能識別樹木一樣，亦應識別樹木所固有的花。madhusigru 及無葉山柑的花有辛味，除黏液素的不調。」

傘狀菌、碗狀菌、筍等除黏液素之不調，促進屎尿的排泄。「是等之中，傘狀菌其味甘，消化後亦呈甘味，具黏性，促使內臟寄生蟲的發生，因分泌、緩下性而增體風素，對於膽汁素及黏液素的增生不明顯。筍味甘，稍帶澀味，消化後呈甘味，具乾燥性與收斂性，增黏液素，引起酸敗，增生體風素。」

八、萌生類

萌生類為生於玉米莖、甘蔗、乾牛糞、竹或地上的菌類。其中，生於玉米莖上者有甘味，消化後亦甘，具乾燥性，治病素的不調。生於甘蔗莖者，在甘、辛味中具有澀的後味，有冷卻性。與之相同，生於乾牛糞者有熱性、澀味，擾亂體風素。生於地中者，消化重性，不甚增生體風素，其後味依地味而各異。

油糟、胡麻粉糰、生於未耕之地的乾燥蔬菜，擾亂所有的病素。

vataka（油炸豆粉糰）滯於胃中，引起體風素的擾亂。sindaki（米粉與芥子或蘿蔔子一起發酵製成）增體風素，富含脂肪質，賦予食欲，增加消化火。所謂甘味蔬菜而帶澀味者，皆為緩下劑，消化重性，有乾燥性，多以不消化的狀態停滯於胃中。

花、葉、實、莖、球根，越靠後者越為消化重性。作為食用的葉菜，硬者、凋萎者、被蟲侵害者、生於不良之地者、生於非時者，使用時皆應避之。

九、球莖根類

七爪龍 (*Ipomaea digitata*) 的球莖、天門冬的塊根、蓮根、小蓮根、菱、各種薯蕷、青睡蓮的根等。「以上諸物有冷性，味甘，止大出血，消化重性，增加精液量，使乳汁分泌旺盛。七爪龍的球莖有甘味，為強壯劑及強精劑，具冷卻性，使聲音變好，為強利尿劑，增體力，除膽汁素與體風素之不調。天門冬的塊根有甘、苦味，除體風素及膽汁素的不調，為強精劑。稱之為『大天門冬』的種，使精神爽快，增強智力、消化力及體力。又治痢病、痔疾，為強精劑，有冷卻性，為長生藥。其幼莖有苦味，除黏液素及膽汁素的不調。蓮根不生酸敗，止大出血，但因不消化性而滯於胃中，無風味，增體風素。菱及 kaseruka（*Scirpus grossus*，藨草屬）屬消化重性，停滯於胃中。pindaluka（*Dioscorea globosa*，薯蕷屬）為消化重性，增黏液素，引起體風素的不調。surendra（*Arum gacquemontii*，海芋屬）的球莖消化後呈辛味，除黏液素之不調，增膽汁素。筍類為消化重性，招致黏液素及體風素的不調。」

貝葉、可可、椰子等樹頂所生核果：「味甘，消化後亦甘，止大出血，促進精液生成，除體風素不調，增生黏液素。塊、球狀根莖類，應避免使用過於嫩、非時所生之物、陳舊之物、受病害或蟲害者、未健全發育者。」

十、鹽　類

岩鹽、海鹽、vida[9]、湖鹽等各種鹽類，其熱性按前後順序遞加，除體風素之不調，增加黏液素與膽汁素。而其濕性、甘性、利尿緩下性則遞減。「岩鹽益於眼，賦予快感，增加食欲，易消化，有健胃之效，為濕性（緩和性），帶苦味，為強精劑，有冷性，除病素之不調，為最上之鹽。海鹽消化後呈甘味，熱性不顯著，不生酸敗，有緩下性、微濕性，治疝痛，不明顯生成膽汁素。vida 鹽帶鹼性，助消化，有乾燥性，治疝痛及心臟病，增進食欲，有刺激性和溫熱性，使體風素順調。sauvarcala[10] 鹽易消化，有溫熱性力用，口感軟，具辛味，除腹部腺腫、疝痛及便祕，賦予快感，有香氣，刺激食欲。湖鹽有刺激性，熱性顯著，有在組織內彌漫之性，消化後呈辛味，除體風素之不調，易消化，促進分泌，其質幽微，為緩下劑與利尿劑。audbhida（岩鹽的一種）鹽在辛味中稍帶苦味，又含鹼性，易消化，有刺激性、熱性及濕性，其質幽微，易透過，使體風素恢復正常。稱之為 gutika（燒鹽的一種）的鹽，除黏液素及體風素之不調，為驅蟲劑，又為溶解藥，刺激膽汁素。又為健胃消化劑，有緩下性。稱之為 valukela 的鹽，乃從取於山麓的含鹽之土製成，有辛味，為袪痰劑，在處方法中稱辛鹽。

9　人造鹽的一種，色黑，以少量的庵摩羅果混合於山鹽中製成。

10　將鹼與庵摩羅果一起煮製而成。

yavaksara（綠色麥穗燒灰）、碳酸鈉、pakimaksara（以蒸餾法取得的鹼液）、硼砂：此等鹼類皆為消化藥，治療腹部腺腫、痔疾、痢病、尿砂、尿石。用法不當，可至大出血。碳酸鈉及yavaksara具有與火同樣的性質，制止精液及黏液素的生成，治便祕、痔疾、腹部腺腫、脾臟病。usaksara（從含鹽土中採得的鹼）為熱性，除體風素之不調，有濕性，損體力。pakimaksara治脂肪過多症，為尿與膀胱淨化劑。硼砂有刺激性、乾燥性、收斂性，使體風素增生，除黏液素的不調，使膽汁素激化、消化作用轉強。

金：味甘，具冷性，賦予快感，使身體肥大、得長壽，除三病素之不調，益於眼，為解毒劑。銀：味酸，具緩下性、冷卻性，富含脂澤性，除膽汁素與體風素之不調。銅：味澀、甘，為溶解劑，具冷性與緩下性。鐘銅：味苦，為溶解劑，益眼，除黏液素與體風素之不調。鐵：性冷，增生體風素，除渴、黏液素及膽汁素之不調。錫與鉛：味辛、鹹，為驅蟲劑與溶解劑。珍珠、珊瑚、金剛石、青玉、琉璃、水晶等寶石：益眼，具冷卻性，有溶解與解毒之效。若能神聖護持之，可除罪業、厄運、垢穢（煩惱）。

十一、嗜好食品類

以乳汁製造的食品有好的氣與味，賦予力，為強精劑，不生酸敗，多滋養，助消化，除膽汁素之不調。……凡此等食品，若由多種物質製成，則醫師必須辨其成分、結合的狀態、調理法的種類；又據其人對於食物的欲求，洞察病因（病素）而給予有關食物的醫囑。

食後（及服藥後）的飲料：「有人主張：如同被酸味困擾之人喜好甘味，飽食甘味之人則喜好酸味，在這種情況下，分別遂其意欲，自當有益於健康。就冷水、熱湯、藥酒、酒、羹、酸果汁、酸粥、乳汁、肉汁等而言，亦應按照有益飲用者之保健的原則，適當地給予食後飲料。此時賢醫必須考慮疾病性質、季節狀況，以及食品的成分。食後飲料中的極品，是盛於清淨容器中的天水。以此水為生者，從生到死都蒙受恩惠，最為難得也。且應將所有的味，視為水所具有的性質。故被稱之為食後飲料中的精髓。

飲油之後，推薦以熱水作為使藥。又據眾人之說：飲油之後，可用豆羹或酸粥；攝入蜜或穀粉製的食物後，皆應飲冷水；攝入酪或 payasa（米一份、牛乳九份煮得之物）後，大醉或中毒之後，亦可用冷水。又有另外的人說：攝入穀粉製的食物後，應用微溫之水。食米、小豆等後，或疲於戰鬥、旅行之後，被太陽之熱或火熱燒灼後，中毒，醉酒之人，可用乳汁或肉汁。食綠豆等之後，可用酸粥或乳清。對於能飲酒之人，食所有的肉後，皆建議飲酒；不能飲酒之人可用水或果實的酸汁。苦於炎熱，或疲於旅行、談論、房事之人，乳汁為最佳的甘露。瘦人以酒、胖人以蜜水作為食後的飲料。無病健康之人，可在食事中引用上述各種飲料。體風素不調時，宜用具有濕性與熱性的飲料；黏液素不調時，宜用具有乾性與熱性的飲料；膽汁素不調時，宜用甘味、冷性之物。大出血的患者，宜用乳汁、甘蔗液等飲料；困擾於毒物者，宜以牛角瓜、selu（*Cordia myxa*，破布木屬）、jirisa（*Acacia sirissa*，金合歡屬）製成的藥酒作為飲料。

食事的常規：廚房應由忠實的僕人收拾整理、打掃乾淨。醫師可令忠實的廚師準備優質的食物與嗜好食品，應嚴格按照保存法儲藏在清靜的場所。將用解毒劑擦淨、以灌水器灑注聖水、通過神咒禳毒的潔淨的食物奉上〔給王〕。以下是所有食事的準備法。

酥應置於黑鐵的容器中，粥應置於銀製的容器中。果實與所有的點心類應儲存在柳籠中。炙肉應藏於金的器皿中。濃湯等流動物與肉汁應盛於銀器中。Katuara（奶酪與水的混合物）以及各種在酪漿中加入酸性蔬菜和香料煮成的食物，應以石器盛之。經煮沸後冷卻的乳汁，應容於銅器中。適於飲用的飲料及酒，應容於陶器中。源於鹽類者，應盛在玻璃、水晶或琉璃製的冷的美麗容器上。料理人應馬上將羹、飯及調理好的固形食物裝在潔淨、感覺舒服的容器中，奉獻〔在王的〕面前。果實、所有的點心與炙肉應置於進食者的右側；濃湯等流動物、肉汁、水、飲料、乳、豆羹、及粥等，應置於左側。醫師應將所有的糖蜜製品、鹽類製品及嗜好品置於上述左右物品的中間。如此，醫師應懂得為王奉上食物之道，在快樂、寬廣、吉祥、清靜，且有香花裝飾的平坦場所，將以最佳美味調理、符合衛生、具有滿足願望之味、愉悅清靜、不太熱、極新鮮、有益健康的食物，進獻給王。〔王〕應先食甘味之物，繼之以酸、鹹味，然後食所餘之味。醫師可在食事開始時呈諸果實，然此時智者應食安石榴等。然後奉上粥類、飯食、及各種點心類，可依次食之。或有人謂：開始應食堅硬、濃厚之物；又有人說：恰恰相反，應從軟、淡之物開始。無論始、中、終，在食事中始終受到推獎的是庵摩勒果。原因是此果實對於人類毫無危害，可除病素之不調。醫師在食事開始時，可用各種蓮根、球塊根、甘蔗等，但在食後絕不可用。假如是懂得阿育吠陀之教的人，欲行食事時，專心正坐在高椅之上，保持身體端正，不為其他事物所擾，應選擇與體質相適、易消化、具濕性、易食、有溫熱性、甚易流動的食物，適時、適量地食之。若在適當的時候進食，可導致愉快；與身體相適的食物不會導致障礙。輕性的食物可以很快消化；濕性與熱性的食物賦予力與熱；易食之物被均勻地消化；流動性食物不產生病素的不調。適量的食物可被容易地消化，形成體組織，以保持其健常的狀態。在夜甚長的季節，應在早晨攝取富含去除病素不調之性質的食物；在白天甚長的季節，應在黃昏攝取符合其時、季使用規定的食物；在晝夜平分的季節，應朝夕等分地進食。而且應該比標準時刻，既不早也不晚；比標準量，既不多也不少地進食。不管怎樣，比標準時刻早、身體尚未變輕時就進食的人，會得各種疾病，甚至招致死亡。過晚，且消化力已因體風素之不調而受到傷害時才進食的人，將陷於消化困難，以至對下次的食事沒有興趣。如食量過少，導致不滿足、力量衰退。如食量過多，生懶惰、鈍重、腹脹、弛緩。故應攝入調理適當、如下所述巧妙地去除種種害物、具有如前所言的優質食物。考慮到因季節引起的病素增減狀態，及晝夜中的病素變動，作為食物，應避免不純、惡化，含殘物、草、石、土，嫌棄、隔夜、無味、惡臭之物。不可用調理後長時間擱置，變冷或重新加熱之物。沒有煮透或炖糊了的食物，不可視為具有同樣滋味之物。在食事過程中，越是靠後的食物，越是應該供以美味。應讓進食之人在食事過程中漱幾次口。若能如此，因口中的分泌物被淨化，所以進食者總能品嘗到新鮮的味道。因最初所食甘味使味覺獲得了滿足，無法再同樣地品嘗到其他的味，故在食事中應該時時漱口。好吃的食物產生快感、體力、肥大、意志力、狂喜、愉悅、安樂；無味的食物與之相反。吃過之後，仍然希求、不覺其飽者，是好吃的食物。進食者可在食事終了、稍隔片刻後，飲用適量的水。應用「楊枝」將夾在齒縫間的食物剔出。因為若不加剔除，口內必生不應有的惡臭。食物充分消化後，體風素增長；消化不充分時膽汁素增長；食事過程中黏液素增長，故智者應在食後熏香，或以感覺良好、具澀、辛、苦味的果實除去黏液素；或以具辛、苦、澀味與清淨口腔作用，且芳香的蒟醬之葉，包裹切細的檳榔、kakkola（芳香性漿果植物）、樟、丁香之類爽神的果實，嚼之，以去除黏液素。為了防止食後因食物引發的弛緩感，王應保持君主的姿態而坐。應如此走百步，左脅向下而臥。進食後，應享受愉快的聲、色、味、香、觸、意，所食之物靠此而被良好地消化。食後感受不快的聲、色、味、觸、香，吃不純的食物，大笑，可引起嘔吐。食後，不可貪臥、坐、流動物，不可依火取暖或曝曬太陽，又不可游泳、旅行、騎乘。無論何時，皆不可耽嗜一種的味。不可食生的蔬菜、質劣之飯、多酸味的食物。不可每次只吃具有一種味的食物；又即便是含數種味的食物，亦必須避免每次總吃此物。前此所食之物消化不充分時，復又進食之人，消化火熄滅。本質方面屬難消化的食物，自然應該避忌；然即便是可輕易消化之物，亦不得過食。決不可攝入穀粉製的食物；若屬饑餓之人少量攝取時，應飲倍量的水，如此方可順利地消化。飲品、舔物、以及點心類等，應知越是靠後的東西越難消化。消化困難的東西，應攝入飽和量的一半；易於消化之物，可充分滿足。即便是極流動性與流動性的東西，亦不可過量，以至陷於消化困難。雖為乾的食物，若與富含流動性之物共享，亦可妥善地消化。若常吃乾燥的食物，則不可充分行使消化作用。食物在胃中形成糰塊，得不到濕潤作用，就會發生酸敗。食物被運送到胃或消化火的所在地，不管其食物本來是否具有易生酸敗的性質，若其處存在著膽汁素的不調，則會產生酸敗。乾的食物，或互不相容的食物，以不消化的狀態停滯在胃中，可傷害消化力。由黏液素、膽汁素、體風素之不調，依次引起完全不消化、酸敗性不消化、停滯性不消化。若據眾人之說，此外尚有因乳糜的部分殘留引起的第四種不消化。

或因飲用過量之水，或因食事不規則，或因強烈抑制生理性、自然產生的功能，或因睡眠時間的顛倒，那麼即便是在適宜的時刻、攝取符合保健、易於消化的食物，其人亦不能充分消化食物。困擾於嫉妒、恐怖、憤怒之情的人，貪婪之人，為痛苦所惱之人，或陷於悲境之人，所食之物不能充分地被消化。攝取的食物為甘味時，名之曰「完全不消化」；為酸味時，名之曰「酸敗性不消化」；又或部分消化、伴有劇烈的疼痛與疝痛、阻塞風氣之流通者，名之曰「停滯性不消化」。因乳糜的部分殘留，胃不清爽、噫氣、無食欲、胸悶、嘔吐者，被人稱之為「第四種不消化」。

失神、囈語、嘔吐、噁心、弛緩、眩暈，甚至導致死亡，此皆是因不消化所產生的繼發症。其中，完全不消化的場合，應該禁食；酸敗性不消化的場合，宜用吐劑；停滯性不消化的場合，適用發汗劑；乳糜殘留的場合，應該臥床。然後可令飲鹽水、速吐之。而在未恢復自然常態時，應禁食也。從病素與活氣等觀之，仍未恢復健常狀態的階段，應令此患者繼續禁食、減輕體重。衛生性與非衛生性食物並進，稱之為「雜食」；而多食、寡食、非時食，名之曰「不規食」。在食物未消化時進食，名之曰「過剩食」。此三者會使許多疾病忽然消失或產生。

引起酸敗性不消化的食物，可通過飲冷水使之馬上完全消化。所飲之水通過其冷性抑制膽汁素的作用，又以其濕性潤化食物，導向下方。食後不久即燒心，或心臟、咽喉部有如燒之感者，含葡萄與訶梨勒、或蜜與訶梨勒的混合物，可得安樂。體肥、力強之人，有早飯不消化之疑者，若欲恢復健康，需食用衛生的食物，且應勇敢地吃乾薑與訶梨勒。若這些食物不消化，因黏液素不調引起極輕微的障礙，屬所謂「完全不消化」，黏著於局部，阻塞膽汁素所居賦予人體溫暖與健康色的道路，在這種情況下，雖處於不消化的狀態，但食欲猶存，而此食欲足以毀滅不警惕之人，恰如毒物也。予由此詳論具有性德之物的作用。根據這些作用，可以推論各種物質所具有的諸性德。冷性使精神爽快，有收斂作用，治失神、渴、汗、焦熱感。熱性與冷性相反，特別具有促進化膿的作用。濕性給予脂滑性、緩和性，使力變強、顏色變好。乾性與濕性相對，特別具有收斂作用，使變粗硬。黏性賦予活力，增加體力，有癒創作用，增加黏液素，使消化困難。澄性（淡性）與黏性相反，吸收黏膜與傷口分泌的液體，具有使傷口癒合的作用。苛性導致焦熱感、化膿，流腐爛的汁液。軟性與苛性相對應。重性生弛緩、鈍重、體力，使飽滿、肥大。輕性為重性的對立，使身體便瘦，傷口癒合。以上就其作用述十種性德，由此等之物、作用、特相，予現開始述流動性等其他十種。流動性有濕潤作用。堅密性有使物結合、質密的作用。芳香性賦予無窮的愉快，為細微質，有健胃作用，又賦予軟觸感。惡臭性為芳香性的反面，導致動悸、食欲喪失。緩下性善通利。麻醉性使運動活潑[11]。瀰漫性（滲透性）善於滲遍周身，以助消化。弛緩性與瀰漫性不同，為開暢性，可使體組織弛解。敏活性恰如油在水中流動，依靠其迅捷性而流布全身。極微性以其質微細，就連極細微的（毛細）管亦能通行。以上二十種性德已如此適當地被說明，以下予就食物轉化的徑路加以論述。在由五元素構成的身體中，同樣由五大所構成的食物被充分消化時，可以正當地發揮五元素各自的性德。若在酸敗性不消化之前的階段，即處於甘性不消化的食物，使黏液素增生；在酸性不消化的場合，膽汁素增生；又在食物無汁液而呈乾燥性，即便消化力正常，亦停留在胃中時，可見體風素增生。屎尿為食物的廢殘排泄物，而乳糜為食物之精髓之事已在前面的第十四章中述過。若此精髓之乳糜因（五氣之一）而擴散時，則形成各種體組織、使之飽滿充足，黏液（痰）源於乳糜，膽汁

11 疑應為「使運動不活潑」。

源於血液，鼻渣、耵聹等源於肉，汗源於脂肪，爪、毛髮源於骨，眼垢與皮脂源於骨髓——此乃由體組織次第派生出的分泌、排泄物也。

日中起床，心如芬陀利花開般醒來之人，體組織不具濕潤性、食物未充分消化時，又進夕食，尤其是晚間早睡的情況下，對於健康何等地有害。原因是夜間體組織濕潤、弛緩。反之，當食物在夜裏未被充分消化時，攝入早飯對身體有害。

阿育吠陀在中國

儘管阿育吠陀系的醫學著作像印度的其他歷史文獻一樣無法準確判定其成書年代，但由於所謂「對於中國傳統醫學的影響」主要是發生在印度文明的多種成分伴隨佛教傳入中國之後，因此這一文獻學方面的問題並不妨礙我們在魏晉南北朝，尤其是隋唐之後的中醫著作中去探討可能存在的印度醫學之影響。例如耿引曾主持編撰的《中國載籍中南亞史料彙編》[1]，即廣泛收集了中國古代文獻中與印度古代醫學乃至其他科學技術有關的資料。但該《彙編》的局限性在於：其所收資料必是明言源自域外。而實際上，域外文化的影響、吸收、融合，往往是潛移默化的。在這方面，本書中以《闍羅迦集》和《妙聞集》這兩種印度醫學經典為依據，以及隱含在俚語、民俗間的蛛絲馬跡，探論印度傳統醫學對中國醫學可能產生過的影響，或許可以說是一種更為積極的嘗試。

---

1 北京大學南亞研究所編，《中國載籍中南亞史料彙編》(上海：上海古籍出版社，1994 年)。

壹、萬物皆藥的故事

據說中醫業內流傳著一個故事：一日，某師對其弟子言：「去採一種不是藥的草回來，即可畢業。」弟子領命而去，以為不難。誰知數日後卻空手而歸，泣對師言：「看來弟子是不能畢業了。」師曰：「何也？」答曰：「遍觀草木，雖有不識，但無一非藥。故難覆師命。」師笑曰：「汝業已成，可去。」[2]

儘管這是一個廣泛流傳於中醫界內的故事，儘管故事的主人公沒有任何域外人士的身分特徵，但這個故事的源頭卻是在印度。唐代醫家孫思邈所著《千金翼方》中云：「論曰：有天竺大醫耆婆云，天下物類皆是靈藥；萬物之中，無一物而非藥者」[3]。雖然我們無法知道孫思邈是從何處瞭解到所謂「天竺大醫耆婆」的這一言論，但卻可在《闍羅迦集》中見到如下論述：「如果知道世間任何一種品物都具有一定的『理』(ynkti) 與『目的』(artha)，則可以說沒有不是藥物的東西」(1,26)；又說：「任何一物沒有不是藥物者」(1, 27)。

由於藏醫與印度醫學間所具有的密切聯繫[4]，所以這種觀點

---

[2] 廖育群，〈關於中國傳統醫學的一個傳統觀念——醫者意也〉，《大陸雜誌》第 101 卷第 1 期（2000 年）。

[3] 孫思邈，《備急千金要方》（北京：人民衛生出版社，1955 年），頁 2。

亦在藏醫中流傳，並且已經成為故事：

> 有一天，老師要學生們去附近的山裏拿回一些沒有藥用價值的東西。除了耆婆，學生們返回時都帶有一些他們認為沒有藥用價值的物品。耆婆返回時空著兩手，他告訴老師說沒有發現任何一件是沒有藥用價值的。[5]

值得注意的是，「萬物皆藥」的觀點代表著另一種藥物學理論，甚至可以說是另一種哲學思維模式。中國自古就有「神農嘗百草，一日而遇七十毒」以識藥物的傳說[6]。現代醫史著作在解釋藥物知識的形成途徑時，基本上也都是沿襲這一模式。即「氏族成員由長時期採集逐漸轉化為種植的過程中，對植物的咀嚼嘗試已多，積累了一些用植物治病的經驗」[7]；「在此過程中，他們曾發生過不少的中毒遭遇，但從中也積累了不少藥物知識」[8]；「由於饑不擇食，人們經常誤食某些有毒的植物，因而發生嘔吐、腹瀉、昏迷甚至死亡等情況。經過無數次的嘗試，人們逐漸認識

---

4 漾正岡布，〈公元前6世紀至公元10世紀的西藏醫學紀年〉，《中國藏學》，1997年第4期，頁96–111。

5 漾正岡布，〈印度吠陀名醫耆婆〉，《青海日報》，1998年1月1日專版。

6 需要說明的是，《淮南子》言此之意在於解釋食物鑑別知識的起源，而非指醫藥，即神農之所以稱「農」的原因。其後才逐漸被解釋成「識藥」。

7 孔健民，《中國醫學史綱》（北京：人民衛生出版社，1988年），頁10。

8 俞慎初，《中國醫學簡史》（福州：福建科學技術出版社，1983年），頁6。

某些植物對人體有益，某些植物對人體有害，某些植物可以治病。這樣便初步積累了一些關於植物藥的知識。」[9] 這種改造「神農嘗百草」而成的「中毒識藥說」闡明了知識來源的一個重要方面——經驗。同時研究者又指出，模擬與聯想的思維方式（即被巫術研究者稱為「相似律」與「接觸律」的思維規律[10]）亦是言說藥物功效的重要途徑。例如，在古代文獻《山海經》中記載：昆侖之丘的沙棠，身體輕浮，故可以御水，食之可以不溺；䔄草是上帝女兒化身，故食之即可為人所愛，服之媚於人；萺蓉「黑華而不實」，故食之使人無子等等。這些線索可以使我們瞭解到，除實踐經驗外，模擬方式可謂古代建立藥效之說的最重要途徑之一。「感應原理是中國人思考方法中的基本原理之一，尤其是天人相感論構成了他們思想框架的一個重要組成部分。」[11] 北宋贊寧（919～1001），總結前人發現的種種「感應」現象，撰寫了《物類相感志》。從「磁石引針」、「琥珀拾芥」開始，列舉了七十七種「物類相感如斯」的現象。接著又按身體、衣服、飲食、器用、藥品、疾病、文房、果子、蔬菜、花竹、禽魚、雜著等十二門，

---

9 北京中醫學院主編，《中國醫學史》（上海：上海科學技術出版社，1978年），頁2。

10 對於巫術思維規律的具體分析，可參見弗雷澤著，徐育新、汪培基、張澤石譯，《金枝：巫術與宗教之研究》。

11 山田慶兒，〈《物類相感志》的產生及其思考方法〉，收入山田慶兒著，《古代東亞哲學與科技文化》（瀋陽：遼寧教育出版社，1996年），頁126。

分別記述了物類相感的種種特殊現象共計四四八例。在現象羅列方面可謂登峰造極，但從思維模式上講，仍然是「一事一議」。比較而言，印度古代的哲學與邏輯均更為發達，以至有人評價說：「其國君民上下，幾以研窮哲理為人生唯一事業。」[12] 他們更習慣於將一種「終極真理」演繹到所有的具體事物。因而在印度醫學中，佩帶的寶石、花環，手持的傘、杖等等，皆是藥物——關係到人體的健康、具有治療作用。

貳、「男怕穿靴，女怕戴帽」

這是流傳於百姓之口的一句俗語。意思是說男性腳腫（穿靴），女性頭腫（戴帽），為將患大病或病情險惡、預後不良的徵兆。這種觀點不僅不見於現代醫學，也不是中國傳統醫學的理論。然而在印度的醫學經典《妙聞集》中卻能見到類似記載。其第一卷第二十一章〈顏色、容貌的異常化〉言：

> 無其他併發症，生於足部的腫脹，殺男子；生於顏面或陰部的腫脹，奪婦人之命。

12 梁漱溟，《印度哲學概論》。

參、「七活八不活」

這也是百姓熟知的一句俗語，而且儼然被視為民眾生活的經驗之談。其意是說懷孕七個月出生的早產兒能夠成活，而孕至八個月生下的早產兒反不能成活。從現代醫學的角度看，越是接近預產期出生的早產兒，理應越容易成活，因此「七活八不活」的說法，顯然不可能在現代科學知識中找到論據。一般說來，違背常理與科學規律的「學說」，大多可在傳統文化中找到理論根據，但在中國古代醫學著作中卻找不到有關「七活八不活」的記述。然而在域外文明中，卻能找到這種說法的理論依據。

在明洪武年間刊印的《天文書》[13] 中談到：

> 第七月太陽照，此時胎中成人有力。若太陰在坐胎命宮或強旺，主其人好農種。若此月生者，養得成。
> 第八月又是土星照。土星性寒燥，以此胎氣重，兒氣脈昏沉，不如第七月精神。若八個月生者，養不成。

在另一本同樣屬於明代翻譯的西域天文書中也有類似記

[13] 闊識牙耳 (Kushyar ibn Labban) 著，海達兒等譯，《明譯天文書》，收入《四部叢刊・三編》第 50 冊（臺北：臺灣商務印書館，1975 年）。

載[14]。據矢野道雄氏的研究，此《明譯天文書》的原本，乃阿拉伯的天文學著作[15]。然印度古代醫學經典中對此問題也有論述：

> 第八個月，活力素逐漸慢慢地活動於母親與胎兒之間。因此〔母親與胎兒〕時而健康時而衰弱。此時胎兒即便出生也不能存活。因為活力素不安定，故母親亦處於不穩定的狀態。

對於我們來說，似乎不必深究這種觀點的起源究竟是在印度，還是在阿拉伯。因為這兩種文化體系，從很早起就有非常頻繁的交流與融合。只需知道這種思想的源頭是來自域外就足夠了。值得注意的是，上述兩例皆是以存在於俚語、民俗之中作為傳播方式，以致使我們十分容易忽略其「外來文化」的本質，而誤以為是土生土長的傳統文化的產物。從上述《明譯天文書》序言中所言：「其間西域書數百冊，言殊字異」，亦略可窺知當時西域各種文化在中國的廣泛存在。

---

14 海達兒譯，《天文書》（上海：商務印書館，1917 年）第三類第二門，「說人生受胎未生之前事」。

15 矢野道雄，"Institute for the Study of Languages and Cultures of Asia and Africa," *Kūšyār ibn Labbān's Introduction to Astrology* (Tokyo: Institute for the Study of Languages and Cultures of Asia and Africa, 1997).

肆、鼻刺絡放血法

享譽金元四大家之一的著名醫家張從正曾患目赤生翳，時作時休，每遇發作之時羞明隱澀、腫痛難忍，遇眼科醫師姜仲安施以針術，又「反鼻兩孔內，以草莖彈之，出血三處，日癒大半，三日平復如故。」因而自嘆曰：「百日之苦，一朝而解。學醫半世，尚厥此法。不學可乎？」[16] 此後他廣泛運用這種簡捷的方法為人治病：「南鄉陳君俞，頭項偏腫連一目……以草莖鼻中大出血立消。」[17] 並於晚年著書時，將此法列入「兩目暴赤」、「目種」條中，以備後人慣用。

從張從正「學醫半世，尚厥此法」的感慨，以及針灸學體系中並無鼻內有穴、或可放血的記載，不難看出這種治療方法不是中國傳統醫學的固有內容。但在《妙聞集》中卻有相似記載，該書第三卷第八章〈刺絡法〉其中談到：

> 內障眼、眼瞼炎等眼病及頭病、adhimantha（劇烈的眼炎）等，可穿刺位於鼻周圍、額、外背的靜脈。

---

[16] 張從正，《儒門事親》（上海：上海科學技術出版社，1959 年），頁 31。

[17] 張從正，《儒門事親》，頁 141。

伍、水蛭吸法

在《妙聞集》第一卷〈鈍器用法章〉中談到「鈍器」計有一百零一種，大別為六類，其中第四類為管狀物——計二十種。種類多、用途各異。或一端開口，或兩端開口。用於消化道及諸孔竅的異物去除，或檢查患部，吸血，或使其他手術變得易於操作。可用於痔瘡、痔核、腫瘍、膿瘍、灌腸、尿道注射、陰囊水腫、腹水、熏香吸入、尿道狹窄，還包括用葫蘆、角製成的「吸角」。

利用負壓達到排膿去腐之目的，在中國傳統醫學中，始見於湖南長沙馬王堆西漢古墓出土的醫學著作《五十二病方》中。由於最初使用動物之角，故後人稱其為「角法」。然而在中國傳統醫學（包括許多少數民族的傳統醫學）中，雖然可以見到使用「角」或竹筒、瓷罐等多種器物吸取膿血的方法，但卻沒有像阿育吠陀那樣將不同工具視為具有不同屬性、根據病因選擇不同吸取工具的完整體系與理論。尤其值得注意的是印度醫學中有關以水蛭作為吸血工具的詳盡記述。

《妙聞集》第一卷第十三章〈水蛭應用章〉主要講述如何用水蛭吸出惡血的方法。但其中也略言及另外兩種吸血法：吸角與葫蘆。這是因為阿育吠陀無處不以「風、膽、痰」三病素為立論依據。雖然都是「吸血法」，但病因不同，所採用的治療工具亦有所不同。

概言之，吸血用具有三：角、蛭、葫蘆。角具濕性，適於「體風素」性惡化之血；蛭具冷性，適於「膽汁素」性惡化之血；葫蘆具乾性，適於「黏液素」性惡化之血；三病素共存時，則三物並用。

水蛭用於吸血至優至美。對於王者、富者、小兒、老人、怯者、弱者、婦女、美少年，可謂最宜。因角有濕性，故可用以吸取因體風素而惡化的血液。蛭有冷性，故可以此吸取因膽汁素而惡化的血液。葫蘆有乾性，故可以此吸出因黏液素而惡化的血液，又對於因體風素、膽汁素及黏液素之三者而被惡化的血液，應以角、蛭及葫蘆吸出之。

氂牛之角具熱、甘、濕性，故適用於吸出被體風素侵害的血液。水蛭棲於冷水之中、有甘性，故適用於吸出被膽汁素侵害的血液。葫蘆具辛、甘、苛性，故適用於吸出被黏液素侵害的血液。使用吸角時，先在應吸部位施以亂刺，然後用薄布纏裹吸角邊緣，將吸口對準應吸之處吸出血液。或在葫蘆中置燈，以行吸血之法。

從語言學方面講，水蛭 (jalayuka) 一詞的涵義為「由水保持生命之物」，或「以水為居所之物」。蛭有十二種，其中六種有毒，六種無毒。有毒的蛭為 krisna、karvura、alagarda、indrayudha、samudrika、gocanduna。被是等有毒水蛭咬傷者，呈現患處劇痛、搔癢、失神、熱、焦灼感、噁心、精神錯亂、衰弱之徵。此時應內服、外用稱之為 mahagada 的解毒劑，並行催嚏療法。被稱之為 indrayudha 的毒蛭咬傷，不治。無毒的水蛭為 kapila、pingala、 sankumukhi、musika、pundarikamukhi、savarika。savarika 長十八指，故用於吸取家畜之血。有毒的蛭，生於汙水之中，以有毒之魚類、昆蟲、蛙、屎尿之分解物為生，故有毒；無毒之蛭，生於清水之中，以紅蓮、青睡蓮、白睡蓮等分解物為生，所以無毒。

飼養法：捕到蛭後，置於裝有泥和池水的新甕中。將水生植物的球莖粉碎，雜以乾肉為餌；以草、水生植物的葉子為敷床；每兩三日換水、給餌一次；每週換一次甕。

用法：令患者坐或臥，若患處不痛，則施以黏土及牛糞粉末令患處乾燥。水磨芥子、鬱金成糊狀，塗於蛭體，暫置有水的盂中，待確認其已消除疲勞後，可將其吸附於患處。再以白色濕木棉覆其體上，僅露口部。不能吸附時，給予一滴乳或血，或將患處切開。若仍不能吸附則換其他的蛭。若蛭口呈馬蹄形、肩高聳，且吸附良好，則知其正在吸血。此間宜以濕布覆蓋其體加以保護，並以水滴於其上。若吸附部有痛癢感，應知其所吸為純淨之血。此時可將蛭取下。難於取下時，可將鹽末撒布其端。用過之蛭，需在其身體上塗布米糠、口部塗胡麻油與鹽；以左手拇指、食指捉住尾部，右手拇指、食指徐徐向前壓擠，令腹中之血從口吐出。吐盡之後置水盂中，可見為求食而運動活潑。如沉入水底、不運動，則為吐血不盡，宜再令吐之。吐血不盡的蛭，自身將患不治之病。唯能吐血者，可置於原甕中。醫生根據流出的血液量，考慮「適度」與「不適度」。出血適量時，在吸口（傷口）處塗蜜、撒布冷水，再用繃帶包紮。出血過量時，以收斂性、甘味性藥物與酥製成冷卻性膏藥塗布傷口，再以繃帶包紮。

就蛭吸而言，在唐代醫學著作中始見使用水蛭吸取瘡瘍膿血的記載，宋代陳自明《外科精要》稱之為「蜞針」：

> 治癰疽初作，先以筆管一個，入螞蜞一條，以管口對瘡頭，使蜞吮瘡膿血，其毒即散，如瘡大須換三四條。

從時間上講，中國採用此法似乎大大晚於印度，而且沒有像阿育吠陀那樣的詳細記述。至於說雙方彼此間是否相互流傳、影響，則沒有任何史料記載。

有意思的是，十九世紀上半葉在一位名叫布魯賽斯(François-Joseph-Victor Broussais, 1772–1838) 的法國醫生的倡導下，歐洲出現了以水蛭作為吸血工具的熱潮。如果簡單地認為這一現象的產生僅僅是原始療法往往會「多元獨立發生」的一個事例，恐怕未必足以令人信服。因為當時用於吸血的水蛭需要依靠進口：1827 年輸入法國的水蛭數為三千三百萬條，1833 年達到四千三百萬條[18]。這種水蛭，被稱之為「醫蛭」(Hirudo medicinalis)[19]，而「Hiru」又恰恰是日語中「蛭」的發音（ひる）。我們只知道日本的漢方醫學從中國學到了蜞針之法，至於是否有人從扶桑之域得到某種啟發，就不得而知了。

---

[18] G. Venzmer 著，馬伯英等譯，《世界醫學五千年史》，頁 128。

[19]《簡明不列顛百科全書》第四冊（北京：中國大百科全書出版社，1986 年），頁 455。

陸、藥物問題

一般認為在中國古代藥物學的發展歷程中，存在著幾部里程碑式的著作。即成書於東漢前後的《神農本草經》、唐代的《新修本草》、宋代的《證類本草》、明代的《本草綱目》。在一千多年的時間裏，藥物的品種從《神農本草經》的三百餘種發展到近兩千種，其間無疑吸收了不少域外的藥物品種與用藥經驗。認真考證究竟哪些新藥品種的產生是源於域外文化，是十分困難的，或許是許多專業人士投入畢生精力亦無法盡善的工作。在此僅就某些《闍羅迦集》與《妙聞集》中業已存在，其後才逐漸出現在《新修》、《證類》、《綱目》等中國本草學著作中的藥名，作一舉隅提示（表31）。至少可以感覺到唐代中印文化交流的繁盛，與《新修本草》中藥物的增加具有某種關係。

表 31　外來藥物舉隅

梵文藥名	學名	中文植物名 / 藥名	始見本草文獻
eraṇḍa	*Ricinus communis*	蓖麻	《新修本草》
akṣoṭa	*Juglans regia*	胡桃	《千金要方》
hiṅgu	*Ferula asafoetida*	阿魏	《新修本草》
aguru	*Aquilaria agallocha*	沉香	《新修本草》
marica	*Piper nigrum*	胡椒	《新修本草》
haridrā	*Curcuma longa* *Curcuma aromatica*	薑黃 鬱金	《新修本草》

dāḍima	*Punica granatum*	石榴	《新修本草》
turuska	*Liquidambar orientalis*	蘇合香	《新修本草》
amalaka	*Phyllanthus emblica*	庵摩勒	《新修本草》
kathinjara	*Ocimum sanctum*	零陵香	《新修本草》
karpura	*Dryobalanops aromatica*	龍腦香	《新修本草》
kramuka	*Areca catechu*	檳榔	《新修本草》
sarsapa	*Brassica juncea*	芥菜、芥子	《新修本草》
cirtaka	*Plumbago zeylanica*	白花藤	《新修本草》
harenuka	*Piper auranticum*	南藤	《新修本草》
agnimantha	*Premna spinosa*	海邊小樹	《新修本草》
ajagandha	*Ocimum gratissimum*	羅勒	《千金方》
sirisa	*Albizzia lebbeck*	合歡	《新修本草》
nirgundi	*Vitex negundo*	牡荊	《新修本草》
haritaki	*Terminalia chebula*	訶梨勒	《新修本草》
punnaga	*Calophyllum inophyllum*	海棠果、胡桐	《新修本草》
musta	*Cyperus rotundus*	莎草	《新修本草》
rasanjana	*Berberis asiatica*	小蘗	《新修本草》
pippali	*Piper longum*	蓽茇	《證類本草》
abhisuka	*Pistacia vera*	阿月渾子、無名子	《證類本草》
amra	*Mangifera indica*	庵羅（芒果）	《證類本草》
kakkola	*Piper cubeba*	畢澄茄	《證類本草》
katphala	*Myrica nagi*	楊梅	《證類本草》
kattrna	*Cymbopogon citratus*	香茅、茅香	《證類本草》
karkotaka	*Momordica mixta*	木鱉子（木別子）	《證類本草》
sallaki	*Boswellia sarrata*	印度乳香、返魂香	《證類本草》

sprikka	*Trigonella corniculata*	葫盧巴	《證類本草》
bhurja	*Betula utilis*	樺	《證類本草》
revata	*Cassia fistula*	阿勃勒、臘腸樹	《證類本草》
rohini	*Picrorrhiza kurrosa*	胡黃連	《證類本草》
kasamarda	*Cassia sophera*	茳芒	《證類本草》
simsapa	*Dalbergia sissoo*	印度黃檀、檀	《本草綱目》
susavi	*Momordica charantia*	苦瓜	《本草綱目》
moca-rasa	*Bombax malabaricum*	木棉、斑枝花	《本草綱目》
visamustika	*Strychnos nuxvomica*	番木鱉、馬錢子	《本草綱目》

印度古代醫藥學知識曾隨佛教傳入中國，這是確切無疑之事。問題在於究竟有哪些具體的傳播、產生過怎樣的影響，卻並不清楚。文獻記載中有關這方面的直接史料大概可以說早已被前賢爬梳無遺，並被作為闡述中印文化交流具有悠久歷史的證據　再引用，無庸再贅。然而如果考慮到文化交流中的「激發性傳播」(stimulus diffusion) 現象，則會發現在「文獻明確記載」的史料之外，仍有無限的天地。

「激發性傳播」這一概念由 A. L. Krober 於 1940 年提出，他認為：在每一個激發性傳播的實例中，實際引起的都是一種新的模式的誕生，這種模式對產生它的那種文化來說是嶄新的，但在整個人類文化中則並不是全新的。這裏既存在著歷史上的聯繫與依存，也存在有獨創性，因為這個新的模式是按不同的方法用新的材料塑造而成的[20]。顯然，激發性傳播並不是某種知識的直接繼承，而很可能是由某種傳聞激發出相應的創造意圖與信心，由此引出真正的發明（傳聞屬虛）或再度的重新發明（傳聞屬實）。例如山田慶兒氏在論述日本著名醫家華岡青洲（1760～1835）在創造麻醉劑並成功地進行了乳癌手術時認為：儘管華岡青洲並無直接獲得華佗麻醉技術的可能，但這與華佗故事的激發性傳播作用有關[21]。另一方面，比照「彼有己無」而產生出的創造活動，亦可說是「激發性傳播」的作用之一，儘管這種情況下可能完全是使用新的材料與方法，創造出新的模式。印度古代藥物分類方法對中醫學即可能產生過這樣的影響。

眾所周知，中國現存最早的藥物學專著《神農本草經》是按上、中、下三品分類，記載了三百六十五種藥物，成書大約在東漢。至南朝梁代陶弘景綜合前此名醫「附經為說」所增藥物及對舊有藥物的補充說明，進行了一次加工整理，著成《本草經集注》一書，載藥七百三十種。而歷來被醫史學者反覆稱道的一點乃是：陶氏改神仙方術色彩濃厚的三品分類為「自然屬性分類」，即所謂「分別條科，區畛物類」——分為玉石、草、木、蟲獸、果菜、米食及「有名無實」等七種。其實，在陶氏之前，中國早已有諸如「五果」、「五菜」之說，這實質上就是按照自然屬性對藥物加

20 李約瑟著，中國科學技術史翻譯小組譯，《中國科學技術史》第一卷（北京：科學出版社；上海：上海古籍出版社，1990 年），頁 254–259。但李約瑟本人似乎對此並不感興趣，他的基本立場是將中國作為一個近乎封閉的獨立體系加以研究。

21 山田慶兒，《夜鳴之鳥》（東京：岩波書店，1990 年），頁 237。

以分類。應該說，按照自然屬性分類，乃是最基本、最直觀、最原始的分類方法。因而這種分類方法獨立地產生於任何地方，都是十分自然。然而陶弘景身為道教中人，卻偏偏違背本屬神仙方術味道的三品分類法、改變尊為「神農《本經》」的原有體系，採用依自然屬性的分類方法，確實不容忽視。

陶弘景雖為道教中人，但其思想本質卻實屬苞綜佛道，「曾夢佛授其菩提記，名為勝力菩薩。乃詣鄮縣阿育王塔自誓，受五大戒」[22]；遺命死後「通以大袈裟覆蒙首足……道人左，道士右」[23]云云，正是他融合兩教的最好表現。另外在其增補葛洪《肘後方》而成的《補闕肘後百一方》序文中亦可見到引用佛經醫學理論的內容。實際上，陶弘景的藥物分類法亦屬綜合兩種「體系」而成：即在自然屬性分類之下，復有各類藥物的上、中、下品之分。至於說這兩種「體系」是否就能換言成外來與傳統、佛與道、印度與中國，則只能說「可能」。如果能夠認識到道教這種所謂土生土長的中國宗教在其形成過程中，本身就具有受外來佛教刺激而成的因素[24]，甚至於連道教的法器寶物「鏡」[25]、「符」[26]等都可能

---

22 姚思廉，《梁書・陶弘景傳》（北京：中華書局，1973年），頁743。

23 李延壽，《南史・陶弘景傳》（北京：中華書局，1975年），頁1900。

24 方士改稱道士，約在兩漢之交。彼有浮屠，我有黃老，很可能是道教宗教儀式形成的誘因，致使原本屬一種政治論哲學的黃老之學轉向黃老道、道教。另外，呂澂、湯用彤等均記述過道教與玄學受佛教影響之事。

25 葛洪，《西京雜記》卷一載漢宣帝佩「身毒國寶鏡一枚」，「舊傳此鏡見妖魅」云云。

與外來文化之影響有關，則自然更能體會陶弘景「道人左，道士右」的思維要旨。那麼，在藥物分類上中外合璧的「可能」性，亦會趨強。

另外，在陶氏所撰《本草經集注》中增加了所謂「諸病通用藥」的內容，與前述《闍羅迦集》中按治療效用分成五十類、枚舉藥物五百種的作法十分相似。陶氏所列有八十餘種，以下僅列出前十種略示其貌：

治風通用（五種藥）　治風眩（七種藥）
頸頭面風（十一種藥）　中風腳弱（十三種藥）
久風濕痺（十五種藥）　賊風攣痛（十二種藥）
暴風瘙癢（九種藥）　傷寒（二十五種藥）
大熱（十八種藥）　勞復（四種藥）

此外在唐代孫思邈所著《千金翼方》有關藥物的部分，亦可見此項內容。從「治風第一」到「腳弱痛冷」共計六十五類。印度古代藥物學知識傳入的影響，顯然存在無疑。因此陶氏的分類法、諸病通用藥的設立極有可能是在「刺激性傳播」的影響下比照而生。而自此之後，在幾部「里程碑」式的本草著作，即唐代的《新修本草》、宋代的《證類本草》和明代的《本草綱目》中，雖均是採用這種分類方法，並都有各病主治藥的內容，但這只能

[26] 馬伯英、洪中立、高晞，《中外醫學文化交流史——中外醫學跨文化傳通》（上海：文匯出版社，1993 年），頁 146。

說是秉承陶弘景的體系而傳衍了。

另外，前面曾經談到過「四生說」的問題。傳入中國的此種學說屬於經佛教改造後的體系。據《增一阿含經》卷十七、《俱舍論》卷八等載，六道眾生有四種形態：

(1)**卵生**：從卵殼而生，有雞、鵲、烏鴉等。

(2)**胎生**：從母胎而生，「人及畜生至二足蟲，是謂名曰胎生」。

(3)**濕生**：亦名因緣生，從濕氣而生，「所謂腐肉中蟲、廁中蟲、如屍中生」。

(4)**化生**：無所依託，借業力而出現者，如諸天神、餓鬼及地獄中的受苦者[27]。

佛教對於四生說修改的關鍵在於「借業力而生」的「化生」取代了「萌芽生」。這種學說對於中國的藥物分類似乎影響不大。但李時珍《本草綱目》卷三十九～卷四十二的蟲部分類卻是將蟲分為卵生、化生、濕生三種。當然其所含內容不可能同於佛教教義。即實際上應該看作是李時珍根據胎、卵、濕生的觀念去思考蟲類的發生方式，從而形成的一種分類方法。

藥物分類法是一個比較具體的小題目。但正如一幅圖畫，如果看不清每一局部，則不能把握全部。藥物分類的話題，實際上涉及到了古代印度的一般分類知識與一些藥物學知識。這不僅僅是為了說明核心問題，亦含有引發更多思考之意。與此直接相關的一個問題是：自兩漢之交、甚至更早，印度醫藥學知識傳入中

[27] 任繼愈主編，《宗教詞典》（上海：上海辭書出版社，1981 年），頁 296。

國的情況是怎樣的?《素問・異法方宜論》中為什麼要將藥物歸於「自西方來」?在中國傳統醫學中，藥物學形成一個獨立的體系，即「本草」這一概念和專門著作的產生時間均早不過西漢末期；而在此後的一段時間裏卻能快速發展等等，都是值得認真研究的問題。總之，如果僅僅有對中國歷史、中國傳統文化的瞭解，不僅無法進行交流、比較方面的研究，而且即或是對僅僅想站在中國傳統文化的基點上，研究本土文化、傳統科技體系的發展演變之人來說，亦難免阻礙研究的深入。

柒、印度眼科知識對中國的影響

關於印度眼科知識傳播中國一事，見說於多種醫史論著中。所言基本上是圍繞著唐代曾有印度僧人以金針療內障；書目載有《龍樹眼論》(《宋史・藝文志》、《文獻通考》等)；並可見冠有龍木之名的《葆光道人眼科龍木集》、《秘傳眼科龍木論》等書流傳。然因這些著作的內容顯係「中西合璧」，而我們對印度眼科又不甚瞭解，故無從考究影響之所在。通過以上對印度眼科概貌的介紹與研究，使得深入一步的內容比較、探究具體影響成為可能。

首先，在形態學方面中印均有「五輪」之說。由於見於中醫眼科專著中的五輪說多依五行立論，故一般認為這是「中醫眼科在唐末至宋代理論上的新總結，並非舶自印度眼醫」[28]；「是由五行說衍化而來」[29]；甚或以此作為考證眼科著作內容源流的依據，即凡見此說卻又冠以龍木之名者，便可認定是中印「合璧」、「非印著」[30]。應該看到，在考察五輪之說的源流時有兩點須加注意：其一，五輪之「輪」——mandla 乃極具印度傳統文化特色之詞，其本義為圓、球，漢譯為「輪」；其哲學性涵義為物體的集合、世界圖像（漢譯「雜色」、「曼荼羅」），這顯然也與「眼根」——視覺有直接關係；其宗教性涵義指佛與菩薩的聚集之處（意譯「輪圓具足」）。其二，中醫眼科雖以「五輪」之說為最重要的基礎理論，但成立甚晚，且可見逐步改造完善的明顯跡象。如傳世的《葆光道人眼科龍木集》中說：「又曰目中有五輪，夫五輪者，有風輪、有血輪、有氣輪、有水輪、有肉輪。」但又說風輪是「雖有其名，而形狀難曉」；血輪亦未定義為兩眥，只是說屬心、屬血、赤黑色是也。附錄此書的明刊《龍木集》亦說「肝主風輪在內無形；眼中白翳有小赤脈是血輪，主屬心」[31]。與五行、五臟配合完璧的五輪說始見於託名孫思邈的《銀海精微》及明清時期的各

---

28 馬伯英等，《中外醫學文化交流史——中外醫學跨文化傳通》，頁 153。

29 祁寶玉，〈五輪八廓〉，收入《中國大百科全書‧中國傳統醫學》（北京：中國大百科全書出版社，1992 年），頁 509。在沒有研習印度眼科前，我的論著中均採用了此種觀點。

30 馬伯英，《中國醫學文化史》（上海：上海人民出版社，1994 年），頁 377。

31 葆光道人等編，《秘傳眼科龍木集》（北京：人民衛生出版社，1958 年），頁 2、78。

種眼科著作中。但《銀海精微》中有見於金代醫家劉完素所創制的著名方劑「雙解散」，又可見「予曰：孫真人云如何如何」，顯然成書甚晚。要之，中醫眼科構建與五行、臟腑相配的五輪說是在宋元間流傳的多種不著撰者的「龍木眼科」之後，或亦可說是據此加以改造而成。

其次是治療方法。印度眼科在視覺疾患方面主要是從晶狀體等「四膜」健康與否來考慮，其結果自然是長於外治（包括撥內障法的產生），但在其他原因（如眼底疾患等）造成的視覺障礙方面則一籌莫展，只能歸之於超自然的病因。與之相較，中醫在視覺疾患方面多從臟腑功能著眼，故同樣是在對視覺生理、病理不具全面之科學認識的時代，前者（印度）轉向超自然的解釋而歸於「不治」；後者則建立起基於臟腑功能的治療方法。此乃兩種眼科知識體系的短長、特點所在。當印度眼科傳入後，中醫除接受了針撥內障術外，還在鉤、割、烙等手術療法方面大受影響。各書所見鉤割之法基本與前述印度眼科的手術療法相同，特別是火烙用途的解釋，與前引「以火燒之，病不會復發」完全一致。如《銀海精微》卷上「胬肉攀眼」中云：「剪畢頭處用火烙之使其再不復生」；《審視瑤函》言：「割之必用烙以斷之，否則不久復生」[32]；《目經大成》云：「割如再長，務火烙以斷之始平」[33]。

---

[32] 傅仁宇，《審視瑤函》（上海：上海人民出版社，1959 年），頁 29，〈鉤割針烙宜戒慎論〉。

[33] 黃庭鏡，《目經大成》（北京：中醫古籍出版社，1987 年），頁 46，〈鉤割針烙〉。

可以說經過在手術療法上取長補短，中醫眼科始見較明顯的發展，形成了藥物（內治與外治）與手術並重的格局。藥物治療，歷來是中醫的長處所在，唯在外用眼藥方面可能吸收了一些印度眼科的方藥[34]，但卻很難確指何是傳統、何為外來。

在病名方面很難說是否直接受到印度眼醫的影響，當時「皆言眼疾有七十二般」，但「及問其數，名跡難言一半」[35]。《龍木眼論》的這種說法，或許會對眼病的區別、病名數量的增加產生某種間接的刺激作用，但更主要的是由於接受了撥內障與鉤、割、烙等手術療法，自然會在病變區別上同時受到影響，種種過去沒有的內障、外障病名因之出現，用以區分症狀特點與治療方法。

從流傳的眼科著作中，雖能看到印度眼科種種直接與間接的影響，但均系經過改造後的吸收。冠有龍木之名的眼科著作，皆非譯作。可以看出醫學知識的傳播與佛教譯經不同，或許主要是以口傳身授為主。再者，願將某種知識說成是本民族所固有的心態在當時也是存在的。例如《目經大成》論「鉤割針烙」時說：「原夫鉤、割、針、烙之術，仿黃帝九針所作，聞自漢華元化（即華佗）先生得來，一雲龍樹山人，未知孰是」[36]；《審視瑤函》在

---

[34] 闕名，《異授眼科》「加減方」中云：「名醫群集治療不愈，有道人揭榜能醫，出藥點之，半月而愈……道人遂授此書，令振吾制就施治。遠近復明者，不可勝數。」參見曹柄章編，《中國醫學大成》第二十三冊（上海：上海科學技術出版社，1990 年）。

[35] 葆光道人等編，《秘傳眼科龍木集》，人民衛生出版社，1958 年，頁 1、78。

詳述撥障方法後明記：「右龍木論金針開內障大法」，卻又說：「鉤割針烙之法，肇自華佗」，「針非砭針之針，乃針撥瞳神之針」[37]。此外還有一類根本不接受手術療法的著作，如《一草亭目科全書》、《異授眼科》、《銀海指南》等。民國時期曹柄章（1877～1956）在編輯《中國醫學大成》時，於眼科唯收此三書。若不是為了滿足維繫民族文化純潔的心理需求，則是由於認為那些內容不是「中醫」的理性認識。

看來外來的東西一定要加以改造，且最好是不露痕跡才好流傳。然而無論如何，印度眼科融入中醫的歷史，應該說還是以積極因素，即消化吸收、改造重建為主要表現形式。

捌、菩提樹下的蒙藏醫學

阿育吠陀的「三病素說」幾乎被原封不動地「複製」到了中國的藏醫學理論之中。通過下述有關藏醫學中「三病素說」的介紹[38]，相信不僅可使我們瞭解兩種醫學體系間的密切關係，而且可以借助藏醫學中的相關解釋，進一步加深對「三病素說」的認識。

36 黃庭鏡，《目經大成》，頁 46，〈鉤割針烙〉。

37 傅仁宇，《審視瑤函》，頁 29，〈鉤割針烙宜戒慎論〉。

38 以下有關藏醫學的介紹，皆引自陳士奎、蔡景峰主編，《中國傳統醫藥概覽》（北京：中國中醫藥出版社，1997 年），頁 108–112。

藏醫認為：隆、赤巴、培根三大元素是構成人體的物質基礎，也是進行生命活動所不可缺少的能量和基礎。在正常生理狀態下，三者在人體內保持著協調和平衡的關係，因而是生理性的。每當三者中的任何一個因素或幾個因素由於某種原因而出現過於興盛或衰微的情況時，則變成了病理性的東西，而出現隆的病態、赤巴的病態和培根的病態，在治療上就需要對三者進行調整，使其恢復到原來的協調狀態，達到健康的水平。

1. **隆：**是推動人體生命機能的動力，與生命活動的各種機能密切相關。它的機能與漢族中醫的「氣」相當類似，但不完全一樣。根據隆的不同機能與部位的不同，又可以把隆分成五種（參見表32）。

表32　五「隆」之別

名稱	音譯	位置	功能
維命隆	所索增隆	頭頂（運行於咽喉與胸部）	司吞嚥、呼吸運動，唾液分泌，打噴嚏、飽呃，使記憶力清醒、增強，感官聰明敏銳，維繫正常的精神狀態。
上行隆	緊久隆	胸部（運行於鼻、舌、喉）	司發聲，使面色紅潤有光澤、充滿活力、精神振奮、善於思考。
遍行隆	恰不其隆	心臟（運行於全身）	司四肢運動、屈伸行走、眼門闔合，主管語言與思維。
下泄隆	吐色隆	肛門（運行於下部：大腸、	司精液、月經、大小便的排出，及排便的控制與分娩過

		膀胱、會陰、大腿內側等）	程等。
伴火隆	梅年姆隆	胃脘（運行於各臟腑器官之間）	司消化機能，泌別精糟，促使血液的生長與成熟。

2.赤巴：具有火熱的性質，也是負責人體內臟機能活動的一種因素，具有中醫「火」行的性質。這是一種生理活動所需要的火或熱量，與病理上的火邪不同。根據赤巴存在的部位和具體功能的不同，赤巴又可以分成五種。（參見表 33）

表 33　五「赤巴」之別

名稱	音譯	位置	功能
能消赤巴（或譯「消化赤巴」）	赤巴久覺	胃腸之間	協助泌別精糟，使產生熱能；並使其他各種赤巴的作用能正常地進行，更好地發揮作用。
變色赤巴	赤巴當久	肝臟	使食物精微變化成人體中的各種顏色。
能作赤巴	赤巴朱且	心臟	司思想、膽略，使心胸開闊，有謀識，與欲望及驕傲情緒有關。
能視赤巴	赤巴通且	眼睛	司視覺，使見周圍之物並辨別其色。
明色赤巴	赤巴多塞	體表	使皮膚細膩、潤澤、光亮。

3.培根：具有水和土的性質，與人體內津液、黏液及其他水

液的物質和機能保持密切的關係。也有人把培根譯成痰或黏液。這裏的「痰」是正常生理狀態下存在的正常物質，而不是病理狀態下出現的痰液。根據其所在的位置及功能，又分為五種（參見表 34）。

表 34　五「培根」之別

名　稱	意　譯	位　置	功　能
培根丹且	能依痰	胸中	為五種培根之首，協助其他四種培根的正常運轉；當體內水分、體液的多少出現異常時，可起調節作用，使其恢復正常。
培根涅且	能化培根	胃的上部	與消化赤巴、消化隆共同完成食物的磨碎、腐熟、消化。
培根良且	能味培根	舌	味覺，辨別各種不同味道。
培根具木且	能足培根	頭部	在外界刺激下，產生喜、怒、哀、傷、知足、滿意等情緒。
培根居而且	能合培根	關節	使關節、骨與骨緊密結合，司關節的屈伸，使其能夠靈活的運動。

表 35　隆、赤巴、培根的特性

三大元素	特徵	表現形式
隆	粗	性情急躁、舌苔粗厚、皮膚粗糙。
	輕	活動輕捷靈便、性情變化不定、難於捉摸。
	寒	喜避寒就溫、喜曬太陽、烤火、飲食喜熱惡涼。

	微	隨處可到、無處不在、無孔不入。
	硬	具有堅硬的性質，表現為成形的硬塊、胸腹部堅硬而不柔軟。
	動	具有流動的性質，表現為情志易變動、好激動，愛動。
赤巴	膩	油膩的外觀，多分泌油脂，光亮潤澤。
	銳	性情敏捷、暴躁，多為急病，如癰腫，且易化膿。
	熱	喜冷而惡熱，愛冷飲。
	輕	身體輕盈，病患都比較輕，且易治。
	臭	汗液具有微臭，尿有腥臭味。
	瀉	使難於消化的食物成分排泄，發生腹瀉。
	濕	使人體保持較多的水液、痰濕，體表濕潤，常使人腹瀉。
培根	膩	帶有油膩的性質，如舌苔黏膩，糞便、汗液、尿液亦多黏膩。
	涼	體涼喜暖，喜熱飲食。
	重	身體重墜，動作笨重，行動遲緩，不喜運動，患病較重。
	鈍	病情發展緩慢、變化不大、不易轉化。
	穩	穩重，不易激動，病情穩定、不易突變。
	柔	具有柔軟的性質，如舌苔嫩薄、疼痛輕微。
	黏	分泌物多黏而厚，排泄物多帶黏液。

表 36　人的特徵（形體、心理、性格）

類　型	特　徵
隆型	具有上述隆的特性。身體略彎曲，甚至佝僂駝背，瘦削修長，面色淺灰或淺藍，關節易出現響聲。喜酸、苦味。喜歡談笑、唱歌、爭吵、打鬥。抵抗力差，易患感冒。
赤巴型	具有上述赤巴的特性。頭髮色黃，身材中等，面色紅潤。易口渴、饑餓。聰明，但常驕傲。
培根型	具有上述培根的特性。身體常發涼，感到虛冷，偏肥胖，面色灰白。喜酸味。性格開朗、愉快。長壽、富有。

此外，藏醫學認為人體有「七種基礎物質」和「三種穢物」。七種基礎物質為：食物精微、血液、肌肉、脂肪、骨骼、骨髓和精液。三種穢物為：糞便、尿液和汗液。實際上，這一說法同樣也是來源於印度醫學。

「從十六世紀開始，藏醫學典籍《四部醫典》隨藏傳佛教，以寺廟教育的形式，廣泛、系統全面地傳入蒙古地區。從十七世紀中葉，準噶爾學者蒙古人咱雅班智達・那木海扎木蘇把《四部醫典》從藏文譯成蒙古文。並木刻出版。十八世紀時，黃旗淖爾吉格西・敏珠爾道爾吉蒙譯的清代北京木刻版本印行，成為蒙古醫生的必讀工具書。」[39]

而蒙醫的「三根學說」（表 37），以及將「三根」的「赫依、希拉、巴達干」各分為五，無疑就是藏醫「隆、赤巴、培根」的

[39] 蘇諾，《菩提樹下的藏醫學和蒙古醫學》（北京：民族出版社，2001 年），頁 8。

拷貝，其源頭自然可以追溯到印醫的「三要素」。此外，蒙醫的「七精華」(精微、血、肉、脂、骨、髓、精)、「三穢物」等也是一樣，無庸贅述。

表 37 蒙醫的「三根學說」[40]

赫依（氣）	・維持生命活動，推進血液運行、呼吸、分解食物、新陳代謝、增強體力、支配肢體和意識活動、接種傳代等作用。 ・保持希拉、巴達干兩根相對平衡的調節者。 ・以輕、澀為主的涼、微、堅、動六種特性。
希拉（火）	・人體生理活動的熱能，具有產生熱量和調節體溫、促進消化吸收、促進營養七精華（七要素）成熟的功能。 ・以巴達干為自己存在的前提。 ・以熱、銳為主的輕、臭、瀉、濕、膩七種特性。
巴達干（土水）	・起滋生、調節體溫、滋養正精、增強意識、延年益壽堅固骨節的作用。 ・以希拉為自己存在的前提。 ・以重、寒為主的膩、鈍、軟、固、黏七種特性。

40 蘇諾，《菩提樹下的藏醫學和蒙古醫學》(北京：民族出版社，2001 年)，頁 123–124。

結　語

借用蘇諾女士大作的書名之意——「菩提樹下的蒙藏醫學」作為本書最後一節的標題，是為了與開始處所談「雙馬神的足跡」相呼應。對於印度文化及其傳統醫學有所瞭解的人，總會自覺或不自覺地注意到兩種文化中的相同與相似。早些年曾有中國和日本的學者論說「華佗來自西域」，引發了許多激烈的批評。當然，大多數人採取的是皮裏春秋、不置可否的態度。這是因為僅僅從學問的角度講，實在是很難判斷這種相同與相似，究竟是交流使然，還是獨立發生？正像人們都知道，在印度的《摩奴法典》中可以看到與孔子所倡「三從四德」幾乎相同的說教，但卻沒有人去評說其間是否有親緣關係一樣。

即使是承認某種相同與相似間存在著交流的作用，也還有究竟是從哪方向另一方傳播的問題，以及是源自某種知識的源頭，還是經過某種「媒介」實現傳播的問題存在。例如，當我們在阿拉伯與印度的文獻中同時看到婦人生子「七活八不活」的說法時，即很難斷定究竟哪一方是這種觀點的濫觴，更無法判斷中國民眾是從哪一方接觸到了這種說法。

然而換一種角度想，我以為瞭解印度文化及其傳統醫學的樂趣也恰恰在此——你不僅可以知道在我們的毗鄰有什麼，還會發現面紗之後的朦朧面容與自己有那麼多的不同之處和相似之處。漫步在對於這些「陌生」與「熟悉」的瞭解與思考之中，真的是一件十分有意思的事。

引用與參考文獻

1. A. L. Basham 主編，閔光沛等譯，《印度文化史》，北京：商務印書館，1997 年。
2. Bhagwa Vaidya & Manfred M. Junius 著，幡井勉譯，《入門アーユルヴェーダ》，東京：平河出版社，1990 年。
3. Debiprasad Chattopadhyaya 著，王世安譯，《順世論——古印度唯物主義研究》，北京：商務印書館，1992 年。
4. Debiprasad Chattopadhyaya 著，佐藤任譯，《古代インドの科学と社会——古典医学を中心に》，京都：同朋舍，1985 年。
5. G. Mukhopadhyaya, *History of Indian Medicine*, Vol. 2, Calcutta: Calcutta University Press, 1926.
6. H. H. Sir Bhagwat Sinh Jee, *A Short History of Aryan Medical Science*, New Delhi: New Asian Publishers, 1978.
7. Kenneth G. Zysk 著，梶田昭譯，《古代インドの苦行と癒し：仏教とアーユル・ヴェーダの間》，東京：時空出版，1993 年。
8. P. Kutumbiah 著，幡井勉、坂本守正譯，《古代インド医学》，東京：出版科学総合研究所，1980 年。

9. R. C. Majumdar、H. C. Raychaudhuri、Kalikinkar Datta 著，張澍霖等譯，《高級印度史》，北京：商務印書館。1986 年。
10. V. B. Athavale 著，稲村晃江譯，《アーユルヴェーダ：日常と季節の過ごし方》，東京：平河出版社，1987 年。
11. 丸山博，《アーユルヴェーダへの道》，大阪：東方出版，1993 年。
12. 大地原誠玄譯，《古典インド医学綱要書スシュルタ本集》（即《蘇斯魯塔本集》、《妙聞集》），京都：臨川書店，1971 年。
13. 方立天，《中國佛教與傳統文化》，上海：上海人民出版社，1988 年。
14. 矢野道雄譯，《インド医学概論——チャラカ・サンヒター》（即《闍羅迦集》總論全三十章的日譯本），東京：朝日出版社，1988 年。
15. 佐藤任，《古代インドの科学思想》，東京：東京書籍株式会社，1988 年。
16. 季羨林，《佛教與中印文化交流》，南昌：江西人民出版社，1990 年。
17. 定方晟，《インド性愛文化論》，東京：春秋社，1992 年。
18. 林梅村著，《古道西風——考古新發現所見中西文化交流》，北京：生活．讀書．新知三聯書店，2000 年。
19. 郁龍余，《中國印度文學比較》，北京：中國社會科學出版社，2001 年。
20. 徐梵澄譯，《五十奧義書》，北京：中國社會科學出版社，1992 年。
21. 馬伯英、洪中立、高晞，《中外醫學文化交流史——中外醫學跨文化傳通》，上海：文匯出版社，1993 年。

22. 高楠順次郎著、木村泰賢著，高觀廬譯，《印度哲學宗教史》，上海：商務印書館，1935 年。

23. 張保勝譯，《薄伽梵歌》，北京：中國社會科學出版社，1989 年。

24. 梁漱溟，《印度哲學概論》，上海：商務印書館，1922 年。

25. 福永勝美，《仏教医学事典》，東京：雄山閣，1990 年。

26. 蘇諾，《菩提樹下的藏醫學和蒙古醫學》，北京：民族出版社，2001 年。

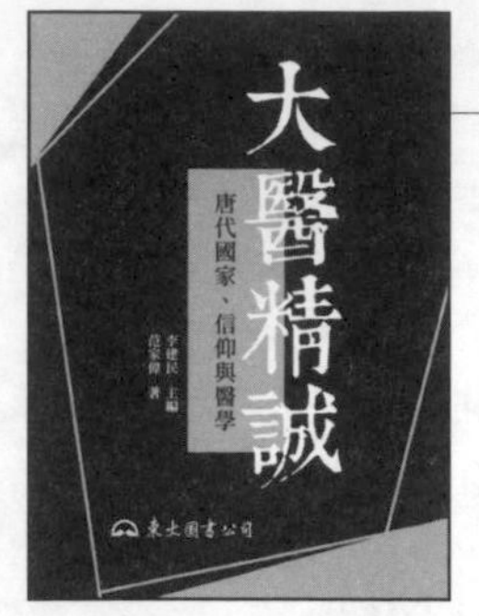

大醫精誠——唐代國家、信仰與醫學

范家偉　著

本書從國家、信仰兩大方向切入，綜觀南北朝至唐代醫學發展的多元面向，剖析唐代官方對於醫學的推動與利用，以及唐代醫學與宗教的密切關係。作者並運用新出土文獻、墓誌銘、文章詩歌、宗教資料等，拓展唐代醫療史研究的視野與可能。

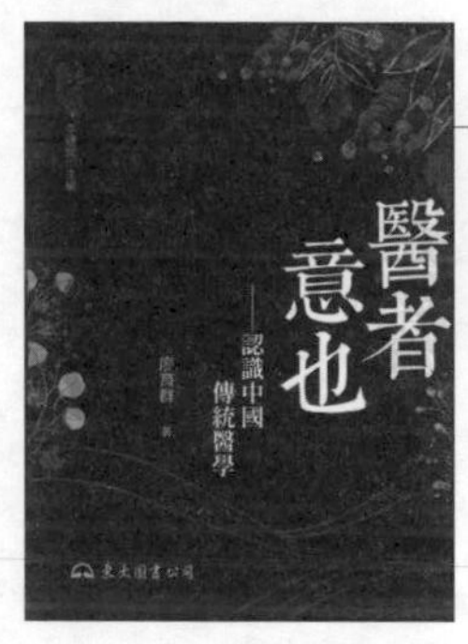

醫者意也——認識中國傳統醫學

廖育群　著

本書沿著傳統醫學自身的發展脈絡，探索「意」的歷史蹤跡；同時又注意到在近代西方科技繁榮昌盛、普及全球之後，唯有中國傳統醫學仍然具有不衰之生命力的現象。在這種情況下，也許我們不能完全用現代科學來衡量、改造與要求傳統醫學。誰知道「醫者意也」——這種與近代科學格格不入、「最足為知識擴大之障礙」的基本性格，是否可以被稱之為「另一種科學」呢？

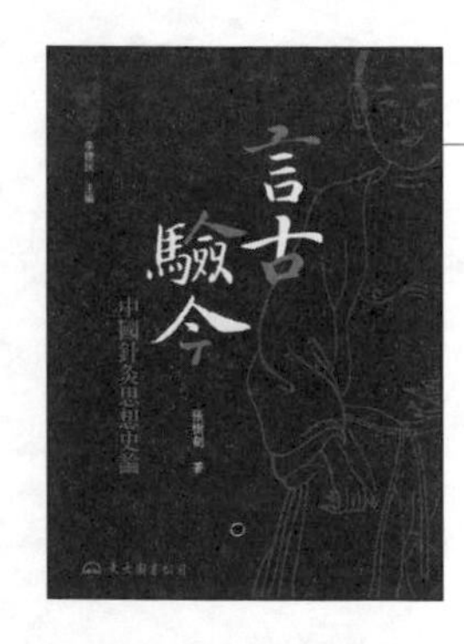

言古驗今——中國針灸思想史論

張樹劍　著

本書展現了近年來流行的跨領域合作研究方式，以醫學理論搭配歷史學研究方法，激盪出醫療史的新視角。作者透過中國古代醫學文獻典籍，重新闡釋傳統針灸的概念理論，以理解不同時代的學術環境如何影響針灸理論的發展，並進一步以重要人物為主軸，審視針灸及中醫將如何突破傳統，並且呈現出多元方向與溝通中西的現代模式。

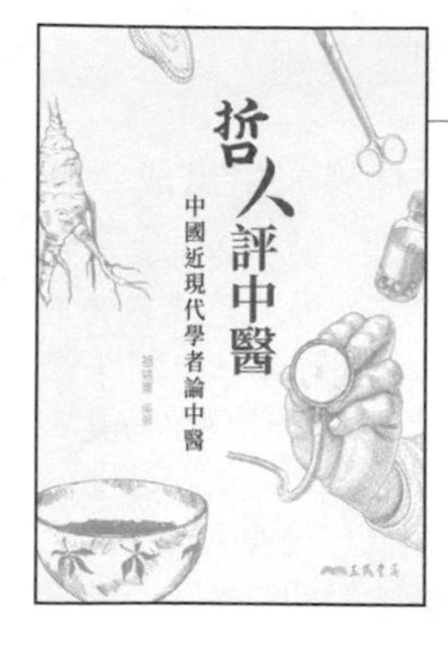

哲人評中醫——中國近現代學者論中醫

祖述憲　編著

本書以中西醫的衝突為核心，編選自清末民初中國門戶開放後，文史哲學家抑或思想家論述中醫之精華，為少見以中西醫為題材、選錄「原作」以編冊的書籍。無論是主張廢除中醫、採用西醫的「廢醫存藥派」，又或是反思中醫、支持中西醫各有長處的「中西醫會通派」，皆能從中窺探西方新知傳入後的當代變革，以及中醫在新知識體系下的變化。這不僅是近代中國醫療史的文本記載，更呈現西學東漸下「傳統」和「現代」的衝突與融合，值得讀者從中考究與省思中西醫於近代中國的發展。

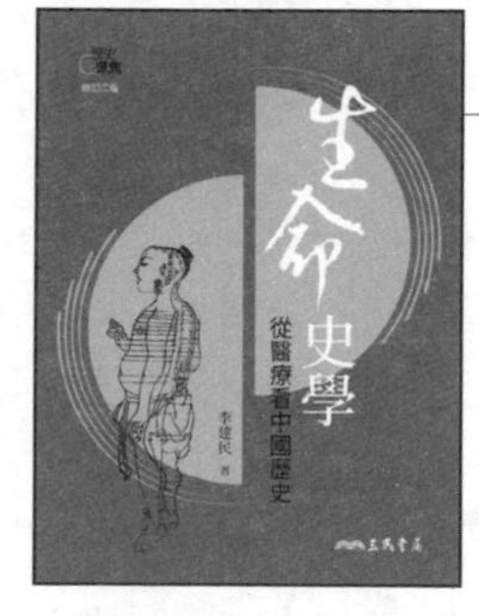

生命史學——從醫療看中國歷史

李建民　著

中國古代的醫學內涵，遠比我們想像的更加複雜神祕。如今看來迷信荒誕的醫方數術，卻反映出前人深信不疑的身體理論與萬物運行的宇宙觀。而古代中國醫學與文化彼此密不可分、交互影響的獨特性也由此展現。「生命史學」即是一段建構醫學體系以及文化內涵的過程。本書從中國醫療史上的幾個議題出發，透過社會風俗、醫療技術、臨床病徵的探討，叩問「什麼是生命？」的核心命題。並期待藉由探索個體生命觀與整體文化不朽活力，將歷史學普及於大眾的內在與生活。

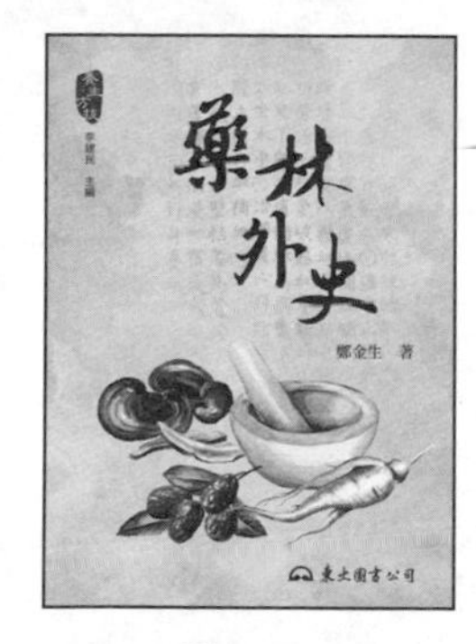

藥林外史

鄭金生　著

書中簡要清晰地介紹了有關本草文獻、學風演變、中藥炮製等主題，有助於讀者瞭解中藥的歷史全貌；而濫服藥物、追風用藥的始末與原因分析則發人深省；另外還有藥效發現、本草與文學和美術的關係、歷代不同的藥王，以及古代蒙汗藥等，期望從不同面向建構出更貼近人眾生活角度的中醫藥發展史。

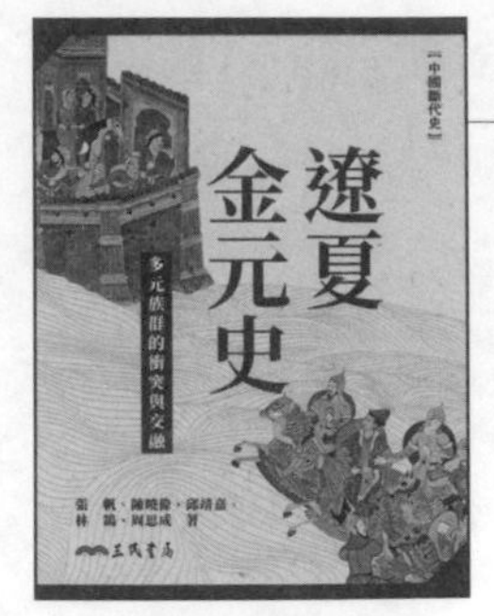

遼夏金元史——多元族群的衝突與交融

張帆、陳曉偉、邱靖嘉、林鵠、周思成　著

在中國歷史上，北亞草原散居著不同的游牧民族，他們以部落聯盟的姿態與南方中原王朝或交往、或征戰，長久以來被視為邊塞的不安定因子，是被稱作「胡」、「虜」的「化外之地」。直到十世紀，這樣的局勢出現了歷史上未曾有過的變化。本書以遼、西夏、金、元四個政權為主體，試著突破以往中國史的框架，剖析這些游牧族群如何建立帝國體制、施行統治技術，以及經過長期的衝突與交融，呈現兼容多元族群的帝國特色，並對後來的明清政治發展造成深遠的影響。

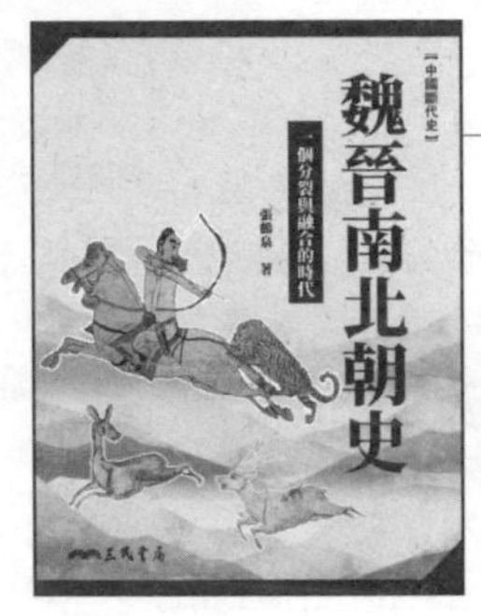

魏晉南北朝史——一個分裂與融合的時代

張鶴泉　著

在中國歷史上，接續秦漢而來的，是魏晉南北朝將近四百年的動蕩分合。先是魏、蜀、吳三國爭雄，在西晉短暫的過渡後，北方又陷入少數民族的紛擾，與偏安江左的東晉形成對峙。北方歷經北魏的統一與分裂，復歸北周統一；南方則由宋、齊、梁、陳四朝相續遞嬗。其間胡漢社會、文化不相適應的矛盾，促使少數民族政權走上了「變夷從夏」的道路。北魏時，孝文帝的漢化改革，加速了民族融合的進程。經歷長時間的發展，至隋唐時期，內遷的少數民族已與漢族完全融合。胡漢文化的碰撞與融合，為華夏文化注入新的活力；民族大融合的實現，更為隋唐大帝國的建立奠下重要基礎。

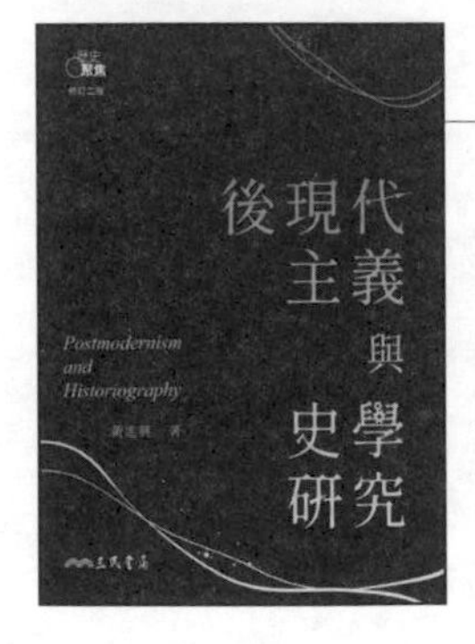

後現代主義與史學研究

黃進興　著

「後現代主義」是何方神聖？歷史學如何受到後現代主義影響？十九世紀是西方史家的黃金年代，史學網羅各個領域，是各個學科的重要泉源，而以科學史學著稱的蘭克史學，更是當時史學界的核心。然而，當二十世紀的後現代主義來襲時，史學界的形勢驟變，轉而成為眾學科的「附庸」；後現代學者宣稱的「歷史之死」宛如喪鐘般，迴盪於史學界中。面對後現代主義的挑戰，西方史家如何應對？書中即以西方史家對後現代主義的回應為核心，闡述在「歷史之死」的後現代主義環境下，西方傳統史家如何抵禦後現代主義，並從中吸取理論、化為自用，為歷史學拓展出不同的道路。

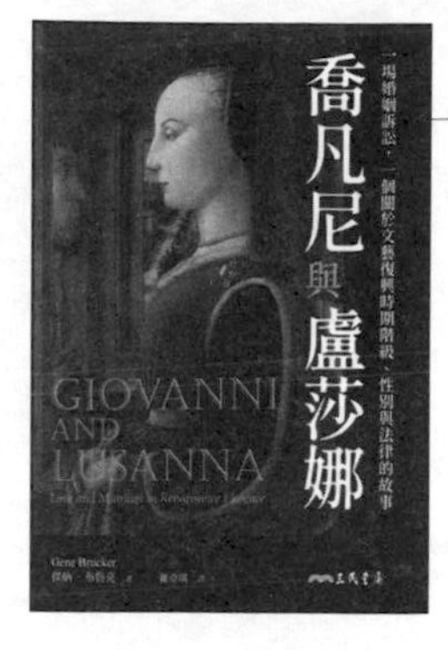

喬凡尼與盧莎娜——一場婚姻訴訟，一個關於文藝復興時期階級、性別與法律的故事

傑納・布魯克(Gene Brucker)　著；羅亞琪　譯

裁縫師之女盧莎娜與豪門家族子弟喬凡尼，怎會打破藩籬，深陷愛的誘惑？這段跨越階級的愛情，為何後來又演變成謊言、欺瞞、互相控訴的關係？一場婚姻訴訟，背後竟牽連了宗教與政治間的司法權糾紛？法庭交鋒的證人辯詞，能否為盧莎娜在男性相對優勢的社會裡爭取正義？本書透過一起記錄完整的訴訟案件，帶領讀者親臨法庭現場，旁觀案件的前因後果、論理是非，並探討文藝復興時期婚姻與社會風俗、階級與性別的差異、共和政府的政治和外交運作，以及教權和政權互動關係，足堪譽為微觀史學經典之作。

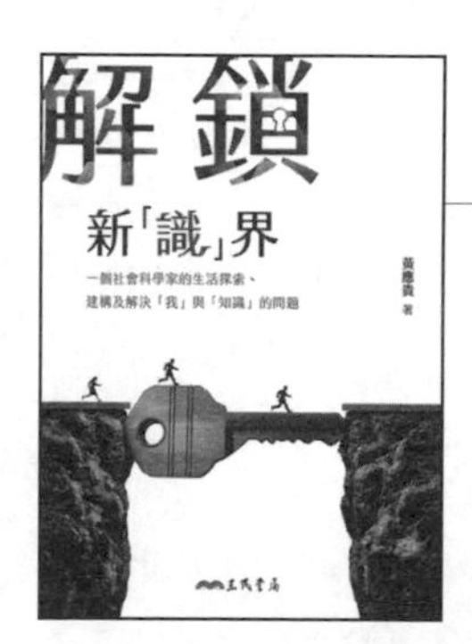

解鎖新「識」界——一個社會科學家的生活探索、建構及解決「我」與「知識」的問題

黃應貴　著

什麼是當代新知識？它是怎麼發現、怎麼建構的？
每個人所具備的知識都受到當代時空環境的影響，並且由於人生經歷不同，每個人對於同樣的知識也會有不同理解，並進一步創造或發現可以面對時代問題的新知識。本書中，作者嘗試以自身生命經驗的體悟為基礎、以種種日常為啟發，提示我們現在與過去如何的不同，期盼人們也能從生活中體會新時代的痕跡。先感知才能有突破，才能思考如何創造「新知識」來面對新時代的挑戰，以及解答未來我們將何去何從？本書試圖提供您一個探索及思考的方向。

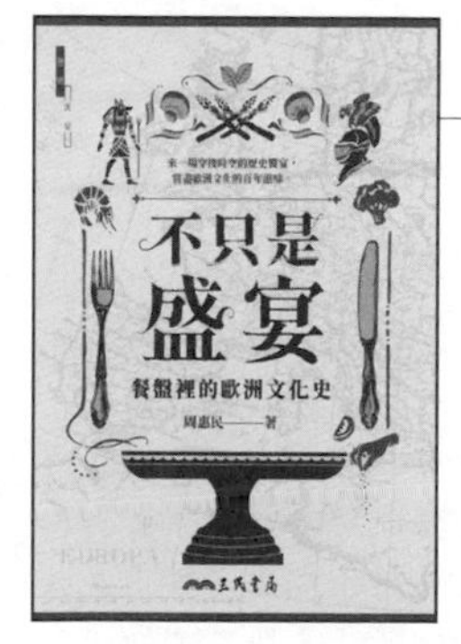

不只是盛宴——餐盤裡的歐洲文化史

周惠民　著

自古以來「民以食為天」是不變的真理。人類需要進食才能生存，唯有活下去才能夠建構文明，而文明的各種發展又反過來影響人們的飲食習慣，也因此「吃」成了一門窺探過往生活與文化的大學問！本書梳理歐洲千年來的飲食文化史，從日常的吃喝瑣事——找尋食材、烹飪技巧、進食模式，帶你認識更有趣、更立體的過去，讓你發現原來人們的飲食，和政治變遷、經貿發展、宗教信仰、科技進步和階級差異等大歷史課題息息相關！

Google地球與秦漢長城

邢義田　著

本書為秦漢史重量級學者邢義田利用Google 地球遙觀秦漢所修築之長城的研究成果。作者藉Google 地球，搭配前人的研究以及史書中的記載，考察出長城的經緯度，也找到許多以往研究及實地調查中未曾報導過的長城遺址，對今後的長城研究及考古發掘有所助益。書中使用了許多經緯度資料、空照圖、地形圖，以及數百張Google地球的截圖，以圖像及數據，帶領讀者一探秦漢長城的遺跡。

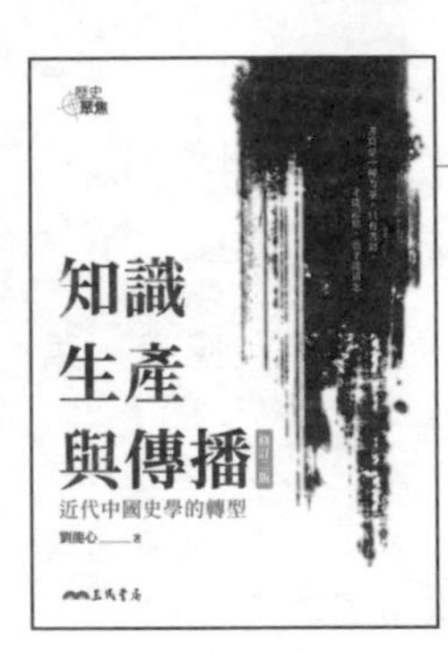

知識生產與傳播——近代中國史學的轉型

劉龍心　著

現代中國史學與傳統史學究竟有何不同？如何轉型？這是本書要回答的兩個核心問題。民族國家的出現，是構成現代史學有別於傳統史學最重要的差異。在民族國家的主權框架下，現代中國史學以西方傳入的「長時段」、線性歷史時間觀念，取代朝代更迭循環的時間；並以「民族」、「國民」作為歷史舞臺上的主角，從而形構歷史「集體同一」的特質。在這個巨大的知識轉型過程中，歷史如何被重新書寫？新的歷史知識如何建立？本書從知識史的角度出發，將有助於吾人深入了解這些問題，並藉以思考當代史學的新出路。

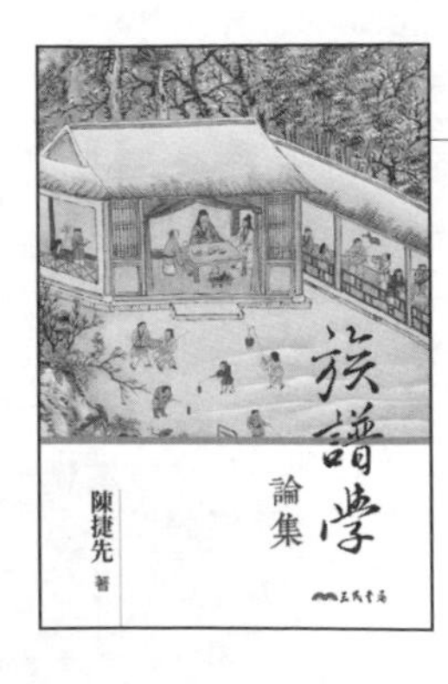

族譜學論集

陳捷先　著

自古以來，中國就非常重視家族，《堯典》、《周禮》中已對維繫家族精神提出了一些主張。秦漢以後，因歷代世變的影響，中國族譜隨之有了精進發展，特別是在唐宋時期考試制度的嚴格實行與新儒學的建立，中國族譜學有了新內容與新體例，並且漸次傳播到了韓國、日本、琉球、越南等東亞文化圈的國家。清代更是中國族譜學在廣度與深度上有著更新發展的時代，值得探討研究。本書為作者多年來對中國，乃至韓國、琉球族譜深入研究的成果，書中並收集了許多散失在海外的古中國族譜資料，對中國及東亞的譜學研究深具影響，亦希冀在闡揚倫理、安定社會等方面有所貢獻。

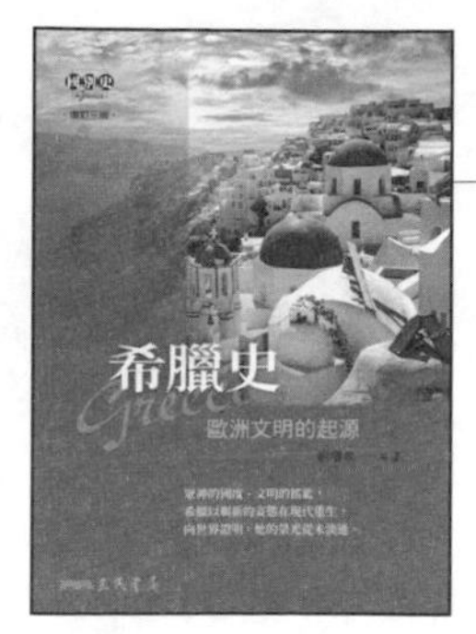

希臘史——歐洲文明的起源

劉增泉　編著

希臘是孕育歐洲文明的故鄉，影響擴及文學、藝術、哲學、科學和政治體制等層面。然而，希臘半島銜接歐亞大陸航運的優越地理位置，卻也為眾多強權所垂涎，羅馬人、十字軍、鄂圖曼的先後入侵與征服，使得希臘長期遭受異族統治。即使在近代掀起獨立戰爭，獨立建國之後的希臘仍是列強爭奪東歐霸權的籌碼。希臘擁有偉大而悠久的歷史，走向現代的路途卻是顛簸坎坷。這個歐洲文明的起源地，能否發揮她古老的智慧，航向名為未來的彼岸呢？本書將帶您見證，希臘如何經歷數千年的歲月，打磨出其歷久彌新的榮光。

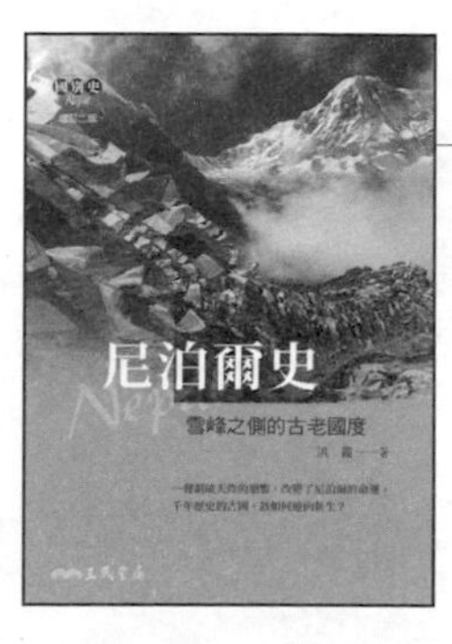

尼泊爾史——雪峰之側的古老國度

洪霞　著

坐落於喜馬拉雅山南麓的尼泊爾，白雪皚皚、山川壯麗。除了絕美的自然景致，尼泊爾也是個宗教氣息濃厚的國度，既是佛教的起源地，亦是印度教信徒占大宗的國家，可堪稱「神比人多，廟比屋多」，形成獨特的人文景觀。雖然尼泊爾封閉的地理環境造就其得天獨厚的自然美景、多樣的民族風情以及完整保存的文化遺產，但也顯露其資源稀缺、交通不便的窘境。身處中、印兩大國之間，面對多變的國際局勢，尼泊爾又該如何走出自己的一條路？本書不僅梳理尼泊爾悠遠的歷史，也從地理環境、氣候、節慶、產業等角度敘寫，期盼帶領讀者揭開這個南亞小國的神祕面紗。

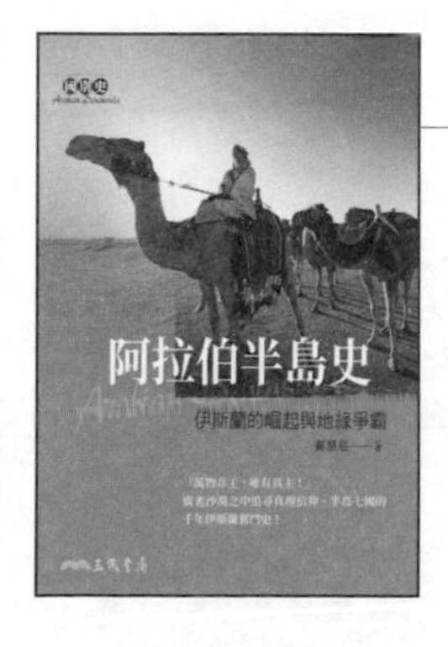

阿拉伯半島史——伊斯蘭的崛起與地緣爭霸

鄭慧慈　著

從伊斯蘭興起前、被詩人傳唱的古文明時期，到伊斯蘭興起、曾一度建立起帝國卻因重心轉移而淪為邊陲的中世紀，以及進入近代被殖民、保護與各區域逐漸崛起的獨立時期。作者以半島的地理環境為經，以時間演進為緯，交織成阿拉伯這部古老且浩瀚的歷史，內容深入淺出，運用大量的阿拉伯原始史料及半島各國歷史學者之作品，充分顯現作者長年在阿拉伯與伊斯蘭文化領域的耕耘。本書對任何對於阿拉伯半島有興趣的讀者而言，都是不容錯過的巨作！

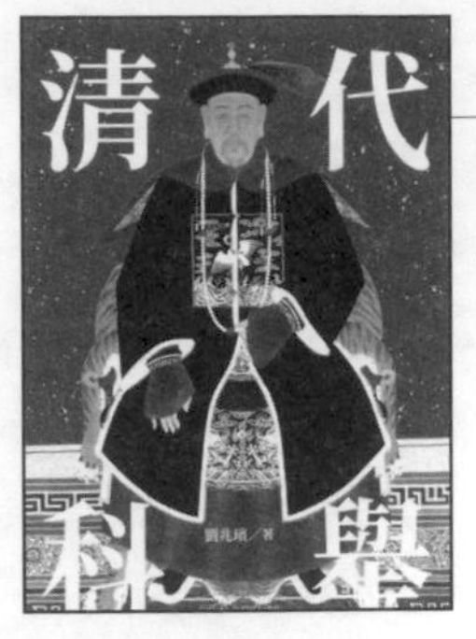

清代科舉

劉兆璸　著

中國科舉制度是歷代統治者擇賢取士的重要管道，也是統治者用來安定政治、攏絡人才的工具，對中國歷史的發展可謂影響深遠。發展至清代，科考風氣持續盛行，為了金榜題名鐵飯碗，天下學子花招百出，因此科舉制度在相關規範及防弊措施上都發展的更為嚴謹、周全。只是隨著施行日久，終難避免出現制度僵化、徇私舞弊的情況，最後不敵時代變化，在改革聲浪中黯然退出歷史舞臺。本書以「清代科舉」為論述中心，內容蒐羅廣袤、徵引有據，期能作為歷代科舉制度的概見，而且作者立意取材精要、用詞淺白，適合當作中國典章制度的入門書籍，幫助讀者認識科舉制度之大要。

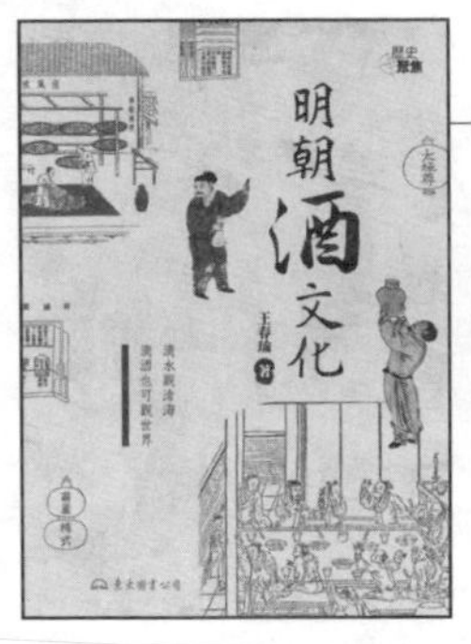

明朝酒文化

王春瑜　著

在明朝買酒最怕遇到的就是買到摻水的酒，要知道明朝的奸商賣酒，一壺酒重三斤，一斤泥、一斤水、一斤瓶，喝上一口真是「口中淡出鳥來！」這是《水滸傳》裡魯智深喝到摻水酒的評語，也是明朝人借宋朝人的口說出對摻水酒諷刺。在中國歷史的長河之中，酒從一種飲品變成一種文化，上至政治、外交、律法，下至文學、禮俗、醫學等，都有酒的身影。本書作者以小見大，用酒的角度作為出發點，探究明朝政治社會文化的發展，以酒為墨，渲染出一幅幅鮮活生動的明朝社會生活。

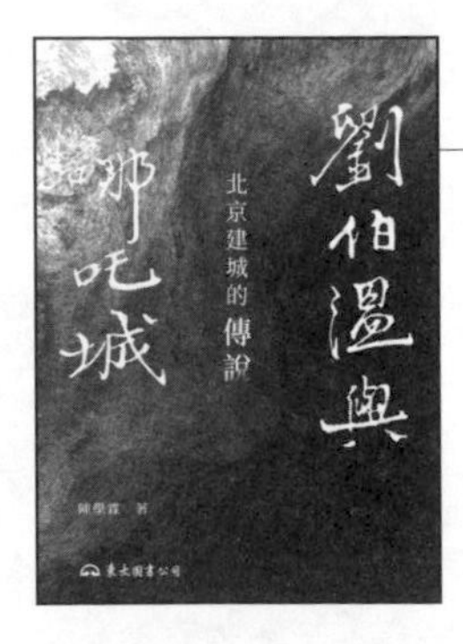

劉伯溫與哪吒城——北京建城的傳說

陳學霖　著

北京城，一座千年建置的古老都城，同時也是明清以來的帝王之都，自建城以來便開始流傳著各種離奇荒誕的故事，像是有人說北京城的設計，與明初神機妙算的軍師劉伯溫有關？哪吒大神還曾經降落凡間，指示劉伯溫建城時可「照著我畫」？這些看似詭奇的情節，透過作者的史料驗證，為您一步步抽絲剝繭，不僅釐清傳說的來龍去脈，還能從中剖悉政治與社會的互相影響，及人們的思維方式與生活樣貌。

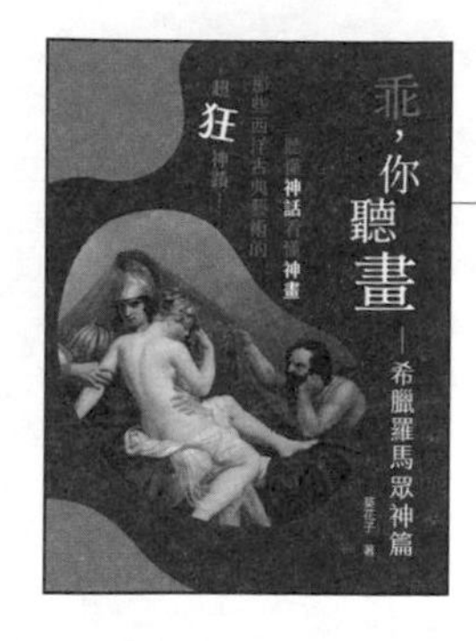

乖，你聽畫：希臘羅馬眾神篇——聽懂神話看懂神畫，那些西洋古典藝術的超狂神蹟！

葵花子　著

當你觀賞藝術作品時，腦袋中是否有源源不絕的問號跑出？到底是你眼睛業障重還是藝術家太天馬行空？讓你站在藝術品前面想破頭就是不懂藝術家想表達什麼？！本書精選「登場次數」超高的希臘羅馬神話故事，找出故事必備經典圖像，帶你一路破關斬畫，不論藝術品是熟悉的、陌生的，還是有點熟又好像不太熟的通通沒問題，經典圖像在手，藝術世界任你行！

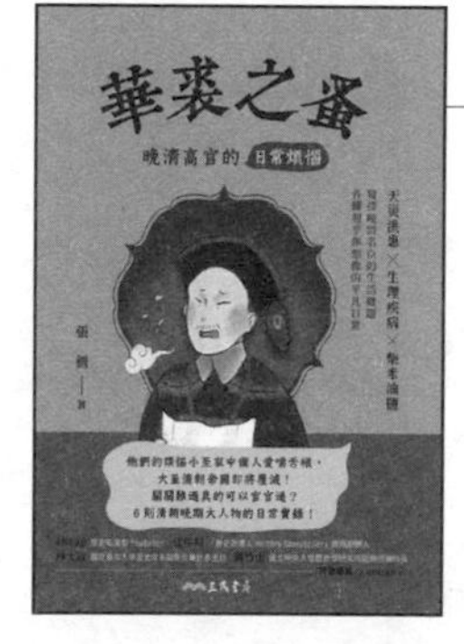

華裘之蚤：晚清高官的日常煩惱

張劍　著

張愛玲有句為人熟知的名言，「生命是一襲華美的袍，爬滿了蚤子」。晚清高官的煩惱也如華裘上的小跳蚤，看似光鮮亮麗的生活，卻又不時因為小嚙咬而奇癢難耐！本書作者張劍，秉持學術考據的嚴謹，文獻解讀的專業，從獨特的視角切入六位晚清高官的瑣碎日常。奠基於日記史料的真實，偶爾荒謬、偶爾無奈，字裡行間引人發噱，原來晚清高官的煩惱也是如此樸實無華！

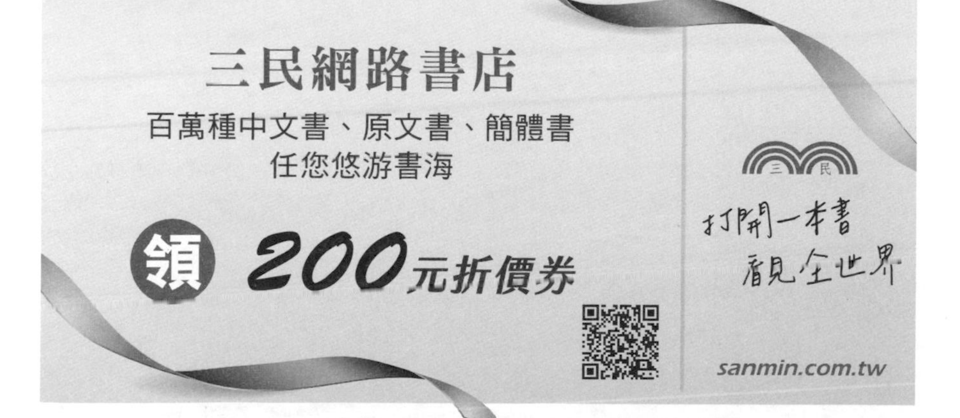

國家圖書館出版品預行編目資料

認識印度傳統醫學／李建民主編;廖育群著.——二版一刷.——臺北市：東大，2023
面； 公分.——（養生方技叢書）

ISBN 978-957-19-3350-4（平裝）
1. 醫學史 2. 印度

410.9371　　112003780

養生方技叢書

認識印度傳統醫學

主　編　李建民
作　者　廖育群

發行人　劉仲傑
出版者　東大圖書股份有限公司
地　址　臺北市復興北路 386 號 (復北門市)
　　　　臺北市重慶南路一段 61 號 (重南門市)
電　話　(02)25006600
網　址　三民網路書店 https://www.sanmin.com.tw

出版日期　初版一刷 2003 年 9 月
　　　　　二版一刷 2023 年 5 月
書籍編號　E410260
I S B N　978-957-19-3350-4

東大圖書公司